H. H. Börger

EKG-Information

Grundlagen
Vektorielle Deutung
Morphologische Interpretation
Klinische Syndrome
Rhythmusstörungen
Schrittmacher-EKG
EKG-Technik und Artefakte

Fünfte Auflage
Bearbeitet und ergänzt von K. v. Olshausen

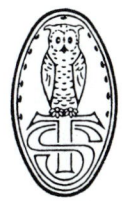

Steinkopff Verlag · Darmstadt

Dr. med. Hans Hermann Börger †
Radolfzell

Professor Dr. med. Dipl.-Ing. Klaus v. Olshausen
Oberarzt der II. Medizinischen Klinik und Poliklinik
Johannes-Gutenberg-Universität
Langenbeckstraße 1
6500 Mainz

Die ersten beiden Auflagen erschienen als Band 48 in der von
Professor Dr. med. A. Sturm (Herne) herausgegebenen Reihe
Medizinische Praxis

ISBN 3-7985-0710-4   5. Auflage Steinkopff, Darmstadt

ISBN 3-7985-0621-3   4. Auflage Steinkopff, Darmstadt

CIP-Kurztitelaufnahme der Deutschen Bibliothek
Börger, Hans H.: EKG-Information: Grundlagen, vektorielle Deutung,
morpholog. Interpretation, klin. Syndrome, Rhythmusstörungen, Schrittma-
cher-EKG, EKG-Technik u. Artefakte / H. H. Börger. Bearb. u. erg. von K. v.
Olshausen. – 5. Aufl. – Darmstadt : Steinkopff, 1987
ISBN 3-7985-0710-4
NE: Olshausen, Klaus von [Bearb.]

Die Wiedergabe von Gebrauchsnamen, Handelsnamen, Warenbezeichnun-
gen usw. in diesem Werk berechtigt auch ohne besondere Kennzeichnung
nicht zu der Annahme, daß solche Namen im Sinne der Warenzeichen- und
Markenschutz-Gesetzgebung als frei zu betrachten wären und daher von je-
dermann benutzt werden dürften.

Produkthaftung: Für Angaben über Dosierungsanweisungen und Applika-
tionsformen kann vom Verlag keine Gewähr übernommen werden. Derartige
Angaben müssen vom jeweiligen Anwender im Einzelfall anhand anderer Li-
teraturstellen auf ihre Richtigkeit überprüft werden.

Satz und Bindearbeiten: G. Appl, Wemding. Druck: aprinta, Wemding.

Vorwort zur fünften Auflage

H. H. Börgers Buch *EKG-Information* hat mich mit seinen vier Auflagen während meiner gesamten Studenten- und Assistentenjahre begleitet. Das Buch macht jedem Anfänger Mut: In seiner didaktisch kaum zu übertreffenden Konzeption ermöglicht es vor allem durch die morphologische EKG-Interpretation frühzeitig eine zwar vorsichtige und zurückhaltende, jedoch vollständige EKG-Interpretation. Dieser Vorzug hat sicher zur weiten Verbreitung des Buches beigetragen.

Nach H. H. Börgers überraschendem Tod bin ich deshalb gern der Anregung des Verlages gefolgt, die *EKG-Information* in Zukunft weiter zu betreuen. Das Konzept des Buches blieb in der vorliegenden fünften Auflage unverändert. In den ersten drei Abschnitten wurden geringfügige Änderungen und Ergänzungen vorgenommen, um neuere Erkenntnisse einzubeziehen. Das Kapitel über das Belastungs-EKG wurde erweitert und deutschen Richtlinien für Ergometrie [H. Löllgen, H. V. Ulmer (1985) Klinische Wochenschrift 63: 651–677] angepaßt. Der vierte Abschnitt „Rhythmusstörungen" wurde gründlich überarbeitet. Hier haben sowohl das Langzeit-EKG, die invasive Elektrophysiologie als auch die rasant fortschreitende Schrittmachertechnologie zu einer Reihe von neueren Erkenntnissen geführt, deren Originalpublikationen, wenigstens teilweise, im überarbeiteten Literaturverzeichnis angeführt sind.

Wenn nicht anders angegeben, sind die EKG-Beispiele durchweg mit 50 mm/s registriert. Bei der Terminologie bin ich den Empfehlungen der „Task Force I: Standardization of Terminology and Interpretation" [American Journal of Cardiology 41: 130–145 (1978)] im Hinblick auf den deutschen Sprachgebrauch noch nicht vollständig gefolgt. Wo möglich, wurden sie jedoch unter Erwähnung der bisherigen Terminologie berücksichtigt.

Mein aufrichtiger Dank gilt Herrn Professor Dr. med. T. Pop, erster Oberarzt der II. Medizinischen Klinik der Universität Mainz, der mich in vielen Fragen beraten und einige Passagen des Buches durchgesehen hat.

Hinweise kritischer Leser, die zur Verbesserung des Buches in zukünftigen Auflagen beitragen könnten, werden gern entgegengenommen.

Mainz, im Oktober 1986   *K. v. Olshausen*

Aus den Vorworten zur ersten bis vierten Auflage

Die Interpretation des EKG setzt bildliches und räumliches Vorstellungsvermögen voraus. Elektrophysiologische Abläufe können zwar mit Worten geschildert werden, doch sind sie oft zeichnerisch besser zu verdeutlichen. Es wurde daher der Versuch unternommen, den Text auf das für das Verständnis notwendige Maß zu beschränken und Bilder sprechen zu lassen, wo sie sich anbieten.

Dieses in den EKG-Informationen der Schriftreihe COR angewandte Verfahren fand ungewöhnlichen Anklang, so daß Veranlassung bestand, die für die kardiologische Praxis wichtigen Ergebnisse der Elektrokardiographie als geschlossene Übersicht herauszugeben. Die COR-Hefte „Das pathologische EKG", „Klinische EKG-Syndrome" und „Rhythmusstörungen im EKG" wurden neu überarbeitet und durch eine Darstellung der theoretischen Grundlagen in Leitbildern ergänzt, welche u. a. die das elektrokardiologische Verständnis wesentlich erleichternde vektorielle Betrachtung zusammenfassend berücksichtigt.

Diese Arbeit kann und soll das Studium der hervorragenden grundlegenden EKG-Fachbücher nicht ersetzen, sondern zu deren Lektüre anregen. Sie ist als Kompendium gedacht, welches das durch das Studium der Literatur und den Besuch von EKG-Kursen gewonnene Wissen bei der täglichen EKG-Analyse auffrischen und aktualisieren soll.

Die zweite Auflage wurde auch dank weiterer Fortschritte auf dem Gebiet der klinischen Elektrokardiologie notwendig. Die His-Bündel-Elektrokardiographie hat manche Zusammenhänge in ein neues Licht gerückt. Die Belastungs-Elektrokardiographie wurde durch Erfahrungen, welche koronarangiographisch untermauert werden konnten, bereichert. Die zunehmende Anzahl der Schrittmacherimplantationen weckte den Bedarf an einer übersichtlichen Darstellung des Stimulations-EKG und seiner Variationen.

Dieses Buch ist so konzipiert, daß es bei knappem Text und großzügiger visueller Darstellung auch den vielbeschäftigten Kollegen eine rasche Orientierungshilfe bieten kann. Die unkonventionelle Darstellung hat allgemein großen Anklang gefunden, so daß in kurzer Zeit bereits eine vierte Auflage notwendig wurde. Allen bei der ersten Auflage genannten Förderern, Herrn Professor Dr. H. Gillmann, Herrn Professor Dr. H. Winter sowie Herrn Professor Dr. A. Sturm jr. gilt mein Dank, wie auch allen kritischen Lesern.

Radolfzell   *H. H. Börger †*

Inhaltsverzeichnis

I. Grundlagen

II. Morphologische EKG-Interpretation

III. Klinische EKG-Syndrome

IV. Rhythmusstörungen

V. EKG-Technik und Artefakte

Abkürzungen

Abl.	Ableitung
ASD	Vorhofseptumdefekt
aVR/aVL/aVF	Augmented voltage right arm/left arm/left foot = Goldberger-Ableitungen
av	Atrioventrikulär
BWA	Brustwandableitungen
DD	Differentialdiagnose
HOCM	Hypertrophisch-obstruktive Kardiomyopathie (= IHSS)
ICR	Intercostalraum = Zwischenrippenraum
IHSS	Idiopathisch hypertrophische subvalvuläre Stenose (= HOCM)
iLSB	Inkompletter Linksschenkelblock
iRSB	Inkompletter Rechtsschenkelblock
J-Punkt	Junction point = am Ende des QRS-Komplexes, Beginn der ST-Strecke
KHK	Koronare Herzkrankheit
LA	Linkes Atrium (linker Vorhof)
LAD	Left anterior descendant = R. interventricularis anterior (= RIVA)
LAH	Linksanteriorer Hemiblock
LCA	Linke Koronararterie
LGL	Lown-Ganong-Levine (-Syndrom)
LPH	Linksposteriorer Hemiblock
LSB	Linksschenkelblock
LV	Linker Ventrikel
LVH	Linksventrikuläre Hypertrophie
mV	Millivolt
OUP	Oberer Umschlagspunkt
P	P-Welle
QRS	QRS-Komplex
RA	Rechtes Atrium (rechter Vorhof)
RCA	Rechte Koronararterie
RCx	Ramus circumflexus der linken Herzkranzarterie
RIVA	Ramus interventricularis anterior (= LAD)
RSB	Rechtsschenkelblock
RV	Rechter Ventrikel
RVH	Rechtsventrikuläre Hypertrophie
s	Sekunde
sa	Sinuatrial
SM	Schrittmacher
WHO	Weltgesundheitsorganisation
WPW	Wolff-Parkinson-White (-Syndrom)

Die Abkürzungen dienen der Vereinfachung und Kürzung des Textes. Zur leichteren Lesbarkeit des Textes sind sie jedoch nicht konsequent durchgehalten.

I. Grundlagen

A. Bioelektrische Grundlagen

1. Die elektrische Spannung der Herzmuskelfaser

Die Kontraktion der Herzmuskelzelle wird durch Veränderungen an der *Zellmembran* eingeleitet.

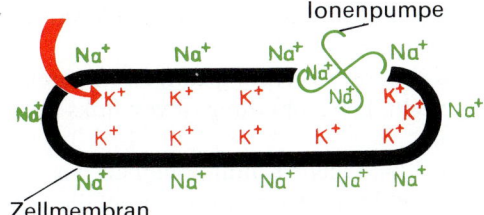

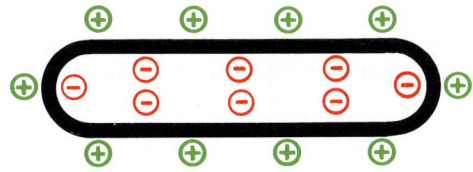

Membranen gehören zur Grundausstattung der tierischen Zelle. Diese Lipoproteinschicht verfügt über ein elektrisches Potential, das im Ruhezustand bei Muskel- und Nervenzellen ca. $-90\,\text{mV}$ beträgt.

Julius Bernstein hat im Jahre 1902 die Entstehung der Membranpotentiale auf eine selektive Anreicherung von K^+-Ionen im Zellinnern zurückgeführt. Bereits die Einzelzelle im Weltmeer besitzt offenbar eine mit energiereichem Phosphat betriebene Ionenpumpe, mit der sie Na^+-Ionen aus dem Zellinnern eliminiert, während K^+-Ionen bis auf das Vierzigfache der Außenkonzentration intrazellulär akkumuliert werden.

1

Die im Ruhezustand befindliche Zelle stellt eine „Kalium-Batterie" dar, d. h., sie ist ein mit K^+-Ionen gefüllter Protoplasma-Sack, dessen Grenzmembran aufgrund der selektiven Kalium-Akkumulation eine elektrische Doppelschicht darstellt: Die Außenseite ist positiv, die Innenseite negativ geladen.

Die Schlüsselstellung der K^+-Ionen bei den bioelektrischen Vorgängen wird auch aus dem Mengenverhältnis deutlich. Von den 3500 mval Kalium des menschlichen Körpers befinden sich 98% intrazellulär und nur 2% extrazellulär.

2. Der Erregungsvorgang

Bereits Overton stellte im Jahre 1902 die Hypothese auf, daß der Erregungsvorgang mit einem Eintritt von extrazellulären Na^+-Ionen und einem äquivalenten Austritt von K^+-Ionen verbunden ist.

Hodgkin und Mitarb. konnten schließlich diese Hypothese an Riesennervenfasern von Tintenfischen bestätigen. Unter dem Einfluß eines äußeren Reizes verliert die Membran ihre selektive Undurchlässigkeit für extrazelluläre Na^+-Ionen. Durch den raschen Einstrom positiver Leitungsträger ins Faserinnere bricht das Ruhe-Membranpotential zusammen *(Depolarisation)*.

Anschließend strömt eine äquivalente Menge Kalium-Ionen aus, wodurch die Außenseite der Membran wieder positiviert wird *(Repolarisation)*.

Die elektrophysiologischen Vorgänge sind in ihrer Beziehung zum EKG vereinfacht in folgendem Schema synoptisch dargestellt. Die Abbildung ist von links nach rechts und von oben nach unten zu betrachten.

Im Ruhezustand enthält das Zellinnere ca. 30mal mehr Kaliumionen als der Extrazellulärraum pro Raumeinheit. Das transmembrane Konzentrationsgefälle von innen nach außen steht also in einem Verhältnis von 30:1 und bedingt so das Ruhepotential und die Ausgangslage für die Erregbarkeit der Zelle.

Solange die Membran der ruhenden Zelle einen Widerstand von 1000 Ohm/cm² aufweist, wird das Diffusionsgefälle aufrechterhalten.

Die Energie sowohl für die Herzkontraktion als auch für die Wiederaufladung der Zellen wird durch die energiereichen Phosphate bereitgestellt, z. B. durch die Reaktion

$$\text{ATP} \xrightarrow{\text{ATPase}} \text{ADP} + \text{Phosphat}.$$

Durch eine Störung der Phosphorylierung (bei Herzinsuffizienz, Hypoxie, Digitalisintoxikation, Streß, Kalziummangel) mit entsprechendem ATP-Defizit wird der aktive Kationentransport empfindlich beeinträchtigt: Es kommt zu einem intrazellulären Kaliummangel und somit zu einer weiteren Herabsetzung der Leistungsbereitschaft des Herzmuskels.

A bedeutet:

Die Membran befindet sich im Ruhezustand. Im Zellinnern überwiegen die K^+-Ionen, extrazellulär die Na^+-Ionen. Die Außenseite ist positiv, die Innenseite negativ geladen. Der Membranwiderstand beträgt 1000 Ohm/cm². Die Herzstromkurve verläuft in der Null-Linie.

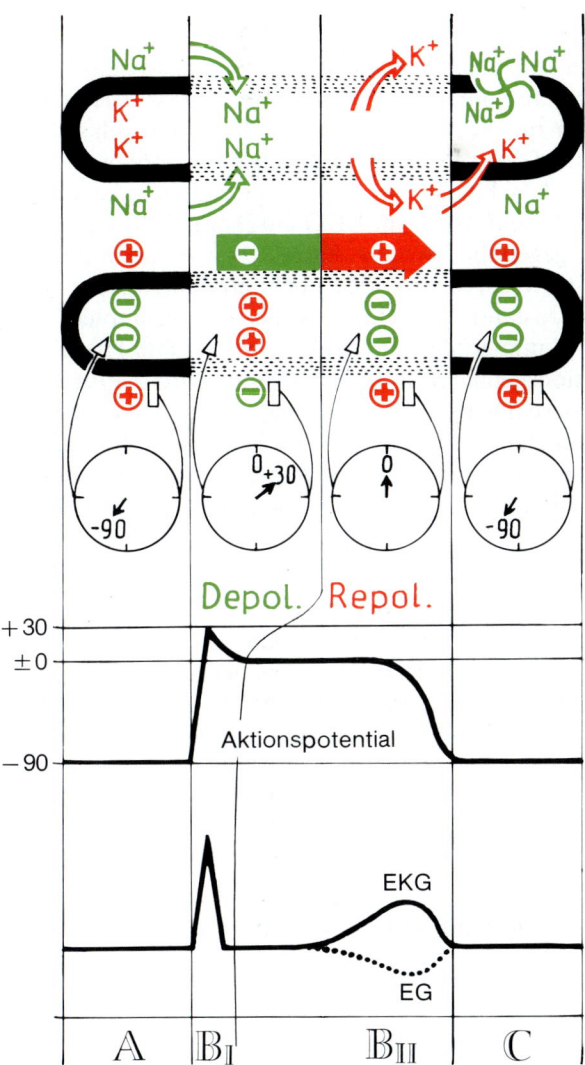

B₁ bedeutet:

Erste Phase der elektrischen Systole. Unter dem Einfluß des Erregungsimpulses aus einem Schrittmacherzentrum fällt der Membranwiderstand auf 50 bis 100 Ohm ab und steigt die Ionen-Permeabilität abrupt an: Na^+ strömt passiv ins Zellinnere. Das Ladungsverhältnis kehrt sich um (Innenseite positiv, Außenseite negativ), so daß ein positiver Potentialüberschuß von $+30$ mV entsteht (sogenannter Overshoot). Diese Depolarisation führt zur QRS-Zacke im EKG. Während dieser Phase verhält sich die Herzkammer gegenüber einem zweiten Reiz absolut refraktär.

3

B$_{II}$ bedeutet:

In der zweiten Phase der elektrischen Systole verlassen K$^+$-Ionen passiv das Zellinnere. Das Aktionspotential wird langsam abgebaut. Der Membranwiderstand für den Na$^+$-Einstrom nimmt wieder zu. Die Außenschicht der Membran lädt sich positiv auf, die Innenschicht negativ. Dieser Repolarisationsphase entspricht im EKG die ST-Strecke und die T-Welle. Je schneller das Ruhemembranpotential wiederhergestellt wird, um so stärker ist die T-Welle im EKG ausgeprägt. Bis zum Ende der T-Welle ist die Herzkammer gegenüber einem zweiten Reiz vermindert erregbar (relative Refraktärzeit), d. h. Teile des Myokards sind noch refraktär, andere befinden sich jedoch wieder im Ruhezustand. Jetzt einfallende Erregungsimpulse können daher eine unkoordinierte Kammertätigkeit auslösen (vulnerable Phase). Bei einem erhöhten K$^+$-Konzentrationsgefälle (z. B. Hypokaliämie) wird die Erregbarkeit während der vulnerablen Phase noch gesteigert: Extrasystolen, Salven von Extrasystolen, Flimmern. Die Hypokaliämie führt zu einer verlangsamten Repolarisation, so daß in dieser Phase leichter eine vorzeitige Depolarisation ausgelöst werden kann. Man findet daher häufig auf der Höhe des Nachpotentials Extrasystolen mit „fester Kopplung".

C bedeutet:

Während der elektrischen Diastole werden Na$^+$-Ionen wieder aus der Zelle herausgepumpt und K$^+$ zurückgeschleust. Somit wird das transmembrane Ruhepotential von -90 mV wiederhergestellt. Diese Phase entspricht der TQ-Strecke im EKG. Für diesen aktiven Ionentransport, der mit einem Pumpvorgang vergleichbar ist („Ionenpumpe"), wird fast die gleiche Energiemenge verbraucht, die bei der Herzmuskelkontraktion aufgewendet wird.

B. Anatomische und physiologische Voraussetzungen der Automatie

Die nicht automatisch tätigen Herzmuskelfasern (sogenannte Arbeitsmuskulatur) weisen während der gesamten Diastole ein stabiles Ruhe-Membranpotential auf. Unter normalen Bedingungen bedarf es zur erneuten Erregung eines Abbaus des Ruhe-Membranpotentials über ein Erregungs-Schwellenpotential von etwa -60 mV. Dieser Abbau des Ruhe-Membranpotentials wird durch ein Aktionspotential hervorgerufen, welches der Herzmuskelfaser vom aktuellen Schrittmacher her zugeleitet wird.

Die automatisch tätigen Fasern weisen dagegen ein instabiles diastolisches Membranpotential auf, welches sich sofort nach der Repolarisation langsam wieder abbaut. Infolge der allmählichen Zunahme der Na$^+$-Durchlässigkeit der Membran nähert es sich dem Erregungs-Schwellenpotential, bei dessen Überschreiten die Erregung der Zelle ausgelöst wird.

Da die Geschwindigkeit der diastolischen Depolarisation vom Sinusknoten über den av-Knoten, das His-Bündel, die Tawara-Schenkel und das periphere Purkinje-

Fasersystem in der Kammermuskulatur abnimmt, kann das jeweils tiefer gelegene Erregungsleitungssystem schon von der Erregung des übergeordneten spezifischen Systems depolarisiert werden, bevor die jeweils langsamere diastolische Depolarisation ihrerseits eine Erregung hervorruft. Durch den Schutzmechanismus der diastolischen Depolarisation der automatisch tätigen Fasern kann der Sinusknoten als Schrittmacher dem gesamten Herzen seinen Rhythmus aufzwingen, so daß eine koordinierte Herzarbeit möglich ist. Erst bei einer wesentlichen Verlangsamung oder Verspätung der diastolischen Depolarisation im übergeordneten System kann es im untergeordneten Erregungsleitungssystem zur vorzeitigen Erregung oder zur Bildung eines Ersatzrhythmus kommen. Unter pathologischen Bedingungen (z. B. extrazellulärer K^+- oder Ca^+-Mangel, Strophanthin-Intoxikation, elektrischer Unfall) kann auch das Arbeitsmyokard sein konstantes Ruhepotential verlieren, eine langsame diastolische Depolarisation und somit Schrittmachereigenschaften entwickeln.

Entstehung und Ausbreitung der Erregung

Sinusknoten (Keith-Flack-Knoten)

Der autonom arbeitende Schrittmacher des Herzens liegt in der Nähe der Einmündungsstelle der Vena cava superior im rechten Vorhof, seine Länge beträgt 10 bis 20 mm, seine Breite 3–5 mm. Frequenz von 60–90 / min.

Entscheidend ist, daß diese Schrittmacherfrequenz durch das Vegetativum, d. h. adrenerge und cholinerge Fasern beeinflußbar ist. Damit ist die Anpassung der Schrittmacherfrequenz an die Erfordernisse des Gesamtorganismus gewährleistet. Andererseits sind Fehlsteuerungen durch Funktionsstörungen des vegetativen Systems möglich. Die Erregung pflanzt sich vom Sinusknoten aus wahrscheinlich wellenförmig über beide Vorhöfe fort, wobei der weiter entfernt liegende linke Vorhof 20–30 ms später als der rechte erregt wird. Die Erregung erreicht auf mehr oder weniger gebahnten Wegen den av-Knoten. Diese Bahnen unterscheiden sich nicht anatomisch, jedoch funktionell vom übrigen Vorhofgewebe. Drei Muskelbündel sind heute bekannt: Das anteriore Bündel (*1*, Bachmann-Bündel) ist das kürzeste und wichtigste. Es besitzt auch Leitungsfasern, die den linken Vorhof aktivieren. Das mittlere (*2*, Wenckebach-) und das lange posteriore (*3*, Thorel-)Bündel verzweigen sich nicht und sind für die internodale Leitung wahrscheinlich von untergeordneter Bedeutung.

av-Knoten (Aschoff-Tawara-Knoten)

Normalerweise erreicht die vom Sinusknoten ausgehende Erregung den av-Knoten nach 20–40 ms. Der etwa 6×3 mm große av-Knoten liegt subendokardial auf der rechten Seite am Fuße des interatrialen Septums in unmittelbarer Nähe zur Tricuspidalklappe und zum Sinus coronarius. Im av-Knoten wird die Erregung verlangsamt und erreicht das His-Bündel 60–120 ms später. Der eigentliche av-Knoten hat praktisch keine Schrittmacheraktivität. Jedoch ließen sich in den kurzen proximalen und distalen Verbindungszonen vor und hinter dem av-Knoten diastolische Depolarisationen nachweisen. Eigenfrequenz dieser Verbindungszonen: 45–50/min.

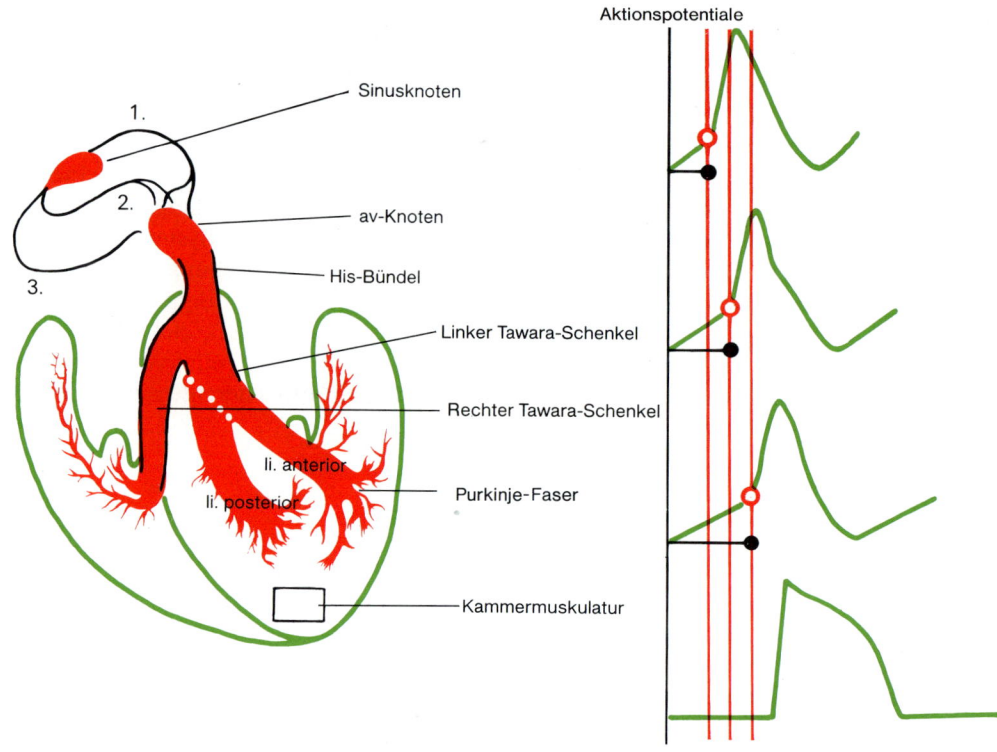

Aktionspotentiale

Sinusknoten

1.

2.

3.

av-Knoten

His-Bündel

Linker Tawara-Schenkel

Rechter Tawara-Schenkel

li. anterior

li. posterior

Purkinje-Faser

Kammermuskulatur

His-Bündel

Eigenfrequenz 40/min. Es verläuft in der Pars membranacea des Kammerseptums und teilt sich nach 10–20 Millimetern in beide Tawara-Schenkel.

Rechter Tawara-Schenkel

Die Tawara-Schenkel weisen eine unterschiedliche anatomisch-histologische Struktur auf. Der rechte Tawara-Schenkel verläuft bis zu den Purkinje-Fasern in Begleitung von Bindegewebe, das ihn vom Myokard trennt, so daß normalerweise von hier aus das Kammerseptum nicht erregt wird. Da er länger ist als der linke Tawara-Schenkel und sich über eine längere Strecke nicht verzweigt, ist er leichter durch Ischämie, Myokarditis oder intraventrikuläre Drucksteigerungen verwundbar.

Linker Tawara-Schenkel

Er ist nur in seinem kurzen Anfangsteil durch eine Scheidewand vom Myokard abgetrennt. Er verzweigt sich schon bald im Interventrikularseptum in zwei Kabel; das eine verläuft zur Vorderwand, ist länger, dünner und vulnerabler als das hintere, welches sich als kürzeres, kräftigeres Kabel bald in der Hinterwand aufzweigt. Das Septum wird vom linken Tawara-Schenkel aus erregt, also von links nach rechts. Eigenfrequenz: 25–40/min. Leitungsgeschwindigkeit: 200–400 cm/s.

Purkinje-Fasernetz

Die Tawara-Schenkel enden beiderseits im Purkinje-Fasernetz, das aus zahlreichen Purkinje-Zellen zusammengesetzt ist (Eigenfrequenz 20/min). Leitungsgeschwindigkeit: 200–400 cm/s.

Da in der rechten oberen Kammerwand die Purkinje-Zellen spärlich verteilt sind, erklärt sich die häufig anzutreffende Rechtsverspätung der Erregungsausbreitung. Purkinje-Fasern sind vom Endokard bis ins innere Drittel der Ventrikelwand aufzufinden. Von hier aus breitet sich die Erregung sowohl in endokardialer als auch in epikardialer Richtung aus. Durch die hohe Leitungsgeschwindigkeit wird eine fast synchrone Kontraktion der Ventrikel erreicht. Die voneinander fortstrebenden elektrischen Spannungsfelder heben sich gegenseitig auf und sind bei der klinischen EKG-Schreibung nicht nachweisbar, sondern nur die Erregung des äußeren Drittels wird erfaßt. Subendokardiale Infarkte, die auf die elektrokardiografisch stumme Zone beschränkt bleiben, zeigen daher keine Veränderung des QRS-Komplexes.

Blutversorgung

Die *rechte* Koronararterie versorgt in ca. 70% der Fälle den Sinusknoten, in ca. 90% der Fälle den oberen av-Knoten, ferner das His-Bündel, den mittleren Anteil des rechten Tawara-Schenkels sowie das posteriore Bündel des linken Tawara-Schenkels.

Die *linke* Koronararterie versorgt in ca. 30% der Fälle den Sinusknoten, in ca. 10% den av-Knoten, ferner das anteriore Bündel des linken Tawara-Schenkels.

Periphere Anteile des rechten Tawara-Schenkels und des linksposterioren Faszikels werden je nach der Dominanz eines Versorgungstyps (Rechts- oder Linksversorgungstyp) versorgt.

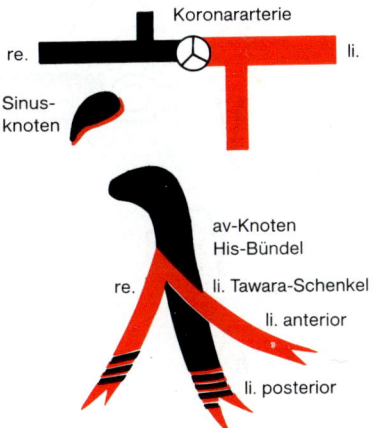

C. Dipoltheorie

Das elektrische Feld des Herzens

Die intra- und extrazellulär abgeleitete Potentialdifferenz einer erregten myokardialen Einzelzelle erzeugt ein monophasisches Aktionspotential (vgl. Abb. S.3). Im Gegensatz dazu wird die biphasische Kurve des EKG, die sich aus der Summe der Potentiale aller erregten Muskelfasern zusammensetzt, vom Extrazellärraum ab-

7

geleitet. Dabei lassen sich der erregte und unerregte Teil einer Muskelfaser als elektrischer Dipol mit negativem und positivem Pol auffassen, der in einem leitenden Medium liegt. In Richtung der Achse der Muskelfaser entsteht somit eine Spannung, die in Richtung des Dipols vom negativen zum positiven Pol zeigt.

Ein solcher Dipol wird bekanntlich von einem schalenförmig sich ausbreitenden elektrischen Feld umgeben, dessen Spannungen an den sogenannten Isopotential005chen in der Peripherie abgeleitet werden können.

Das senkrechte Feld, welches genau durch die Mitte des Dipols verläuft, weist keine Potentialdifferenz auf (Potential = Null). Das eine Ende des Dipols weist eine negative Ladung auf, das andere eine positive. In der Längsrichtung des Dipols sind die Spannungsdifferenzen daher am stärksten.

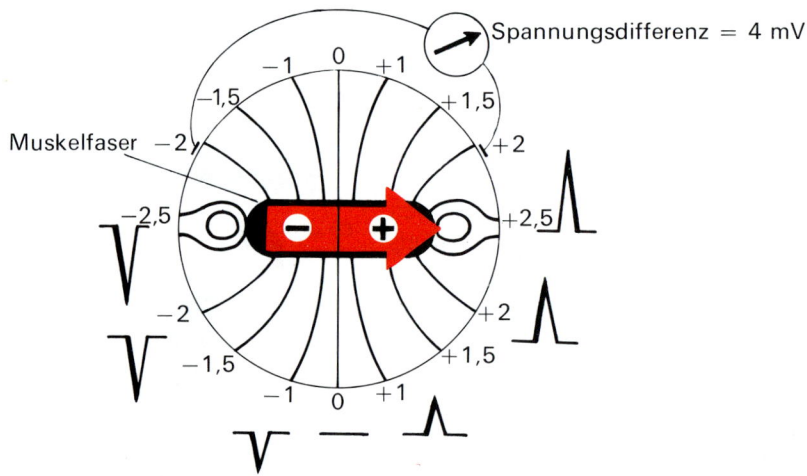

Grundsatz:

Diejenige Ableitung, von der sich die Erregung entfernt, registriert einen stark negativen Ausschlag, die Elektrode, auf die die Erregung hingerichtet ist, einen stark positiven Ausschlag.

Die übrigen Elektroden registrieren nach ihrer Lage zum elektrischen Feld mehr oder weniger starke positive oder negative Ausschläge. Der Erregungsvorgang der einzelnen Muskelfasern ist mit dem des gesamten Herzens vergleichbar, der sich aus der Summe zahlreicher Erregungen zusammensetzt.

Experimentell konnte nachgewiesen werden, daß das nicht-homogene (aus verschiedenen histologischen Strukturen zusammengesetzte) Gewebe des menschlichen Körpers die Isopotentiallinien nur unbedeutend verändert, so daß die klinische Elektrokardiographie nicht beeinträchtigt wird.

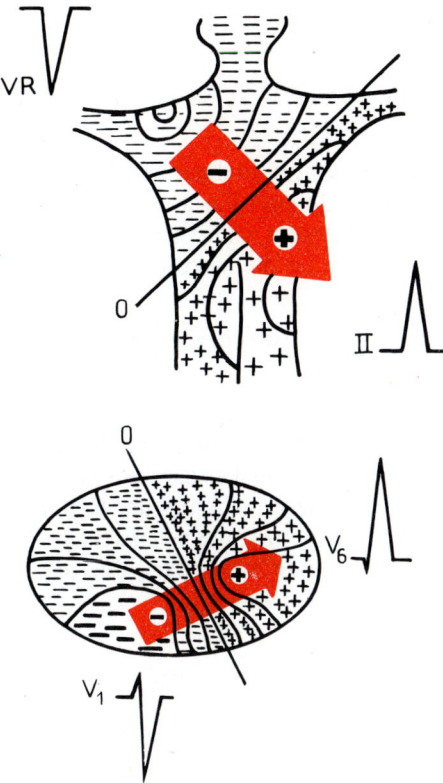

Dagegen hat die vielgestaltige Körperoberfläche mit allen ihren interindividuellen Unterschieden einen erheblichen Einfluß auf die Isopotentiallinien, da diese immer senkrecht auf die Körperoberfläche treffen. Im Rhythmus des elektrischen Erregungsvorganges baut der Dipol Herz ein Kraftfeld auf und ab, das an der Körperoberfläche registriert werden kann.

D. Vektortheorie

Es hat sich als zweckmäßig erwiesen, die elektrischen Wirkungen des Dipols als Vektor darzustellen. Man kann somit auf die Konstruktion des elektrischen Feldes verzichten. Da der erregte Teil der Herzmuskelfaser sich elektronegativ verhält und der noch nicht erregte und der nicht mehr erregte Teil elektropositiv, können diese zweifachen elektrischen Dipole physikalisch als Vektoren mit bestimmter Richtung und Größe definiert werden. Ein Vektor zeigt vom elektronegativen zum elektropositiven Teil der Einzelfaser bzw. des Herzens.

9

1. Der Vektor der Einzelmuskelfaser

1 Ruhezustand: Keine Potentialdifferenz zwischen A und B, keine gerichtete Spannungsgröße (kein Vektor).

2 Erregungsbeginn (Depolarisation): Der Vektor verläuft parallel zur Muskelfaser in Richtung der Erregungsausbreitung. Der unerregte Teil der Faser verhält sich positiv. Die Spannungsdifferenz wird als Vektor dargestellt (millivolt = Längeneinheiten). Einer internationalen Übereinkunft gemäß ist die Vektorspitze mit der Richtung der positiven Spannung identisch.

3 Vollerregung: Es besteht keine Potentialdifferenz mehr zwischen A und B und somit kein Vektor.

4 Erregungsrückbildung (Repolarisation): Die Ausschlagrichtung (Vektor) kehrt sich um, da die Repolarisation bei der Einzelmuskelfaser dort anfängt, wo die Depolarisation begann. Es fließt auf der Außenfläche der Muskelfaser ein Aktionsstrom in umgekehrter Richtung. Infolge des langsameren Ablaufs der Repolarisation ist die Potentialdifferenz längerdauernd und kleiner, die zweite Phase der Kurve somit gedehnter und niedriger als die erste. Beide Ausschläge sind jedoch flächengleich.

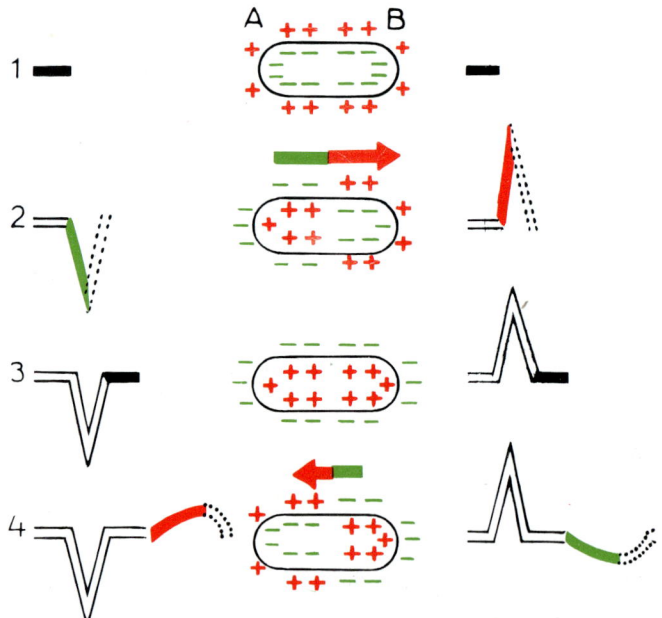

2. Vektoren des Herzmuskels

Die Vorstellung von einer gerichteten Spannungsgröße der Einzelmuskelfaser (Elementarvektor) ist leicht auf den gesamten Herzmuskel übertragbar. Während der Herzaktion bilden mehrere Milliarden von Einzelmuskelfasern gleich viel Elementarvektoren, die sich allerdings, da sie in der Mehrzahl genau entgegengesetzt verlaufen, gegenseitig neutralisieren. Nur aus etwa 5% der auseinanderstrebenden Elementarvektoren bildet sich nach dem Parallelogramm der Kräfte ein *Integral- oder Summationsvektor* (*1*).

In jedem Moment des Erregungsablaufs ändern sich Richtung und Größe des sogenannten *Momentanvektors* (*2*). Der größte Momentanvektor entspricht der elektrischen Herzachse *(Hauptvektor),* welcher annähernd in der Richtung der anatomischen Herzlängsachse verläuft.

Vektoren sind durch folgende Eigenschaften charakterisiert (*3*):

Größe
Polarität
Richtung

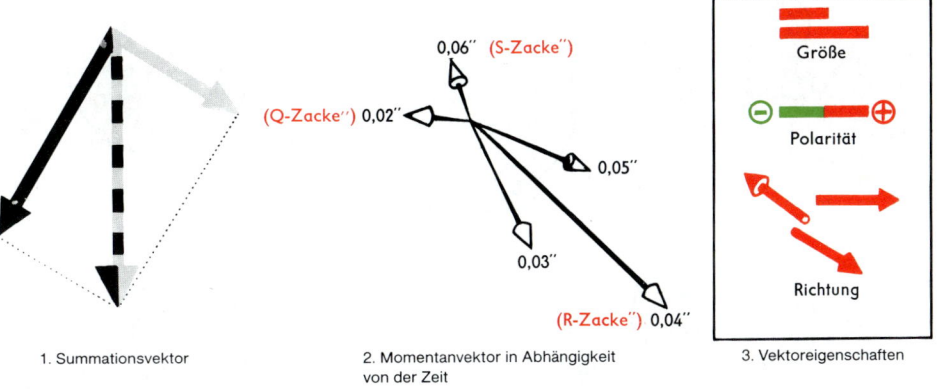

1. Summationsvektor

2. Momentanvektor in Abhängigkeit von der Zeit

3. Vektoreigenschaften

3. Der Summationsvektor im Verlaufe der Kammererregung

1. Da der linke Tawara-Schenkel im Gegensatz zum rechten bereits im Kammerseptum verzweigt ist, kommt es zunächst zu einer Erregung des Septums von links nach rechts und der Papillarmuskeln von kaudal nach kranial. Der Summationsvektor ist daher zunächst nach rechts oben und vorne gerichtet. Er führt daher in allen Ableitungen, deren Plus-Pol nach links oder kaudal gerichtet ist (Abl. I, II, III, V_5, V_6) zu einer kleinen negativen Zacke (Q-Zacke).

2. Durch die folgende Erregung der Herzspitzenregion und der spitzennahen Seitenwände vom Endokard zum Epikard hin, resultiert der spitzenwärts gerichtete Summationsvektor, welcher der R-Zacke entspricht.

11

3. Es folgt die Erregung der Herzbasis, der Summationsvektor richtet sich nach rechts oben und hinten (S-Zacke).

4. Während der Erregung des gesamten Myokards besteht keine Spannungsdifferenz und somit kein Vektor, die Herzstromkurve verläuft in der Null-Linie (ST-Strecke).

5. Die Myokardanteile der Herzspitze und die subepikardialen Partien verlieren zuerst ihre Erregung. Die Erregungsrückbildung verläuft vom Epikard zum Endokard, der Summationsvektor ist wiederum zur Herzspitze gerichtet, die T-Welle verhält sich zu QRS konkordant.

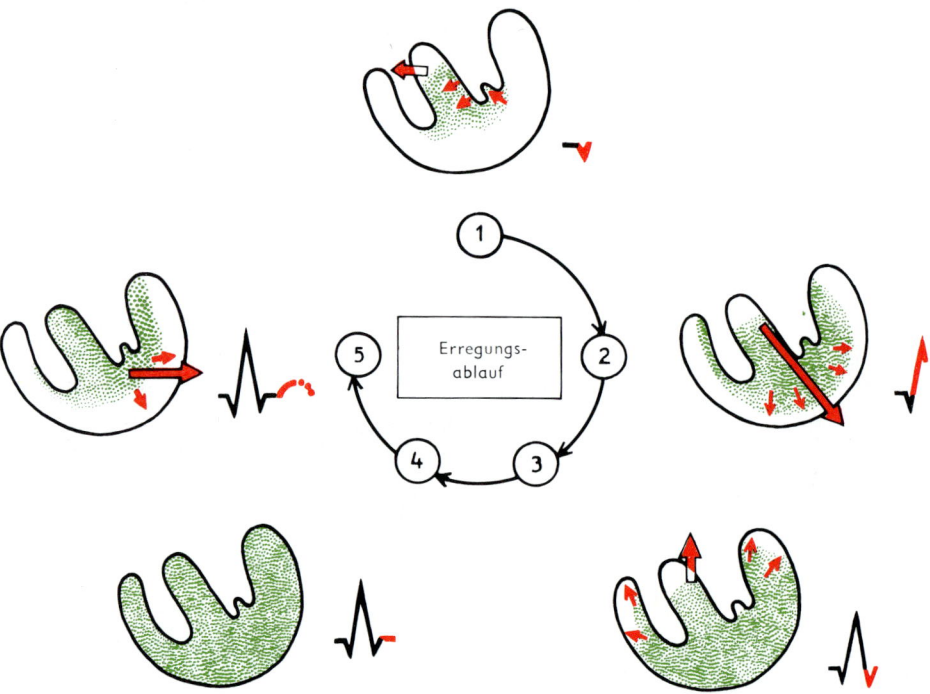

Im Gegensatz zu der Einzelmuskelfaser ist beim gesamten Herzmuskel auch von einer *inhomogenen Erregungsrückbildung* die Rede. Es zeigte sich, daß das **Elektrogramm (EG)** einer homogenen Einzelmuskelfaser eine der Hauptschwankung entgegengesetzte (diskordante) T-Welle aufweist (homogene Erregungsrückbildung).

Das **Elektrokardiogramm (EKG)** des inhomogenen Gesamtmuskels dagegen zeigt eine zur Richtung der Hauptschwankung konkordante T-Welle. Der Vektor der Repolarisationsphase weist in die gleiche Richtung wie derjenige der Depolarisationsphase, da das Aktionspotential in den zuletzt erregten subepikardialen Herzmuskelschichten kleiner und kürzer ist als in den zuerst erregten subendokardialen Schichten. Die Außenschicht ist also bereits wieder unerregt (elektropositiv), während die Innenschichten noch erregt (elektronegativ) sind.

Nur unter pathologischen Bedingungen kommt es am Herzmuskel zu einer homogenen Erregungsrückbildung (Diskordanz der T-Welle zu QRS), z. B. bei Elektrolytstörungen, bei einer Hypoxie oder Hypertrophie, die zu partiellen Veränderungen der Aktionspotentiale führen, so daß die Erregung in den Innenschichten früher abklingt als in den später erregten Außenschichten.

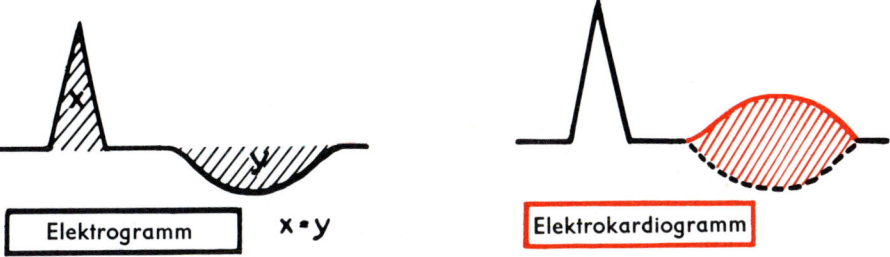

Gleichförmiger Erregungsdurchfluß

Unterschiedliche Erregungsdauer in den einzelnen Myokardarealen

4. Vektorschleife

Werden in der Reihenfolge ihres Auftretens die Spitzen der zahlreichen Summationsvektoren durch eine Linie verbunden, so entsteht eine Vektorschleife. Sie wird so dargestellt, als ob sie in einem gemeinsamen Nullpunkt entspringt und endet. Sowohl für die Vorhof- als auch für die Kammererregung und Erregungsrückbildung läßt sich eine „Umhüllungslinie" (Schleife) konstruieren oder ableiten (P-, QRS-, T-Vektorschleife).

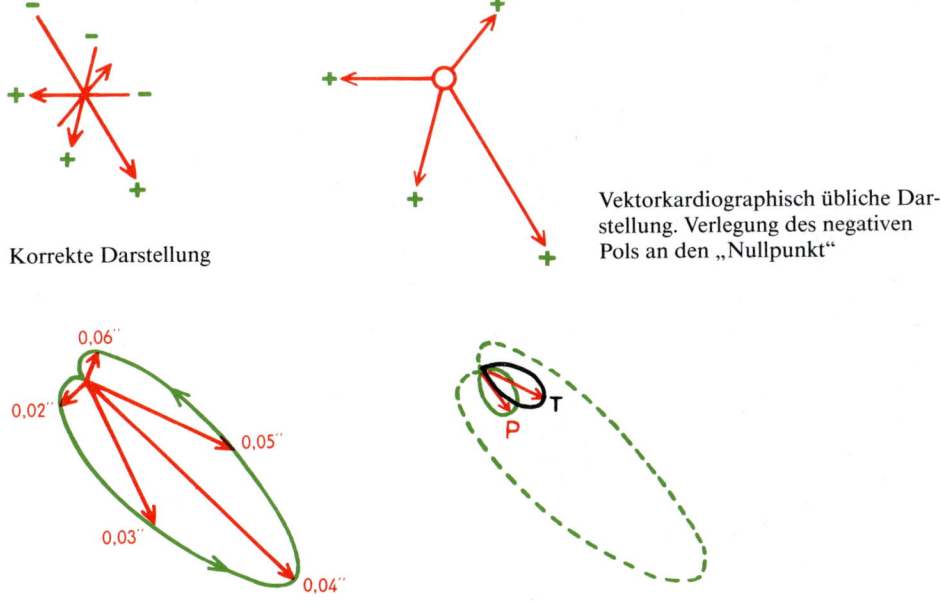

Korrekte Darstellung

Vektorkardiographisch übliche Darstellung. Verlegung des negativen Pols an den „Nullpunkt"

13

Beziehungen zwischen EKG und Vektorkardiogramm (VKG)

Die positive R-Zacke entsteht, weil sich die Vektorspitze bzw. die alle Vektorspitzen verbindende Vektorschleife auf den positiven Pol einer Ableitung zubewegt, die Q- und S-Zacke, wenn sich deren Vektoren am Anfang und am Ende der QRS-Gruppe dem negativen Pol der Ableitung zuwenden.

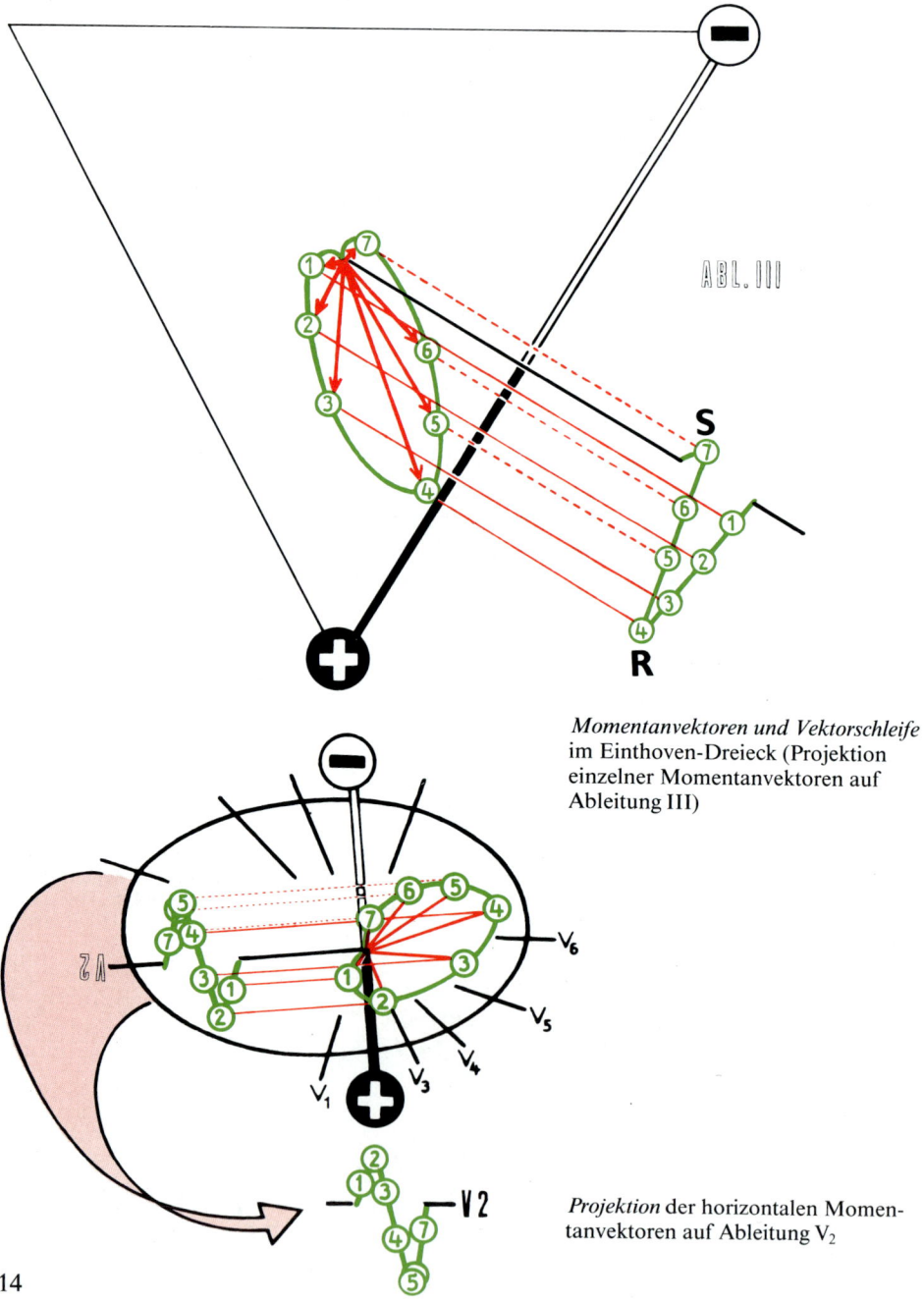

Momentanvektoren und Vektorschleife im Einthoven-Dreieck (Projektion einzelner Momentanvektoren auf Ableitung III)

Projektion der horizontalen Momentanvektoren auf Ableitung V_2

5. Vektorkardiographie

Registrierung der „Umhüllungslinie" für alle Vektorspitzen in der Frontal-, Sagittal-
und Horizontalebene während einer Herzaktion.

Schellong und Sulzer entwickelten fast zur gleichen Zeit die technischen Voraussetzungen für die Registrierung der Vektorschleife. Man verwendet eine Kathodenstrahlröhre mit einem fluoreszierenden Schirm. Durch Ableitung aus zwei Ebenen
werden Potentialdifferenzen registriert und einem horizontalen und vertikalen Plat-
tenpaar der Kathodenstrahlröhre zugeleitet. Der schwerelose Elektronenstrahl
kann somit in zwei Ebenen des Raumes abgelenkt werden. Auf dem Leuchtschirm
entsteht eine Vektorschleife.

Es wurden zahlreiche thorakale Ableitungssysteme für die Vektorkardiographie
entwickelt, u.a. nach Grishman, Schellong und Duchosal. In den letzten Jahren
werden vorwiegend korrigierte orthogonale Ableitungssysteme, vereinzelt nach
McFee, meistens nach Frank, verwendet.

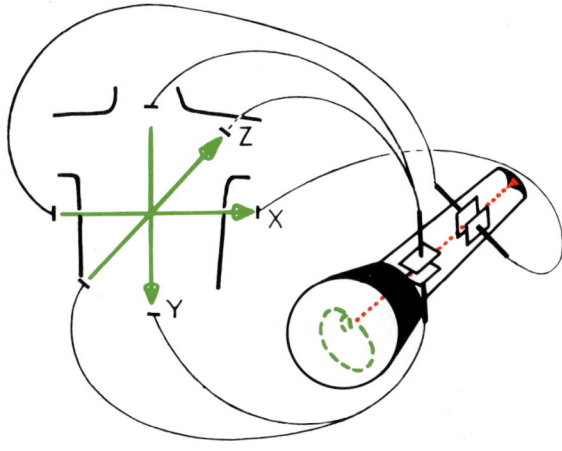

Vorteile der Vektorkardiographie:

– Anschaulichere Darstellung des Potentialablaufes des Herzens
– Frühdiagnostik einer Links- oder Rechtshypertrophie
– Bessere Beurteilung einer Doppelhypertrophie und der Schenkelblockbilder
– Bessere Darstellung der Infarktlokalisation, besonders im Bereich der dem
  Zwerchfell aufliegenden Herzhinterwand und bei gleichzeitigem Schenkelblock

Nachteile der Vektorkardiographie:

– Größerer technischer und finanzieller Aufwand
– Schwierigkeiten in der Beurteilung der P- und T-Schleife
– Reizbildungs- und Überleitungsstörungen sowie extrasystolische Rhythmusstö-
  rungen können nicht beurteilt werden.

Die Vektorkardiographie bedeutet somit keinen Ersatz für die Elektrokardiographie, sondern eine wertvolle Ergänzung und Verfeinerung der Diagnostik bei bestimmter Fragestellung.

E. Ableitungsprogramme

In der klinischen Elektrokardiographie kann man sich darauf beschränken, die Herzpotentiale indirekt von der Körperoberfläche abzuleiten. Die im Rhythmus des Erregungsvorganges sich bildenden Vektoren werden in Form von Potentialdifferenzen erfaßt. Je nach Ableitungspunkt resultiert eine unterschiedliche Projektion der gleichen kardialen Vektoren.

Die Brustwand-Ableitungen vermitteln einen zusätzlichen Einblick in die sogenannten Nahpotentiale, während die Extremitäten-Ableitungen vorwiegend eine Art „Fernblick" bzw. Übersicht über die Summationspotentiale vermitteln.

Bipolare Ableitungen: Ableitungen von zwei Punkten der Körperoberfläche (Standard-Ableitungen nach Einthoven, Brustwand-Ableitungen nach Nehb).

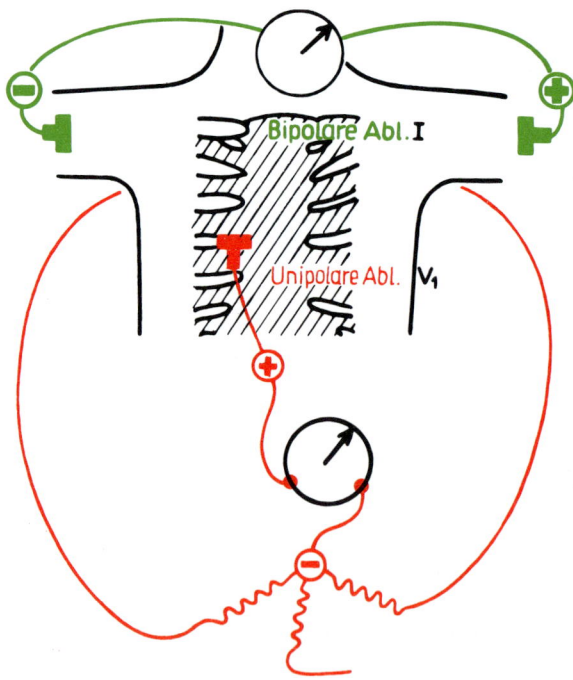

Unipolare Ableitungen: Eine differente Elektrode ist gegen eine sogenannte Null-Elektrode geschaltet. Diese Nullelektrode (indifferente Elektrode, Sammelelektrode) entsteht durch den Zusammenschluß der Extremitätenableitungen über hochohmige Widerstände (Extremitäten-Ableitungen nach Goldberger, Brustwand-Ableitungen nach Wilson).

In streng physikalischem Sinne ist die Unterscheidung zwischen bipolaren und unipolaren Ableitungen nicht exakt, da der durch die Zusammenschaltung mehrerer Elektroden gewonnene indifferente Abgriff keine wahre „Nullelektrode" ist.

In räumlicher Hinsicht erlauben die üblichen Ableitungen vor allem eine Beurteilung der Größe und Richtung der Vektoren in der

Frontalebene (grün) (Extremitäten-Ableitungen nach Einthoven und Goldberger)

Horizontalebene (rot) (Brustwand-Ableitungen nach Wilson)

1. Standard-Ableitungen nach Einthoven

Herzfern, jeweils zwischen zwei Extremitäten (bipolare Ableitungen), werden die Spannungsdifferenzen registriert.

Ableitung I: Rechter Arm (roter Stecker, 1 Ring) – linker Arm (gelber Stecker, 2 Ringe)

Ableitung II: Rechter Arm (roter Stecker, 1 Ring) – linkes Bein (grüner Stecker, 3 Ringe)

Ableitung III: Linker Arm (gelber Stecker, 2 Ringe) – linkes Bein (grüner Stecker, 3 Ringe)

Die „Erde" (schwarzes Kabel) wird am rechten Bein (herzfernster Punkt) angelegt.

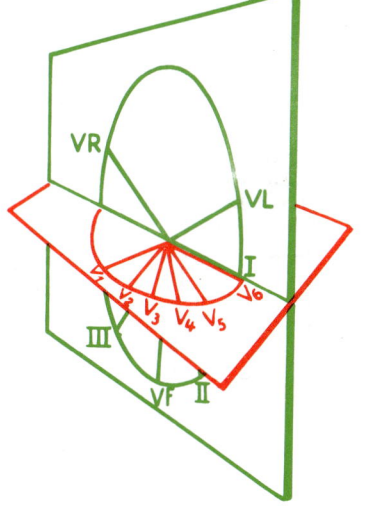

Das sogenannte Einthoven-Ableitungsdreieck liegt in der Frontalebene des Körpers. Der Dipol Herz liegt ungefähr in der Mitte. Vektoren, die sich in der Frontalebene ausbreiten, werden am günstigsten auf die einzelnen Seiten des Dreiecks projiziert, nach vorn oder hinten strebende Vektoren werden dagegen verkürzt dargestellt (z.B. bei Sagittalstellung des Herzens).

17

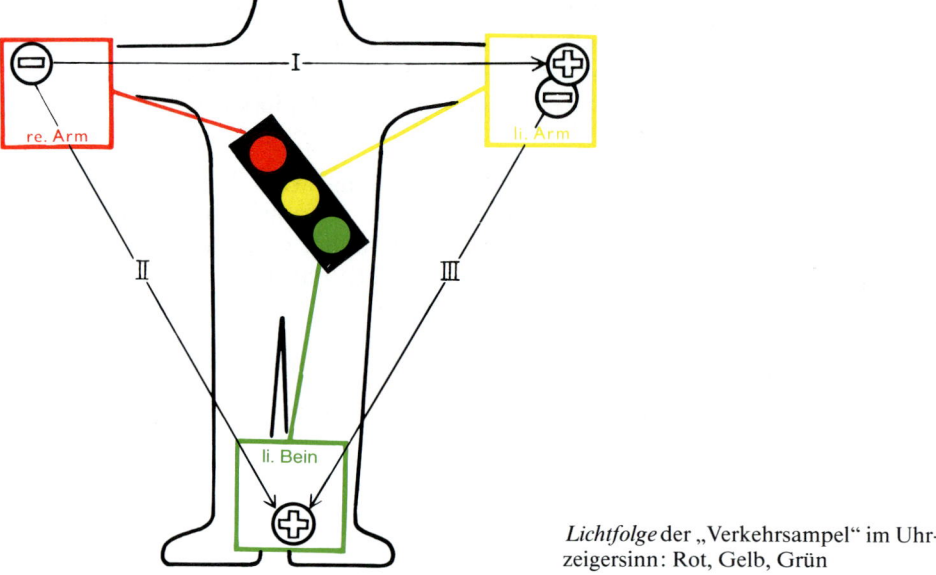

Lichtfolge der „Verkehrsampel" im Uhrzeigersinn: Rot, Gelb, Grün

2. Extremitäten-Ableitungen nach Goldberger

Goldberger hat unipolare Extremitäten-Ableitungen entwickelt, die die Standard-
Ableitungen nach Einthoven ergänzen und die Frontalebene noch weiter untertei-
len. Eine explorierende Elektrode registriert die Potentialschwankungen gegenüber
einem „elektrischen Nullpunkt". Man benötigt also eine differente und eine indiffe-

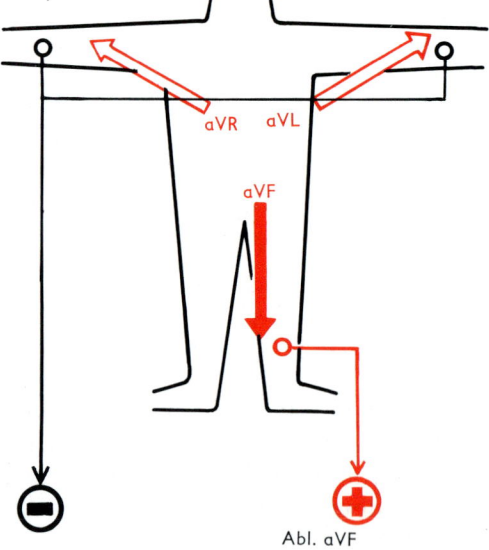

Abl. aVF

Schaltschema nach Goldberger

rente Elektrode. Die *differente* Elektrode wird an der zu explorierenden Extremität angelegt. Das unipolar registrierte Potential erhält die Bezeichnung aV (a = augmented [verstärkt], V = Voltage):

aVR = Potential rechter Arm
aVL = Potential linker Arm
aVF = Potential linker Fuß

Die *indifferente* oder Sammelelektrode wurde zunächst nach Wilson durch Sammelschluß aller drei Extremitäten-Kabel über hochohmige Widerstände (je 5000 Ohm) gewonnen. Die Ausschläge waren jedoch zu klein. Goldberger ließ daher die Widerstände fort und bildete die indifferente Elektrode durch Zusammenschluß der beiden anderen (nicht explorierenden) Extremitäten-Kabel. Durch diesen Kunstgriff werden die Ausschläge vergrößert.

Auch die unipolaren Ableitungen nach Goldberger registrieren die Vektorprojektion in der Frontalebene. Sie ergänzen die Standard-Ableitungen nach Einthoven, indem vor allem die Ableitung aVL die Diagnostik des Anterolateralinfarktes und die Ableitung aVF die des Hinterwandinfarktes erleichtern können.

3. Logische Anordnung der frontalen Extremitäten-Ableitungen

Durch Parallelverschiebung der Ableitung III des Einthoven-Dreiecks an den Schnittpunkt der Ableitungen I und II wird erreicht, daß alle drei Ableitungen von einem Mittelpunkt ausgehen (*triaxiales* System).

Die *unipolaren* Extremitäten-Ableitungen nach Goldberger lassen sich ebenfalls triaxial darstellen. Sie bilden mit den Seiten der Einthoven-Ableitungen einen Winkel von 30°.

Sämtliche sechs Extremitäten-Ableitungen können auf diese Weise in einem *hexaxialen* System vereinigt werden. Die einzelnen Ableitungslinien werden durch den sogenannten Cabrera-Kreis begrenzt.

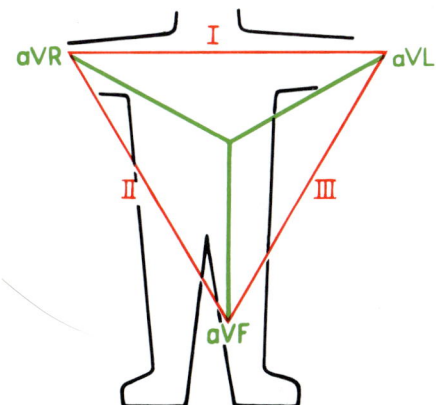
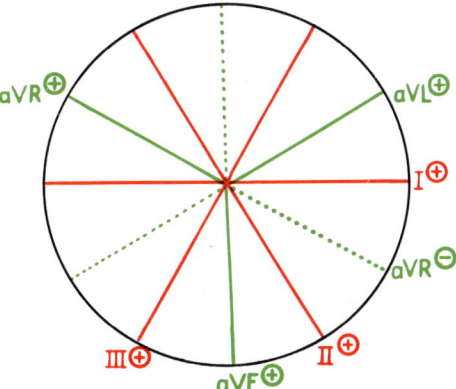

Dieses System erlaubt zunächst eine schnelle Orientierung über die Projektion der Hauptvektoren auf die frontalen Ableitungen. Eine parallel zum Vektor verlaufende Ableitung registriert den größten Ausschlag. Je mehr sich der Winkel des Vektors zu einer Ableitung 90° nähert, um so kleiner wird der Ausschlag. Wird der Winkel zu einer Ableitung größer als 90°, registriert diese Ableitung einen negativen Ausschlag.

Abgesehen von der Vereinfachung der Lagediagnostik erleichtert der Cabrera-Kreis auch das Verständnis für das vektorielle Geschehen, zumal wenn die historische Reihenfolge der Ableitungen diesem logischen Prinzip untergeordnet wird.

Die synoptische Betrachtung der elektrischen Herztätigkeit wird bei historischer Anwendung der frontalen Ableitungen „Einthoven" und „Goldberger" durch die Reihenfolge I, II, III, aVR, aVL, aVF erschwert. Vor allem zeigt die Abl. aVR, da sie mit der Ableitung II einen Winkel von 150° einschließt, im Vergleich zu den übrigen Ableitungen ein grundverschiedenes Bild des Erregungsablaufes. Außer bei dem sehr seltenen überdrehten Rechtstyp ist die R-Zacke stets negativ, während in Abl. II ein positiver Ausschlag erscheint. Das gleiche gilt für die T-Welle, deren Negativität in Abl. aVR zu folgenschweren Fehldiagnosen verleiten kann.

Werden dagegen sämtliche Ableitungen innerhalb des Cabrera-Kreises hintereinander geschaltet, so ergibt sich eine logische Ordnung, da nunmehr das gesamte Panorama der Erregungsvorgänge in ungestörter Reihenfolge betrachtet werden kann. Voraussetzung ist, daß die Abl. aVR umgepolt wird (= aVR⁻), so daß das Bild von aVR positiv erscheint. Bei einer derartigen logischen Sequenz und Polung der Ableitungen ergibt sich folgende Reihenfolge:

aVL, I, aVR⁻, II, aVF, III

Dieser Halbkreis gestattet als „elektrokardiographischer Radarschirm" eine einfache Ortung und leichte Zuordnung der einzelnen EKG-Zacken und -Wellen in der Frontalebene, so daß manche Fehlerquellen der Interpretation eliminiert werden.

Grundsätzlich sollte man jedoch nicht vergessen, daß aus je 2 der Extremitätenableitungen alle anderen 4 Ableitungen konstruiert werden können.

4. Bipolare Brustwand-Ableitungen nach Nehb

Die von Nehb eingeführten Brustwand-Ableitungen sind entstanden durch Verlagerung der bipolaren Extremitäten-Ableitungen nach Einthoven in Herznähe (sogenanntes „kleines Herzdreieck").

Die rechte „Armelektrode" liegt am Ansatz der zweiten rechten Rippe am Sternum, die linke an der Projektionsstelle der Herzspitze auf dem Rücken, die „Fußelektrode" wird über der Herzspitze angelegt. Somit entsprechen

Ableitung I der Ableitung Nehb dorsal   (D bzw. ND)

Ableitung II der Ableitung Nehb anterior   (A bzw. NA)

Ableitung III der Ableitung Nehb inferior   (J bzw. NJ)

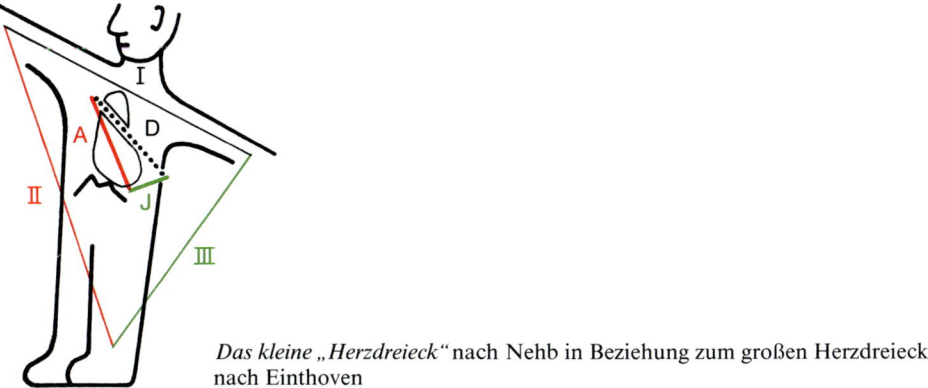

Das kleine „Herzdreieck" nach Nehb in Beziehung zum großen Herzdreieck nach Einthoven

Klinische Bedeutung: Ergänzung der Ableitungen III und aVF in der Erfassung der Potentialveränderungen der Herzhinterwand durch Ableitung Nehb D (z. B. bei Hinterwandinfarkt).

5. Unipolare Brustwand-Ableitungen nach Wilson

Diese Ableitungen erfassen diejenigen Vektoren am besten, welche in der Horizontalebene verlaufen; ferner registrieren sie sogenannte „Nahpotentiale" an umschriebenen Stellen, welche bei herzferner Projektion „verschluckt" werden können. Infolge der Herznähe der Elektroden sind die Ausschläge größer als die der Extremitäten-Ableitungen.

Die *indifferente* Elektrode besteht aus einem Zusammenschluß der drei Extremitäten-Ableitungen über Widerstände von je 5000 Ohm, sogenannte Wilson-Zentral- oder -Sammelelektrode.

Die *differente* Elektrode des Standardbrustwandprogramms wird an folgenden Ableitungspunkten angelegt (*Cave:* Erste Rippe nicht tastbar; 1. ICR also oberhalb der ersten tastbaren Rippe [= 2. Rippe]):

V_1	rechter Sternalrand 4. ICR
V_2	linker Sternalrand 4. ICR
V_3	Zwischen V_2 und V_4
V_4	5. ICR Schnittpunkt mit der linken MCL-Linie
V_5	in Höhe von V_4 in der vorderen Axillarlinie
V_6	in Höhe von V_4 in der mittleren Axillarlinie
V_1, V_2	parasternale Ableitungen;
V_5, V_6	linkspräkordiale Ableitungen. Bei Frauen Brustwandableitungen V_4–V_6 auf die Mamma, nicht unter die Mamma setzen.

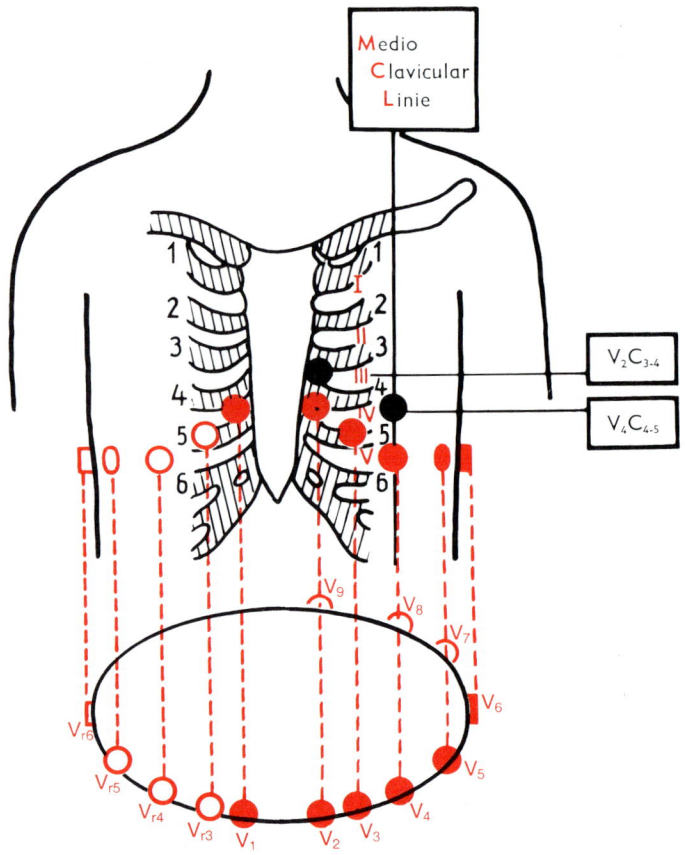

Erweiterte Ableitungspunkte:

V_7 in Höhe von V_4 bis V_6 in der hinteren Axillarlinie
V_8 in Höhe von V_4 bis V_6 in der Skapularlinie
V_9 in Höhe von V_4 bis V_6 in der Paravertebrallinie

Hohe Brustwand-Ableitungen: 1–2 Interkostalräume höher (bei Verdacht auf hochsitzenden Vorderwand- und Seiteninfarkt sowie bei Zwerchfellhochstand). Kennzeichen C (z. B. $V_2C_{2-3} = V_2$ zwischen der 2. und 3. Rippe, also im 2. ICR).

Tiefe Brustwand-Ableitungen: Um 1–2 Querfinger tiefer angelegte linkspräkordiale Ableitungen registrieren oft spitzennahe Infarkte.

Rechtspräkordiale Ableitungen: Wertvoll zur besseren Darstellung eines rechtsventrikulären Infarktes, einer Rechtsherzhypertrophie, bei kongenitalen Vitien und bei Situs inversus.

Kennzeichen: r
    $V_{r3} = V_3$ rechtspräkordial
    $V_{r4} = V_4$ rechtspräkordial

6. Oesophagus-Ableitungen

Beurteilung von Nahpotentialen der Herzhinterwand (Infarktnarbe?) und des linken
Vorhofs (Differentialdiagnose von Herzrhythmusstörungen, insbesondere von supraventrikulären Tachykardien) durch unipolare Ableitung gegen die Wilson-Sam-
melelektrode. Die Elektrodenlage wird in
cm von der Zahnreihe aus angegeben, z. B.
V_{36} etwa über dem linken Vorhof.

Kontraindikation: Frischer Herzinfarkt.

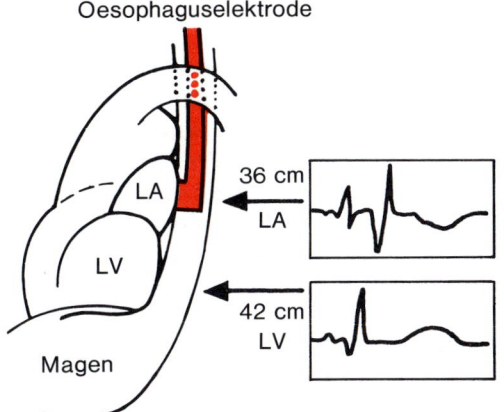

Unipolare Ableitung der Vorhof- und Kammerpo- ▷
tentiale über eine Oesophaguselektrode

7. Intrakardiales Elektrogramm
(His-Bündel-EG)

Das intrakardiale Elektrogramm ermöglicht die Beurteilung von Nahpotentialen
des rechten Vorhofs und rechten Ventrikels, sowie des Reizleitungssystems, insbesondere des His-Bündel-Purkinje-Systems.
Die erste Ableitung von Potentialen des
His-Bündels gelang Puech u. Mitarb. im
Jahre 1957. Die Methode wurde von Scherlag u. Mitarb. 1966 technisch vervollkomm-
net und in die Klinik eingeführt. Sie gehört
heute in kardiologischen Zentren zur Rou-
tinediagnostik.

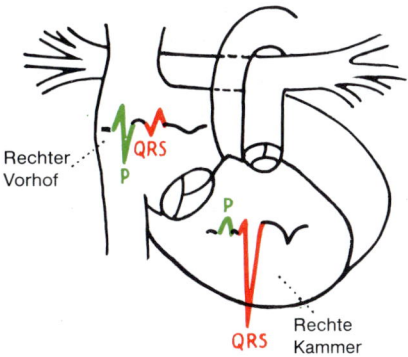

Indikationen

- Lokalisation von av- und intraventrikulären Leitungsstörungen, besonders zur
  Erleichterung der Indikationsstellung einer Schrittmacher-Therapie (z. B. bifaszi-
  kulärer Block, drohender trifaszikulärer Block)
- Differenzierung zwischen ante- und retrograder Erregungsleitung, Analyse des
  Mechanismus eines WPW- bzw. LGL-Syndroms und einer aberrierenden Lei-
  tung
- Ortung ektoper Erregungen (z. B. bei paroxysmaler Tachykardie, bei Extrasysto-
  lie)
- Bestimmung der sinuatrialen Leitungszeit bei Patienten mit Bradykardie-Tachy-
  kardie-Syndrom. Sicherung der Diagnose eines sinuatrialen Blocks.
- Pharmakologische Beurteilung von Antiarrhythmikawirkungen auf die Erre-
  gungsleitung.

Technik

Ein Katheter mit zwei bis sechs Ringelektroden wird transkutan nach Seldinger-Technik in die rechte Femoralvene eingeführt und bis in den rechten Ventrikel vorgeschoben (Röntgenkontrolle). Dann wird der Katheter so weit zurückgezogen, bis die Registrierung der biphasischen oder triphasischen Aktivität des His-Bündels möglich ist. Die Elektroden müssen kurz unterhalb des septalen Segels der Tricuspidal-Klappe dem Ventrikelseptum anliegen.

Gleichzeitig werden herkömmliche Ableitungen registriert, mit deren Hilfe exakt der früheste Beginn der P-Welle und des QRS-Komplexes bestimmt werden kann. Papiergeschwindigkeit 100–200 mm/s.

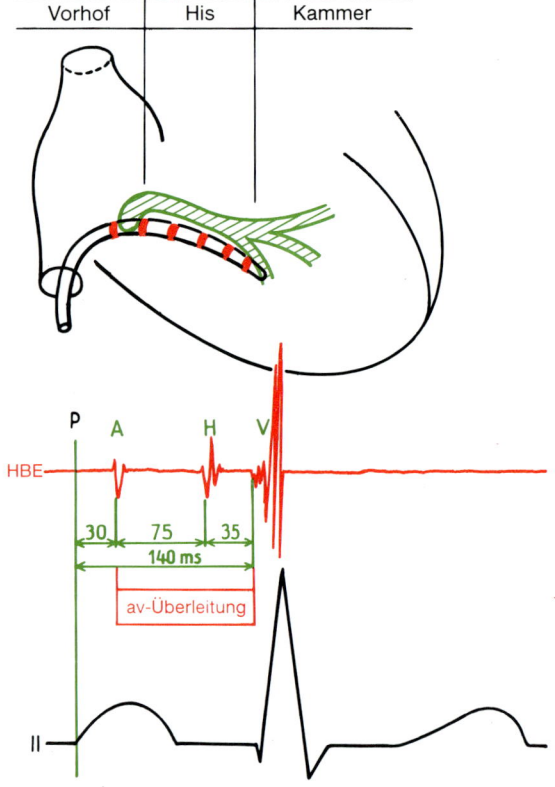

PA-Intervall-Verlängerung bei intraatrialem Block

AH-Intervall-Verlängerung bei Überleitungsverzögerung proximal vom verzweigten His-Bündel

HV-Intervall-Verlängerung bei Überleitungsverzögerung distal vom His-Bündel (His-Purkinje-System)

Einige wesentliche Ergebnisse der His-Bündel-Elektrographie

Der av-Block I.Grades beruht meistens auf Veränderungen im proximalen Anteil des av-Knotens (Verlängerung des AH-Intervalls) oder auf intraatrialen Leitungsstörungen (Verlängerung des PA-Intervalls), seltener auf Störungen im His-Bündel oder peripher.

Beim av-Block II.Grades (Typ Wenckebach) liegt die Leitungsstörung vorwiegend im av-Knoten (zunehmende Verlängerung des AH-Intervalls), beim av-Block II.Grades (Typ Mobitz) im His-Bündel oder distalwärts vom His-Bündel.

Der av-Block III.Grades beruht meistens auf einer distalen, trifaszikulären Leitungsunterbrechung, seltener auf einer proximalen Leitungsstörung. Ein angeborener oder durch einen Hinterwandinfarkt bedingter totaler av-Block liegt meistens im av-Knoten oder im His-Bündel.

8. Korrigierte orthogonale Ableitungen nach Frank

Die beschriebenen Extremitäten- und Brustwand-Ableitungen erlauben zwar für klinische Fragestellungen eine ausreichend sichere Diagnostik. Wird berücksichtigt, daß der Dipol Herz hierbei nicht im Mittelpunkt der Ableitungen liegt und außerdem zahlreiche extrakardiale Einflüsse sowohl die Ausschlagrichtung als auch die Ausschlaggröße beeinträchtigen, so wird verständlich, daß keine exakte physikalische Korrelation zwischen den herzfernen und herznahen Ableitungen besteht. Unter Benutzung dieser Ableitungen würde die Vektorschleife verzerrt, eine Programmierung elektrokardiographischer Daten wäre wenig sinnvoll.

Bei einem *orthogonalen Ableitungssystem* liegt das Herz theoretisch im Mittelpunkt eines dreidimensionalen Koordinatensystems:

Querachse X
Längsachse Y
Sagittalachse Z

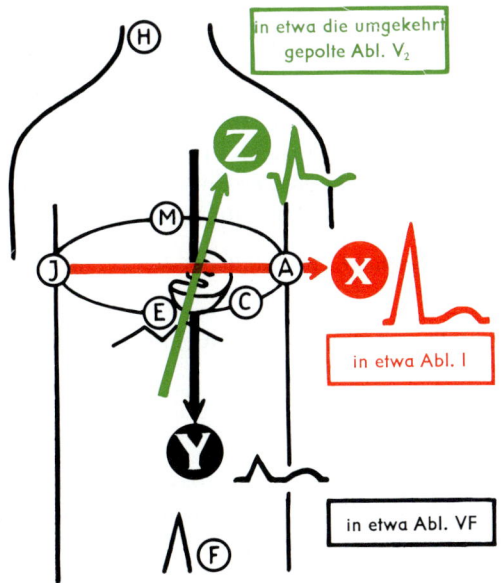

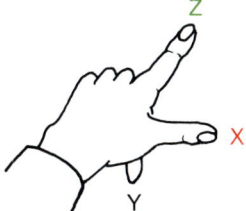

Linkshandsystem

A	Mittlere Axillarlinie links
J	Mittlere Axillarlinie rechts
E	Vordere Mittellinie, prästernal
M	Hintere Mittellinie über der Wirbelsäule
C	Ventral von *A* im Abstand von 45°
F	Linker Fuß
H	Hals

25

Dabei wird versucht, die exzentrische Lage des Herzens, die Asymmetrie der Körperoberfläche sowie die Inhomogenität des umgebenden Gewebes durch eine besondere Lage der Elektroden und durch Zwischenschaltung von verschiedenen hochohmigen Widerständen zu korrigieren (sogenannte korrigierte Ableitungen).

Von den verschiedenen korrigierten, orthogonalen Ableitungssystemen hat sich das System von E. Frank weitgehend durchgesetzt, da es mit nur sieben Ableitungspunkten dem nicht erreichbaren Ideal echter XYZ-Ableitungen am nächsten kommt.

Ableitungspunkte: Fünf Elektroden liegen gürtelförmig (siehe Zeichnung) in Höhe des 5. ICR (im Sitzen) oder des 4. ICR (im Liegen) in Höhe der Dipolebene. Eine Elektrode liegt am Nacken *(H)*, eine am linken Bein *(F)*.

Beziehungen zu den konventionellen Ableitungssystemen:

Ableitung Y – ähnelt Ableitung aVF
Ableitung X – Ableitung I
Ableitung Z – Spiegelbild zu Ableitung V_2

Das Frank-Ableitungssystem gilt z. Zt. als beste Methode zur Programmierung und für vektordiagraphische Untersuchungen. Die Reduzierung sämtlicher bisher üblichen Ableitungssysteme auf das XYZ-Programm nach Frank stößt jedoch auf grundsätzliche Schwierigkeiten. Voraussetzung ist ein gutes räumliches Vorstellungsvermögen, da die allgemeinverständlichen Beziehungen der üblichen Ableitungen (z. B. V_6 zur Lateralwand, V_4 zur vorderen Brustwand, V_1 zum rechten Vorhof und Ventrikel) fehlen. Außerdem werden umschriebene Potentialveränderungen, z. B. bei einem Mikroinfarkt, bei einer Perikarditis oder Myokarditis, aus prinzipiellen Gründen weniger deutlich dargestellt als in den Brustwand-Ableitungen V_3, V_4, V_5 (Kurzschluß mehrerer Elektroden!).

9. Reduzierte Spezialableitungen für Langzeit-EKG-Untersuchungen

Für telemetrische sowie Langzeit-EKG-Untersuchungen werden die Elektroden am Thorax möglichst an muskelarmen Stellen befestigt. Je nach Fragestellung (Frequenzbestimmung, Beobachtung von Rhythmusstörungen, der Endteilveränderungen oder der Vorhoftätigkeit) benutzt man verschiedene Ableitungspunkte.

Eine umfassende Information bietet am *liegenden* Patienten die Verkleinerung des *Einthoven*-Dreiecks:

- *Armelektroden* über dem Akromion scapulae oder dem distalen Ende des linken und rechten Schlüsselbeins
- *Beinelektroden* am Mittel- bis Unterbauch
- Die Brustwand-Ableitungen werden wie üblich angelegt (V_2, V_4, V_5 oder V_6).

Nach Rosenkranz und Drews ist am *sitzenden* Patienten eine Plazierung der Extremitäten-Elektroden in einem kleinen Quadrat am Rücken ausreichend (das von einem etwa 10 cm breiten Gummigürtel gehalten wird), ohne daß der Informationsgehalt sämtlicher Brustwandableitungen nach Wilson eingeschränkt wird.

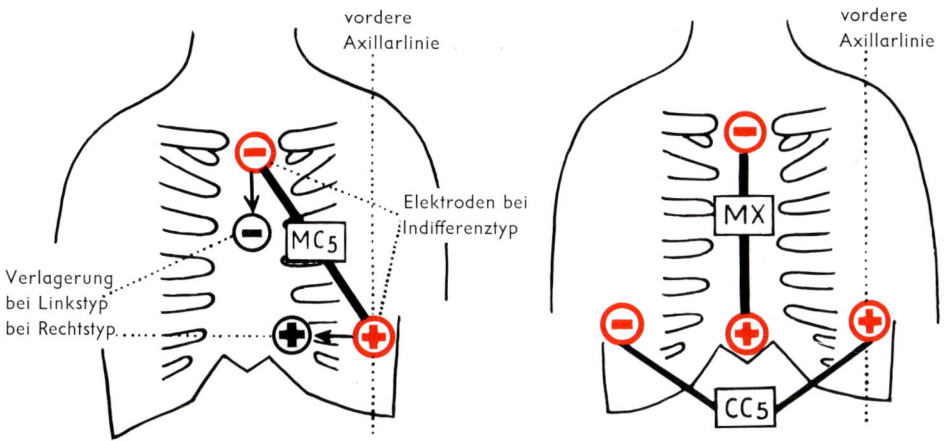

Folgende bipolare Brustwand-Ableitungen haben sich besonders für Langzeitbeobachtungen bewährt:

MC$_5$ Da der größte Informationsgehalt dann gegeben ist, wenn die Ableitungen parallel zur elektrischen Herzachse liegen, wird zu dieser Ableitung folgende Variationen entsprechend dem Lagetyp angegeben:

Bei Indifferenztyp: Differente Elektrode in Höhe des 5. ICR in der vorderen Axillarlinie, indifferente Elektrode über dem Manubrium sterni

Bei Linkstyp: Verlegung der indifferenten Elektrode nach kaudal

Bei Rechtstyp: Verlegung der differenten Elektrode medialwärts (siehe Zeichnung).

MX Größte Störfreiheit gegenüber Muskelverzitterungen. Die indifferente Elektrode liegt über dem Manubrium sterni *(M),* die differente Elektrode über dem Processus xiphoideus *(X).*

CC$_5$ Die Elektroden liegen in der vorderen Axillarlinie beiderseits in Höhe des 5. ICR, rechts die indifferente, links die differente Elektrode. Diese Ableitung entspricht in etwa der Ableitung X des orthogonalen Ableitungssystems und ähnelt der Ableitung I.

Die Erdungselektrode kann in Höhe des 2. ICR rechts parasteral angebracht werden. Bei der Befestigung der Elektroden haben sich Ag-AgCl-Elektroden bewährt.

Bei Herzgesunden finden sich unter Anwendung von bipolaren Brustwand-Ableitungen in der endexspiratorischen Atmungsphase relativ häufig T-Abflachungen und Inversionen, sowie eine deszendierende ST-Senkung. Diese atembedingten Einflüsse müssen in der Ruhepause eventuell durch eine zusätzliche bipolare Ableitung ausgeschlossen werden.

F. Leitbilder zur vektoriellen Deutung

Das normale Ruhe-EKG ist durch folgenden Verlauf gekennzeichnet:

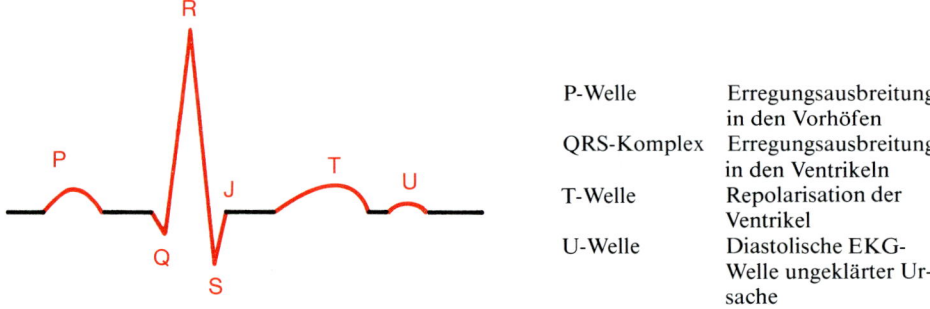

P-Welle	Erregungsausbreitung in den Vorhöfen
QRS-Komplex	Erregungsausbreitung in den Ventrikeln
T-Welle	Repolarisation der Ventrikel
U-Welle	Diastolische EKG-Welle ungeklärter Ursache

1. P-Vektor

Der Vorhof-Hauptvektor ist bei normaler Lage und Größe der Vorhöfe von oben nach unten und nach vorne gerichtet. Er entspricht im Normalfall der Richtung des Hauptvektors der Kammer. Er entsteht als Resultante aus dem Kräfteparallelogramm des rechten und linken Vorhofs.

Der Teilvektor des rechten Vorhofs weist nach unten, gering nach rechts und vorne (Ableitung III, aVF, II, V_1). Der Teilvektor des linken Vorhofs weist nach links hinten (Ableitung I, aVL, V_6).

Die Vorhof-Vektorschleife ist nach links vorne unten gerichtet.

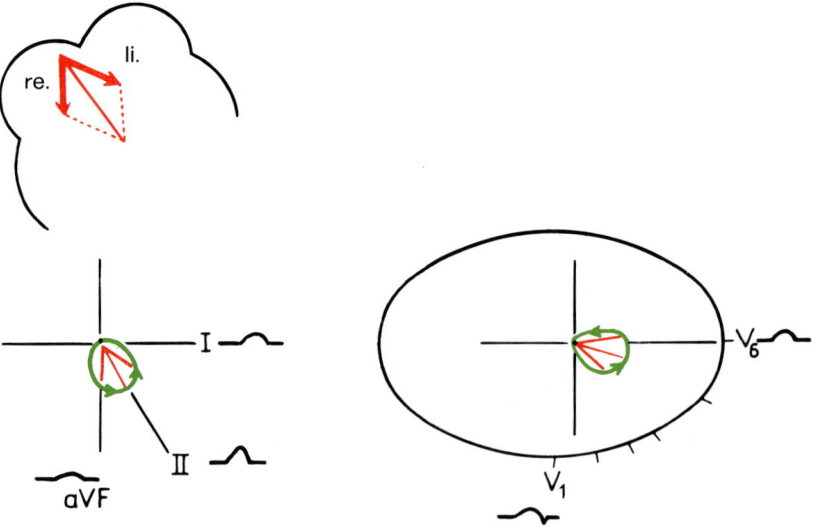

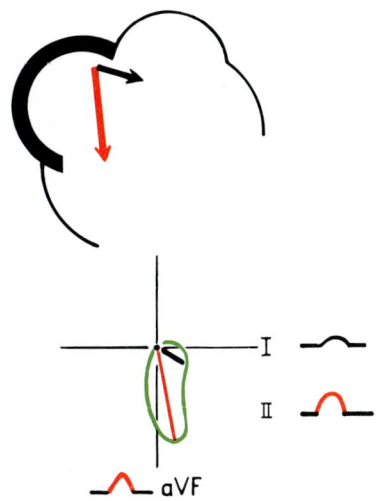

P dextro-atriale

Infolge einer Hypertrophie (bzw. Dilatation) des rechten Vorhofs wird der Summationsvektor der Vorhöfe nach rechts und vorne gedreht. Er erscheint daher in den Ableitungen V_1 (bis V_3) oder in Ableitung III, Ableitung aVF und Ableitung II bzw. gleichzeitig rechtspräkordial und in den Extremitäten-Ableitungen als spitzpositive P-Welle. Die P-Vektorschleife ist nach kaudal verlängert.

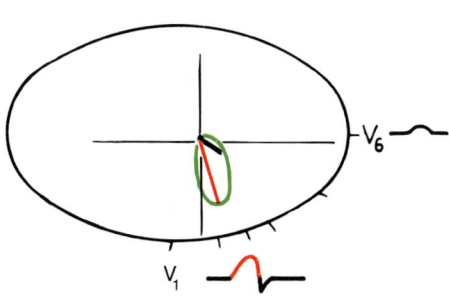

P sinistro-atriale

Eine Hypertrophie, Dilatation und Leitungsverzögerung des linken Vorhofs lenkt den Summationsvektor der Vorhöfe nach links und dorsal ab, so daß der zweite Anteil der P-Welle in V_1 und aVF deutlich negativ ist. Linkspräkordial ist der Anteil des linken Vorhofs jedoch deutlich positiv (Abl. aVL, I, II, V_5 und V_6).

Der zweite Teil der insgesamt vergrößerten P-Schleife dehnt sich nach dorsal aus.

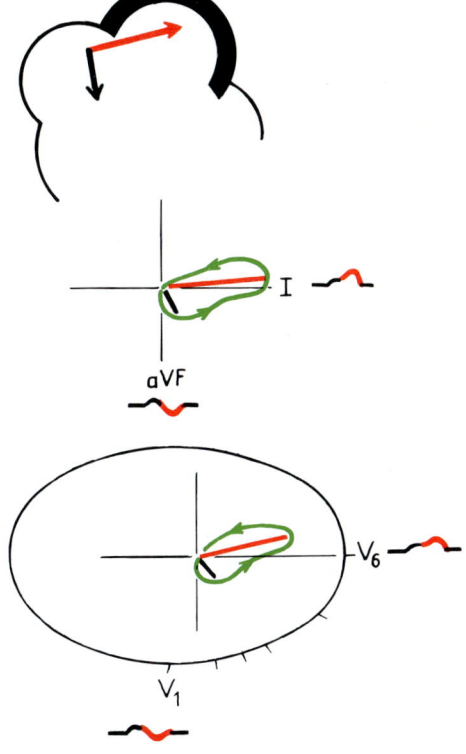

29

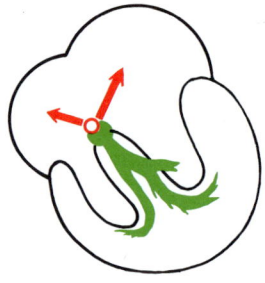

Retrograde Vorhoferregung

Wenn der Vorhof bei av-junktionalem oder ektopem Vorhofrhythmus (z. B. im Sinus coronarius) retrograd erregt wird, verläuft der Vorhofvektor entgegengesetzt zu seiner normalen Richtung. Er wendet sich von den Ableitungen II, aVF und III ab und hinterläßt hier ein negatives P.

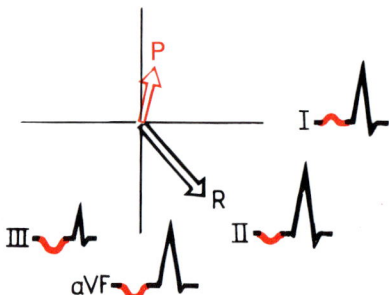

Linker Vorhofrhythmus

(seltene Variante) Der Summationsvektor der Vorhoferregung weist von links hinten nach rechts vorn. Man findet daher in Ableitung V_1 eine „dome-and-dart" Konfiguration (Bogen und Pfeil) der P-Welle. Zunächst steigt P langsam, bogenförmig und flach, später aber plötzlich an. (DD: Erregungsursprung in der Gegend des Koronarsinus.) In Ableitung I und V_6 ist P meist negativ.

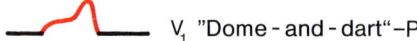

V_1 "Dome - and - dart"–P

2. Q-Vektor

Da der linke Tawara-Schenkel sich im Gegensatz zum rechten bereits nach seinem Ursprung in zahlreiche Einzeläste aufgliedert, werden das Septum interventriculare sowie das Papillarmuskelsystem des linken Ventrikels zuerst von hier aus erregt. Es kommt somit zu einem frühzeitigen Teilvektor von links nach rechts, der etwa einen rechten Winkel zum Hauptvektor bildet. Infolge dieser rückläufigen Erregungsausbreitung findet sich daher beim Linkstyp (Einteilung der Lagetypen siehe S. 38) in Abl. I und aVL, beim Steiltyp in Abl. II, III und aVF und beim Indifferenztyp unter Umständen in allen Extremitäten-Ableitungen eine Q-Zacke.

In den Brustwand-Ableitungen spiegelt sich dieser initiale Teilvektor in Abl. V_1 als kleine positive R-Zacke und in Abl. V_6 als kleine negative Vorzacke wieder. Bei einer Drehung des Herzens um die Längsachse nach rechts weist der Q-Vektor von der vorderen Brustwand weg in sagittaler Richtung, so daß in allen linkspräkordialen Brustwand-Ableitungen deutlichere Q-Zacken auftreten. (Gelegentlich q in V_{1-3} bei LAH (Erklärung S. 75).)

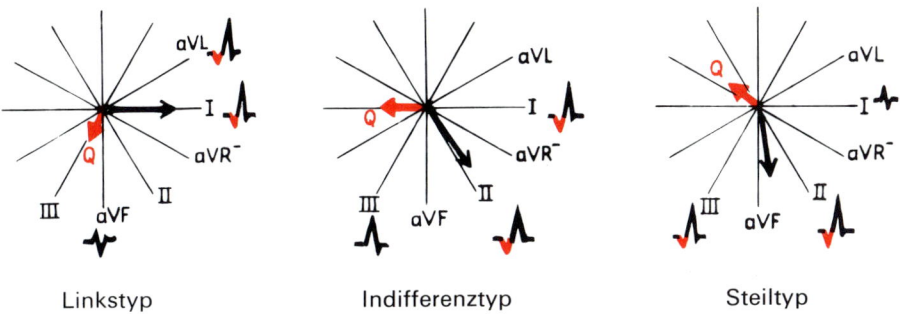

Linkstyp   Indifferenztyp   Steiltyp

Fehlende Q-Zacken

Wenn das Septum interventriculare nicht angelegt ist, bei einem sogenannten „single ventricle", fehlt die Q-Zacke.

Ferner wird die Q-Zacke naturgemäß bei einer Blockierung des linken Tawara-Schenkels im proximalen Anteil vermißt, da das Septum nicht mehr von links nach rechts erregt werden kann. Eine langsam verschwindende Q-Zacke kann sogar als Frühzeichen einer beginnenden proximalen Linksverspätung gedeutet werden.

Hypertrophie-Q

Bei einer Hypertrophie des muskulären Ventrikelseptums und auch der septumnahen Papillarmuskel wird der septale Vektor in dieser Region verstärkt, so daß u. U. auffällig betonte Q-Zacken auftreten.

Ungewöhnlich tiefe, „wie mit dem Kerbmesser geschnitzte" Q-Zacken in Abl. $V_{(1,2)3-5}$ werden als Ausdruck einer Septumhypertrophie bei hypertrophisch obstruktiver Kardiomyopathie (HOCM oder IHSS (=idiopathische hypertrophe Subaortenstenose)) oder bei andersartiger Erregungsausbreitung infolge Ventrikelseptumdefekt registriert. Die Q-Zacken sind aber meist schlanker als beim Infarkt-Q.

Infarkt-Q

Das sogenannte Nekrose-Q entsteht durch eine lokale Richtungsumkehr der Kammervektoren, da der Infarktbezirk sich elektrisch inaktiv verhält. Es entspricht damit dem Prinzip der R-Reduktion bzw. dem R-Verlust.

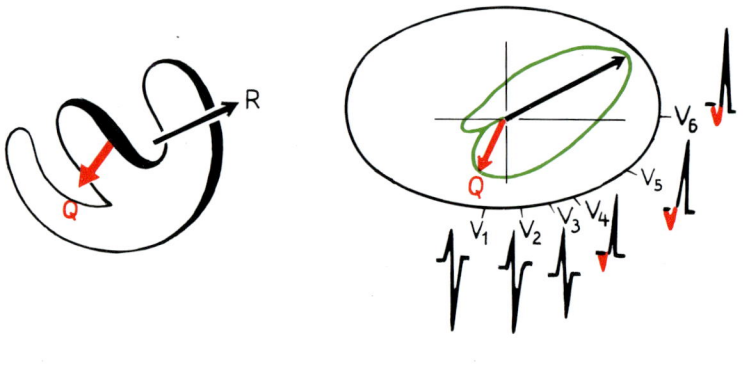

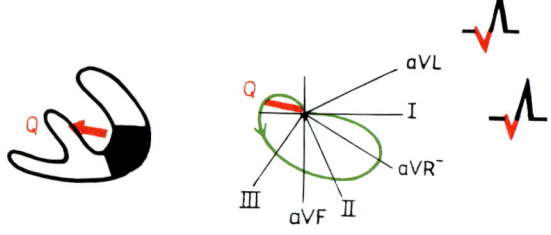

vorderer Lateralinfarkt

Beim *vorderen Lateralinfarkt* z. B. ist die Vektorschlinge nach hinten, teilweise etwas nach rechts gerichtet. Es kommt daher initial zu einem negativen Ausschlag in den linkspräkordialen Ableitungen V_4–V_6 (QS-Typ bzw. „R-Verlust"), sowie in den frontalen Ableitungen aVL und I (pathologisches Q).

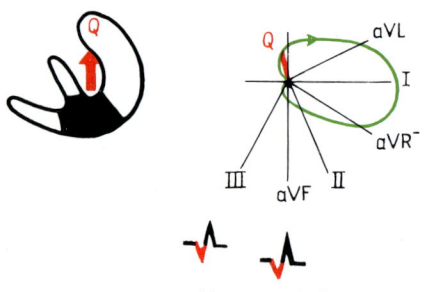

Hinterwandinfarkt

Beim *Hinterwandinfarkt* sind, infolge des Potentialausfalls im diaphragmalen Anteil des li. Ventrikels, die initialen vektoriellen Kräfte kranialwärts gerichtet, so daß in den entgegengesetzten inferioren Ableitungen (besonders aVF und III) ein pathologisches Q entsteht.

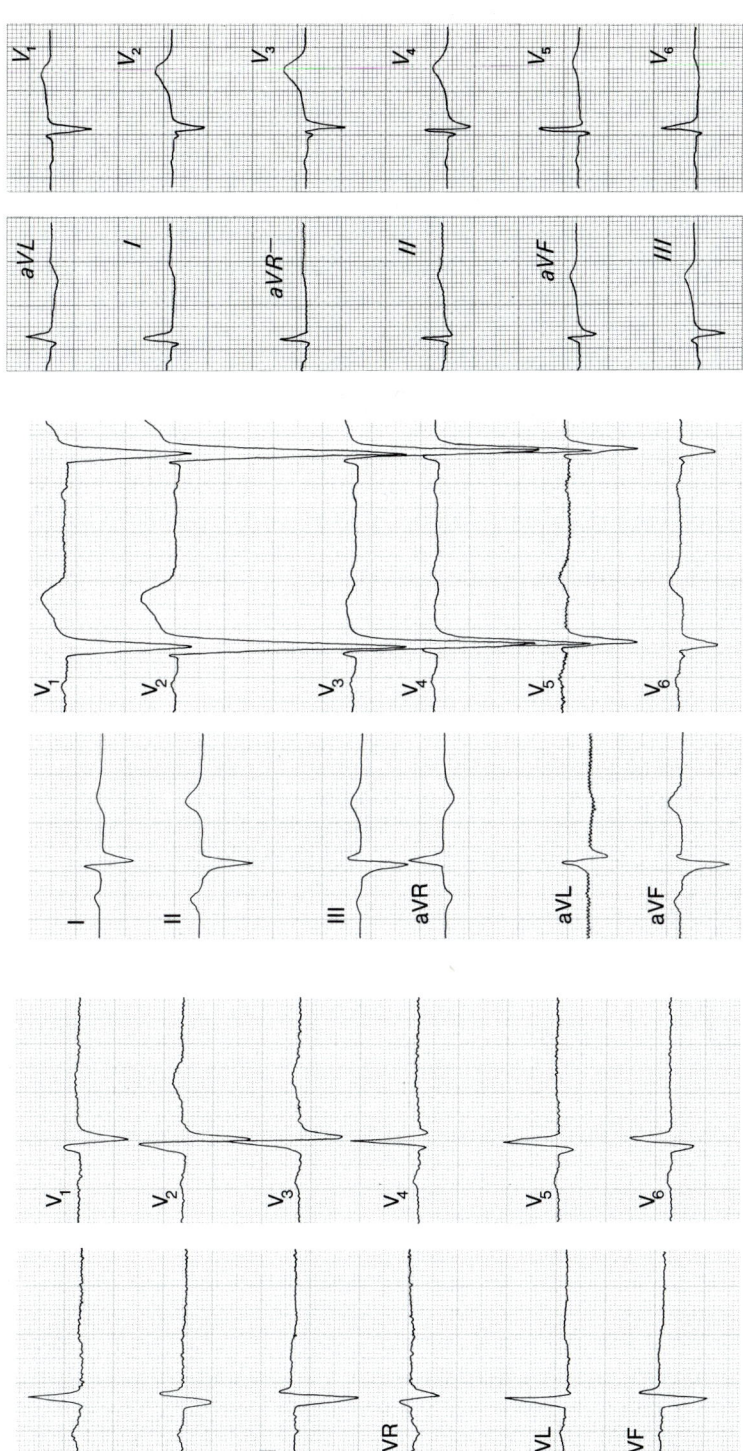

Hypertrophisch obstruktive Kardiomyopathie (HOCM). Q in Abl. V_2–V_6 als Ausdruck der Septumhypertrophie (Septumdicke im Echokardiogramm 18 mm)

Hypertrophisch obstruktive Kardiomyopathie (HOCM) mit 24 mm Septumdicke. Man beachte die Q-Zacken in II, III, aVF sowie die tiefe S-Zacke in V_2 (4,7 m V). „Pseudoinfarktbild einer HOCM, vgl. S. 131

Posterolateraler Infarkt. Infolge der superioren Orientierung des Initialvektors erscheint in den inferioren Abl. im EKG (besonders Abl. aVF u. III) ein pathologisches Q

33

3. R(s)-Vektor

0,04 s nach Beginn der Kammererregung weist der Momentanvektor nach links unten. Dieser Summationsvektor entsteht durch Erregung der Herzspitze und Seitenwände. Er hat zu diesem Zeitpunkt sein Maximum und wird als „elektrische Herzachse" oder „Hauptvektor" bezeichnet. Seine Projektion auf die Seiten des
Einthoven-Dreiecks verursacht die R-Zacke in den Standard-Ableitungen. Der
Hauptvektor zeigt unter bestimmten Bedingungen Veränderungen seiner *Größe*
(z. B. Zunahme bei Hypertrophie, Verkürzungen bei transmuralem Infarkt).

Wesentlich ist die Bestimmung der *Richtung* des Hauptvektors. Unter normalen
Bedingungen ist der Hauptvektor identisch mit der anatomischen Herzachse.

Drehungen des Herzens führen zu einer Verlagerung der Vektorschleife, so daß
auch die Projektionsbedingungen für den größten QRS-Momentanvektor verändert
werden. Das EKG spiegelt in erster Linie Rotationsbewegungen elektrischer Potentiale wider, deren Summationsvektoren nicht unbedingt mit der jeweiligen Richtung der anatomischen Herzachse (Herzlage im Thorax) übereinstimmen müssen.
So führt z. B. ein ausgedehnter Herzinfarkt oder ein Schenkelblock oft zu einer
Richtungsänderung des Hauptvektors, die von der anatomischen Herzachse be-
trächtlich abweicht.

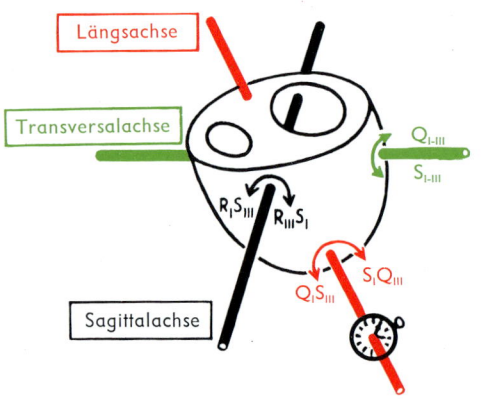

Drehungen der Vektorschleifen sind
um folgende Hauptachsen denkbar:

– Sagittalachse
– Längsachse
– Transversalachse

Drehungen um die Sagittalachse (Lagetypen)

Durch Projektion des größten Durchmessers der Vektorschleife auf die Frontalebene kommt in den Extremitäten-Ableitungen die elektrische Herzachse zur Darstellung. Sie wird definiert durch den sogenannten *Lagetyp* des EKG und ist durch
Drehung der Vektorschleife um die Sagittalachse nach rechts und links variabel.

Aus didaktischen Gründen läßt sich das Dipolzentrum in den Mittelpunkt des
Cabrera-Kreises verlegen und so die Richtung des größten R-Vektors leicht verfol-
gen.

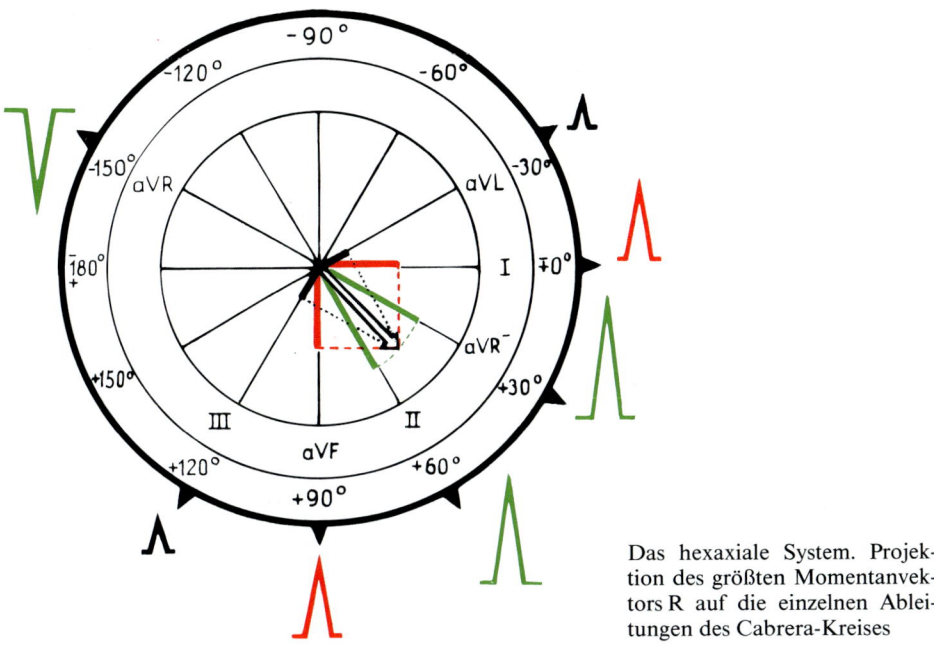

Das hexaxiale System. Projektion des größten Momentanvektors R auf die einzelnen Ableitungen des Cabrera-Kreises

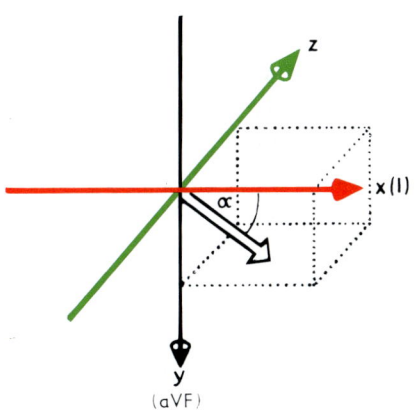

Eine Ableitung, die der Richtung des größten R-Vektors am nächsten kommt, weist infolge der günstigen Projektionsverhältnisse die höhere R-Zacke auf.

Der größte R-Vektor bildet mit der horizontalen Ableitung I den *Winkel alpha*, der den Lagetyp des Herzens bestimmt.

◁
Winkel α im dreidimensionalen Ableitungssystem

Wie wird der Lagetyp ermittelt?

Der Lagetyp ist definiert durch den Winkel α, den der Hauptvektor QRS mit der Horizontalen bildet, welche zur Abl. I parallel durch den Mittelpunkt des Cabrera-Kreises verläuft.

Voraussetzung für jede Bestimmung des Winkels bzw. der räumlichen Lage der einzelnen Vektoren ist, daß *absolut synchrone* Punkte miteinander verglichen wer-

35

den. Dies ist nur bei synchroner Registrierung der zum Vergleich herangezogenen Ableitungen möglich, da z. B. die Q- oder die R-Zacke von Abl. I und III nicht synchron zu liegen brauchen und daher nicht zueinander in Beziehung gebracht werden dürfen.

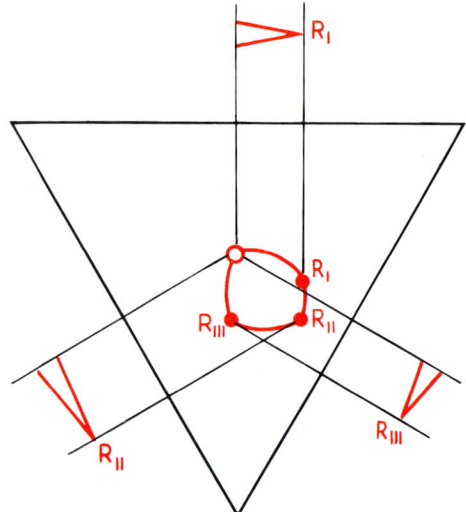

In diesem Falle ist die Bestimmung der Lage des Hauptvektors nicht durch Vergleich von R_I, R_{II}, und R_{III} möglich, da die 3 Zacken nicht zum gleichen Zeitpunkt ihr Maximum haben.

Geometrische Bestimmung des Winkels α

Die geometrische Bestimmung des Winkels alpha erfolgt gewöhnlich mit Hilfe der beiden Extremitätenableitungen, welche die größten Ausschläge aufweisen. Entsprechend der Abbildung werden die Ausschlaggrößen auf den zugehörigen Seiten des Einthoven-Dreiecks als Pfeile eingetragen. Der Schnittpunkt der Senkrechten beider Pfeilspitzen ergibt, vom Mittelpunkt aus betrachtet, die Richtung des Hauptvektors, dessen Winkel nunmehr auf dem Kreis abzulesen ist.

Schätzung des Lagetyps mit Hilfe des Cabrera-Kreises

Für die klinische Routinearbeit ist die genaue Konstruktion oder Berechnung des Winkels alpha nicht erforderlich, da man die Lage der elektrischen Herzachse mit Hilfe des Cabrera-Kreises abschätzen kann. Je mehr Ableitungen benutzt werden, desto genauer wird die Lagebestimmung.

Methode:

1. Aufsuchen derjenigen Ableitung des Cabrera-Kreises, welche einen wechselsinnigen QRS-Komplex zeigt, in dem die Summe der Flächen der Q + S-Zacken in etwa der Fläche der R-Zacke entspricht; d. h. positive und negative Flächen des QRS-Komplexes sind gleich groß. Die elektrische Herzachse steht dann senkrecht zu dieser Ableitung.

2. Findet sich kein derartiger diphasischer QRS-Komplex, so werden von den drei
   Extremitätenableitungen I–III die zwei Ableitungen herausgesucht, die bei überwiegend positivem QRS-Komplex die größten simultanen R-Zacken aufweisen.
   Bei Links-, Mittel-, Steil- und Rechtslagetyp sind dies stets die zwei benachbarten
   Ableitungen I, II oder II, III. Aus dem Verhalten der R-Zacken zueinander (z. B.
   $R_I > R_{II}$) ergeben sich die unterschiedlichen Lagetypen.

Ableitungen mit größter R-Zacke		Winkel α	Lagetyp
I, II	$R_I > R_{II}$	$-30° - +30°$	Linkstyp
	$R_I < R_{II}$	$+30° - +60°$	Mitteltyp
II, III	$R_{II} > R_{III}$	$+60° - +90°$	Steiltyp
	$R_{II} < R_{III}$	$+90° - +120°$	Rechtstyp

Ist $R_I = R_{II}$ bzw. $R_{II} = R_{III}$, so beträgt der Winkel α exakt 30° bzw. 90°. Der Lagetyp wird als Mittel- bis Linkstyp bzw. Steil- bis Rechtstyp bezeichnet. Ist $R_I = R_{III}$ und $R_{II} > R_I$, R_{III}, so beträgt der Winkel α exakt 60° (Mittel- bis Steiltyp).

3. Der überdrehte Links- bzw. überdrehte Rechtstyp weist im Gegensatz zu den obigen Lagetypen stets zwei überwiegend negative QRS-Komplexe auf:

Ableitung mit R > S	Ableitungen mit neg. QRS (S > R)	Winkel	Lagetyp
I	II, III $(S_{II} < S_{III})$	$< -30°$	überdrehter Linkstyp
III	II, I $(S_{II} < S_I)$	$> +120°$	überdrehter Rechtstyp

4. Wurde der Lagetyp nach Punkt 2./3. bestimmt, so ist eine Kontrolle über die
   Goldberger-Ableitungen bzw. nach Punkt 1. möglich. Der größte Ausschlag des
   QRS-Komplexes projeziert sich auch auf die Goldberger-Ableitung, die der
   Richtung des Hauptvektors am nächsten kommt. Diejenige Ableitung des Cabrera-Kreises, bei der die Flächen der Q- + S-Zacken der Fläche der R-Zacke in etwa
   entsprechen, steht ungefähr senkrecht zum Winkel α des Lagetyps.

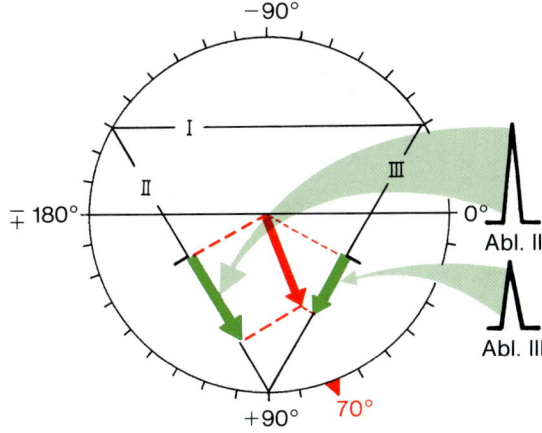

Lagetyp	Winkel alpha		Merkmale und Vorkommen
Mitteltyp Synonyme: Indifferenztyp Normaltyp Semivertikale Lage Zwischenlage	$+30°$ bis $+60°$		Der QRS-Hauptvektor verläuft nach links unten. Höchster QRS-Ausschlag in Abl. II u. aVR⁻. In aVR⁺ ist R tief negativ, da der QRS-Hauptvektor nahezu entgegengesetzt gerichtet ist: $R_{II} > R_I$. *Vorkommen:* Normallage des Herzens beim gesunden Erwachsenen, bei Kleinkindern pathologisch.
Steiltyp Synonyme: Vertikale Lage	$+60°$ bis $+90°$		QRS-Hauptvektor verläuft mehr distal zwischen Abl. II und aVF, in diesen Ableitungen daher größter positiver Ausschlag von QRS. $R_{II} > R_{III}$. *Vorkommen:* Jugendliche (Alter <35 Jahre), schlanke Astheniker. Bei Erwachsenen oft Hinweis auf eine Rechtsherzüberlastung (z. B. Mitralvitium, Emphysem).
Rechtstyp Synonyme: Vertikale Lage	$+90°$ bis $+120°$		Verlauf des QRS-Hauptvektors in Richtung Abl. aVF und III (größter positiver Ausschlag). In den entgegengesetzten Ableitungen Kammerhauptschwankung negativ (in I und aVL biphasisch oder negativ). *Vorkommen:* Bei gesunden Kleinkindern normal. Im übrigen Hinweis auf starke Überlastung der rechten Herzkammer (Mitralstenose, Cor pulmonale chronicum), oder Zustand nach großem Lateralinfarkt.

Linkstyp Synonyme: Querlage Horizontaltyp Semihorizontale Lage	+30° bis −30° 0° bis −30° +30° bis 0°		QRS-Hauptvektor verläuft zwischen aVR⁻ und aVL. In Abl. aVR⁻, I oder aVL daher größte positive QRS-Amplitude, in Abl. III und aVF daher negativer Ausschlag. $R_I > R_{II}$. *Vorkommen*: Erwachsene über 40 Jahre, Adipositas, Zwerchfellhochstand, linksventrikuläre Hypertrophie.
Überdrehter Linkstyp Synonyme: Ungewöhnlicher Linkstyp S$_{II}$-S$_{III}$-Pattern Marked left axis-deviation	< −30°		QRS-Hauptvektor verläuft fast parallel der Abl. aVL und zeigt daher hier ihren größten positiven Ausschlag, in den entgegengesetzten Ableitungen III, aVF und II daher negativer Ausschlag. *Vorkommen* (häufigste Ursachen): Links-anteriorer Hemiblock (LAH) nach Vorderwand-Infarkt, Myokarditis, Diphtherie. Der Linkstyp des Pyknikers wird unter Adipositas, Aortensklerose, Hypertonie leicht zum überdrehten Linkstyp. Relative Niederspannung in den Extremitäten-Ableitungen bei Asthenikern bzw. Leptosomen (Variante des Sagittaltyps) Erworbene Herzvitien mit Linkshypertrophie und Myokardfibrose, Aortenfehler mit Koronarinsuffizienz, Hinterwandinfarkt, WPW-Syndrom, ASD I.
Überdrehter Rechtstyp	> +120°		QRS-Hauptvektor der Abl. I und II abgewendet (daher negativ), Abl. aVR⁺ zugewandt, daher hier positiv. *Vorkommen*: Immer pathologisch, Ausdruck einer Rechtsherzhypertrophie bei angeborenenr (selten bei erworbenen) Herzvitien; großer Lateralinfarkt; Dextrokardie; linksposteriorer Hemiblock (LPH)

39

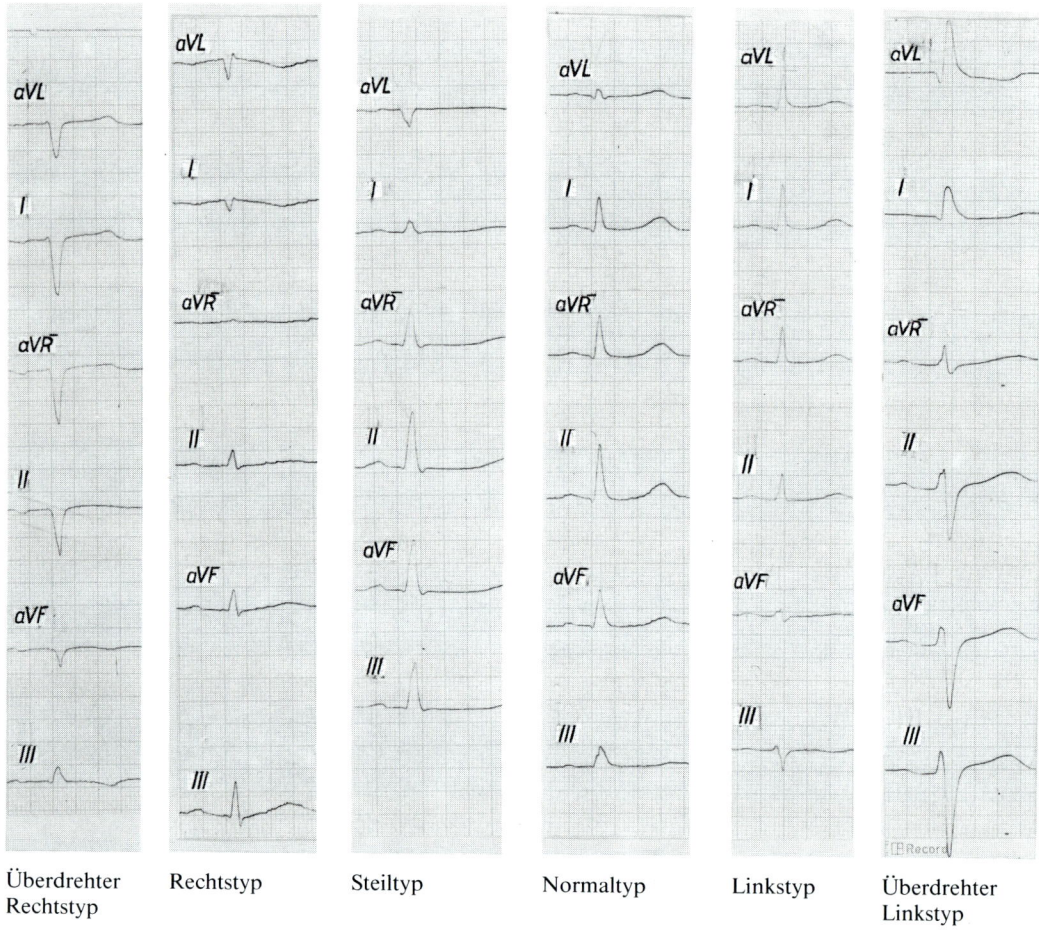

| Überdrehter Rechtstyp | Rechtstyp | Steiltyp | Normaltyp | Linkstyp | Überdrehter Linkstyp |

Schwer zu bestimmender Lagetyp

In einzelnen Fällen ist es fast unmöglich, den Lagetyp zu bestimmen, z. B. dann, wenn die Vektorschleife kreisförmig verläuft oder wenn sie durch einen Infarkt, eine Myokarditis oder einen Schenkelblock ihre Eiform verliert.

Physiologische Änderung des Lagetyps

Der Lagetyp des EKG muß grundsätzlich im Hinblick auf das Alter des Patienten bewertet werden. Mit zunehmendem Lebensalter dreht sich die elektrische Herzachse gleichsinnig mit der anatomischen Herzachse von rechts vorne unten nach links aufwärts, weil die physiologische Rechtshypertrophie des Säuglings abnimmt, während die physiologische Linkshypertrophie des Erwachsenen zunimmt.

Zwerchfellhochstand (Linkstyp): Exspiration bei pyknischem Habitus, Adipositas, Aszites, Gravidität.

Zwerchfelltiefstand (Steiltyp): Astheniker bzw. Leptosome.

Ein nur quergelagertes Herz dreht sich bei Inspiration (oft auch schon im Stehen) durch Tiefertreten des Zwerchfells nach rechts, so daß die Zeichen der Querlagerung verschwinden. Bei einer Linkshypertrophie dagegen bleibt der Linkstyp trotz Inspiration unverändert.

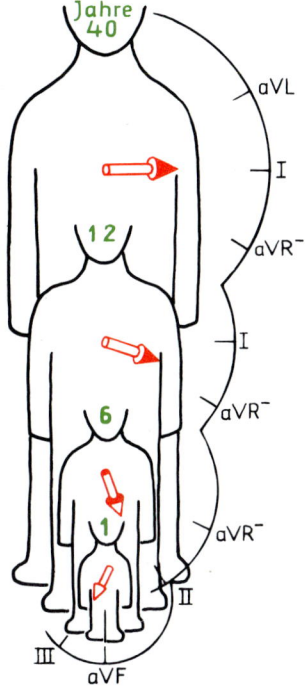

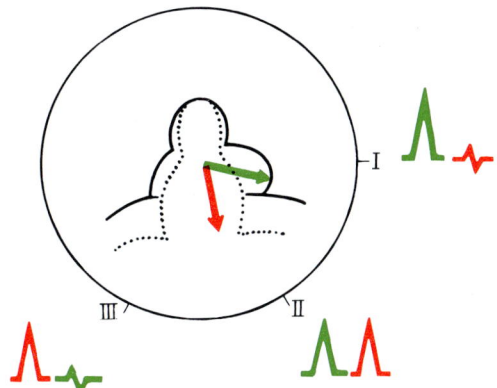

Änderung des QRS-Komplexes in Abhängigkeit vom Zwerchfellstand.

Drehungen um die Transversalachse

Entsprechend einem „Kippfenster" kann das Herz um seine Transversalachse gedreht werden, so daß die Herzspitze nach vorn und die Basis nach hinten oder die Basis nach vorn und die Spitze nach hinten verlagert wird.

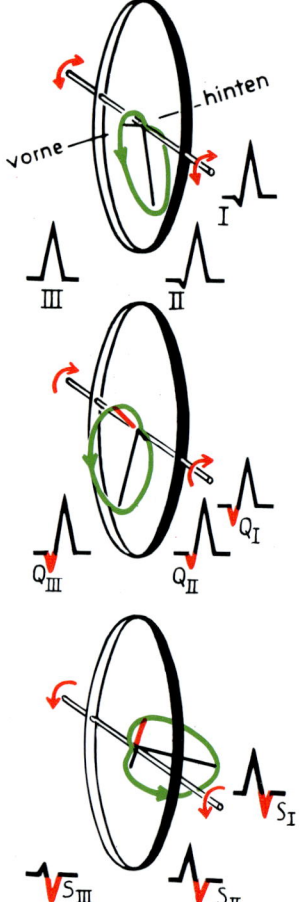

Herzspitze vorn – Basis hinten: Die Septumvektoren verlaufen über die Frontalebene hinaus nach hinten. Es findet sich daher in den Standard-Ableitungen I, II und III ein Q von $< 0{,}040\,s$ Dauer und $< \frac{1}{4}\,R$ Höhe.

Herzspitze hinten – Basis vorn ($S_I S_{II} S_{III}$-Typ, Sagittaltyp): Die Standard-Ableitungen weisen neben einer vorgetäuschten Niederspannung S-Zacken in den Abl. I, II und III auf, da die Vektoren nach rückwärts über die Frontalebene hinauslaufen.

In den Brustwand-Ableitungen V_1 bis V_6 betonte S-Zacken, keine Niederspannung. Persistierende S-Zacken bis V_6 auch bei Rechtsschenkelblock, linksanteriorem Hemiblock.

Vorkommen: Cor pulmonale chronicum, angeborene Mißbildungen des Herzens, extrakardiale Ursachen (Trichterbrust, „straight-back"-Syndrom).

Drehungen um die Längsachse

Schaut man von der Herzspitze in Richtung der Herzlängsachse auf die Herzbasis, so sind zwei Rotationen um die Längsachse möglich: Nach rechts im „Uhrzeigersinn" sowie die gegenläufige Rotation nach links im „Gegen-Uhrzeigersinn". Rotationen um die Längsachse verändern den QRS-Komplex der Extremitätenableitungen in charakteristischer Weise:

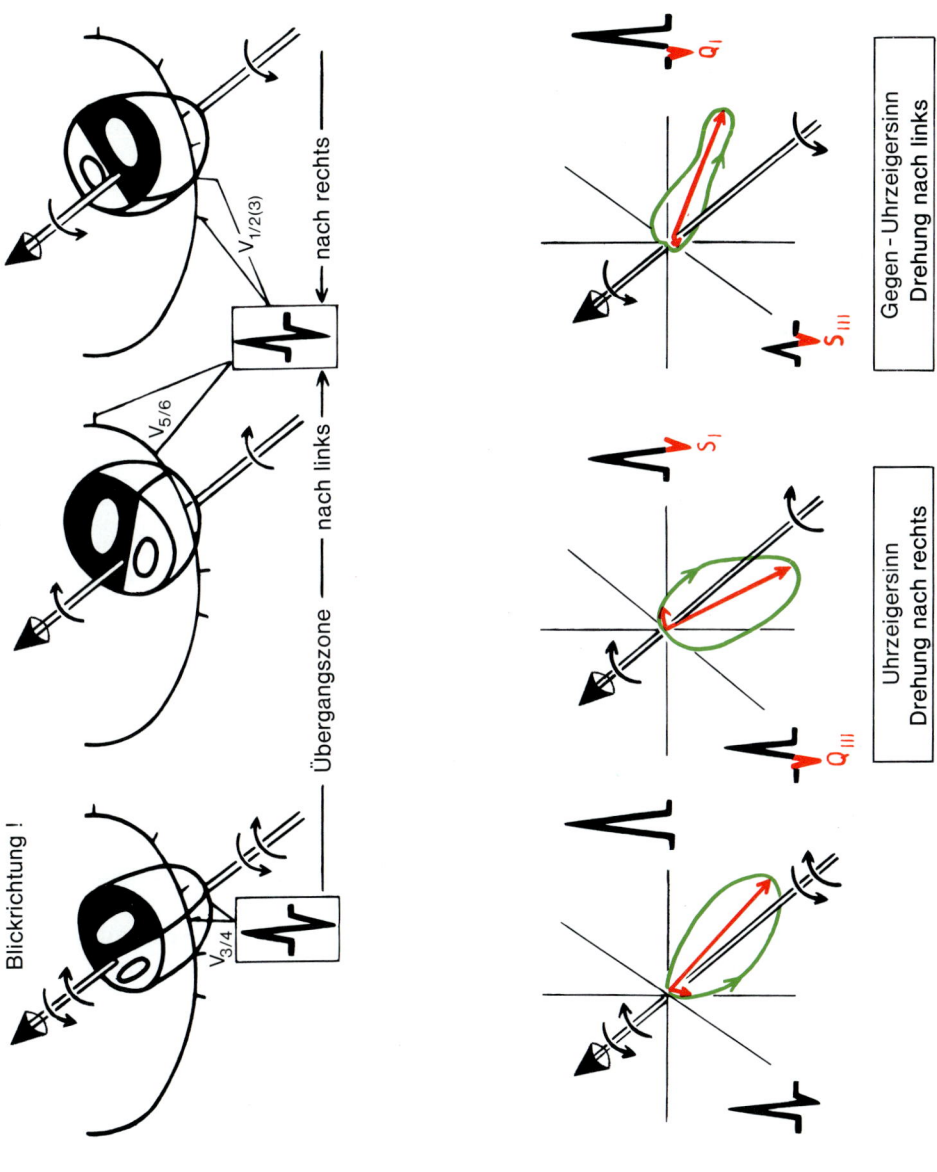

Drehungen im Uhrzeigersinn

Der linke Ventrikel wird nach hinten verlagert, so daß der Hauptvektor des linken Ventrikels von den Abl. I und aVL wegläuft, während der Q-Vektor die entgegengesetzte Richtung erhält und sich von Abl. III entfernt (S_I-Q_{III}-Typ). In den Brustwandableitungen ändert sich die *Übergangszone* (d. h. die Brustwandableitung, bei der R = S), welche die Grenze zwischen der rechten und linken Herzkammer (Kammerseptum) spiegelt. Sie liegt normalerweise bei V_3/V_4.

Bei einer Drehung im Uhrzeigersinn nach rechts verlagert sich die Übergangszone nach links bis V_5/V_6.

Vorkommen: chronisches und akutes Cor pulmonale (Lungenembolie!), Emphysem mit tiefem sagittalem Thoraxdurchmesser.

Drehungen im Gegen-Uhrzeigersinn

Durch Rotation des Herzens nach links wird die rechte Kammer stärker nach rechts hinten, die linke mehr nach vorne verlagert. Jetzt verläuft der Initialvektor Q von Abl. I und der Kammer-Hauptvektor von Abl. III weg (Q_I-S_{III}-Typ).

In den Brustwandableitungen Verlagerung der *Übergangszone* nach rechts ($V_{1/2/3}$), wobei Q bis in Abl. V_4, selten sogar in Abl. $V_{3/2}$ nachweisbar sein kann.

Vorkommen: Zwerchfellhochstand, Hypertrophie des linken Ventrikels, Kyphoskoliose mit Verlagerung des Herzens nach links von der Wirbelsäule.

Merke:

Chronische Rechtsherzbelastung: Verlagerung der Übergangszone nach links.
Chronische Linksherzbelastung: Verlagerung der Übergangszone nach rechts.

Hypertrophiebedingte Veränderungen

Da eine hypertrophierte Muskelfaser eine höhere Faserspannung erzeugt, ist die Amplitude der registrierten Potentiale erhöht.

Hypertrophiert die Muskulatur einer Kammer, werden die entsprechenden Momentanvektoren vergrößert, so daß die Vektorschleife, mit ihr der Hauptvektor und somit die elektrische Achse ihre Richtung ändern.

Linksherzhypertrophie

Die Myokardfaser-Vektoren sind in dem hypertrophierten linken Ventrikel größer als über dem nicht hypertrophierten Myokard. Es kommt daher zu einer Größenzunahme der aus ihnen resultierenden Momentanvektoren und somit zur Vergrößerung und Ausweitung des entsprechenden Vektorschleifenanteils. Die Vektorschleife ist insgesamt vergrößert und nach links hinten gerichtet. Der QRS-Summationsvektor ist dementsprechend verstärkt und weist ebenfalls nach links hinten:

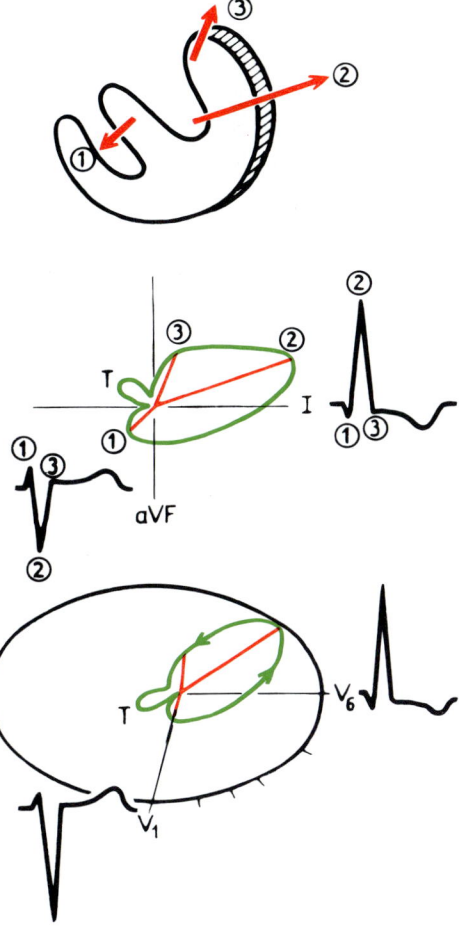

Linkshypertrophie:

Hohe Amplituden von R in den linkspräkordialen Abl. V_5 bis V_7.

Tiefe S-Zacken in den rechtspräkordialen Abl. V_1 bis V_3.

Sokolow-Lyon-Index der Linkshypertrophie:

$SV_1 + RV_5$ größer als 3,5 mV

In der Frontalebene:
Linkstyp ($+30°$ bis $-30°$)

Cave:

1. Index nicht verwertbar bei Schenkel- und Hemiblöcken.
2. Bei jugendlichen (schlanken) Patienten und Patienten mit Steiltyp häufig falsch positiver Index.

Trotz der größeren Muskelmasse ist die Breite der vergrößerten QRS-Ausschläge bei einer *Widerstandshypertrophie* (Aortenstenose, Hypertonie) nicht vermehrt, da dickere Muskelfasern relativ rasch leiten.

Zusätzlich kommt es bei einer Widerstandshypertrophie zu einer Polaritätsänderung der T-Welle (siehe primär negatives T, Seite 54).

Dünne dilatierte Muskelfasern leiten dagegen langsamer. Die vergrößerten QRS-Ausschläge sind daher bei einer *Volumenhypertrophie* (Aorteninsuffizienz, Mitralinsuffizienz) relativ breit. Frühzeitige Erkennung der verzögerten Erregungsausbreitung durch Bestimmung des oberen Umschlagpunktes (OUP).

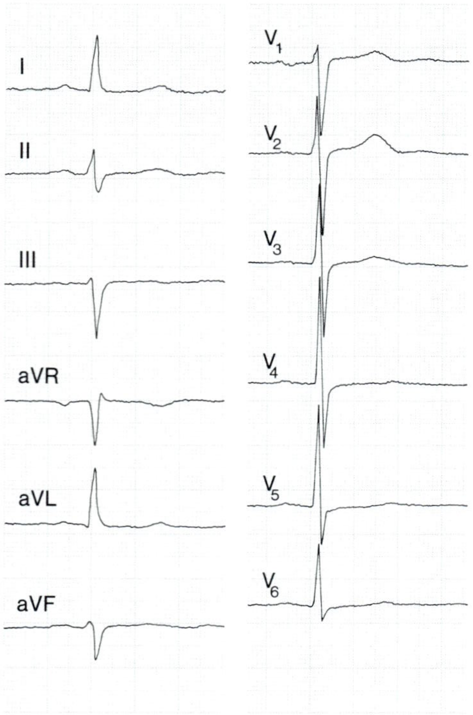

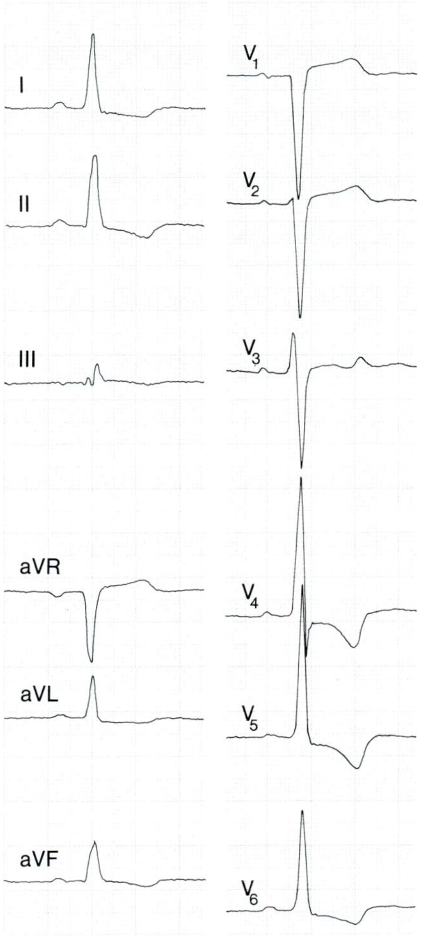

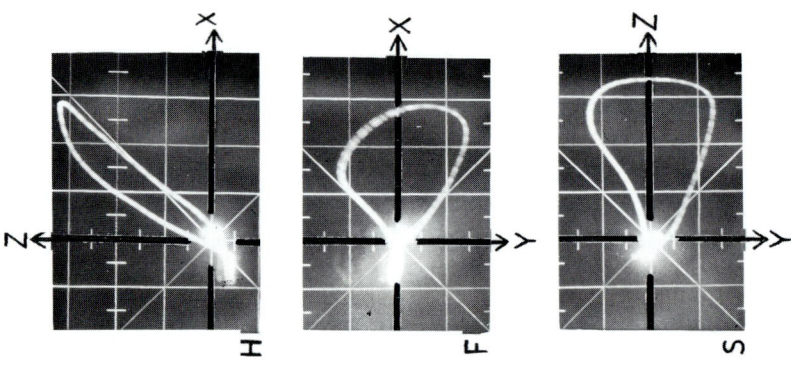

Linksherzhypertrophie bei Aortenstenose. Starke Ablenkung der räumlichen QRS-Schlinge nach links und dorsal. Die T-Schlinge ist diametral aus der QRS-Schlinge herausgedreht und weit nach rechts gerichtet. *EKG*: Ausgeprägter Linkstyp und Linkshypertrophiezeichen (Sokolow-Index 6,2 mV), T diskordant negativ. Umschlagszone: V_3

Linksventrikuläre Hypertrophie bei langjährigem Hypertonus. Abgeflachte T-Wellen linkspräkordial. Sokolow-Index: 3,9 mV

Rechtsherzhypertrophie

Durch Verschiebung des Muskelmassenverhältnisses nach rechts wird die Vektorschleife nach rechts vorne, zuweilen auch nach rechts oben abgelenkt. Infolgedessen kommt es zu einer vergrößerten positiven Projektion in den rechtspräkordialen Brustwandableitungen (R oder R′ in Abl. V_{r3}, V_1 und V_2). In den linkspräkordialen Ableitungen V_5 und V_6 resultieren tiefe S-Zacken (Sokolow-Lyon-Index: R in V_1 + S in V_5 größer als 1,05 mV).

   Cave: Bei Blockbildern Index nicht verwertbar.

   In den frontalen Ableitungen spiegelt sich vorwiegend die Rechtswendung der elektrischen Herzachse (Winkel α größer als 110°).

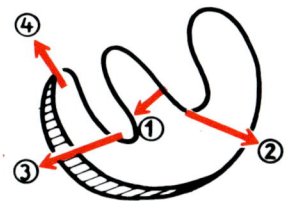

Widerstandshypertrophie (z. B. Pulmonalstenose): Schmale R-Zacken in V_{r3} und V_1, diskordant negatives T rechtspräkordial.

Volumenhypertrophie (z. B. Vorhofseptumdefekt mit Links-Rechts-Shunt): Die endgültige Abwendung des Summationsvektors von Abl. V_1, der Beginn der größten Negativitätsbewegung, ist über 0,03 s verzögert (späte R-Zacke rechtspräkordial, plumpe S-Zacke linkspräkordial).

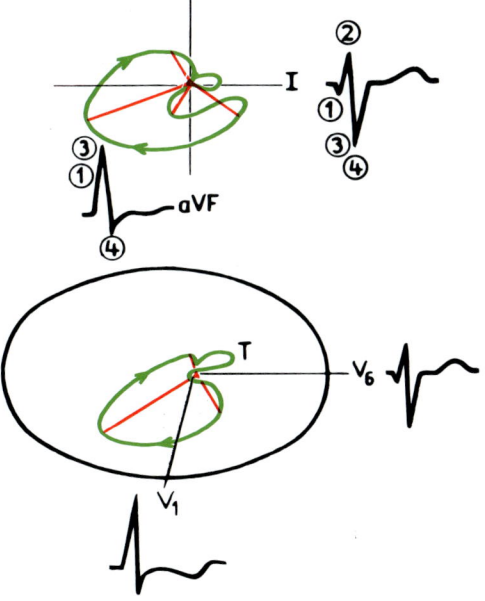

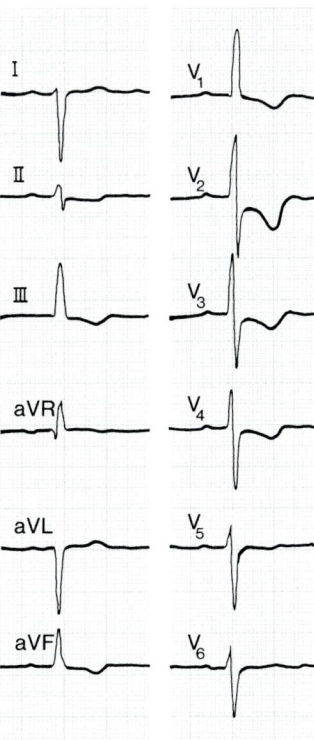

Rechtsherzhypertrophie. Sinusrhythmus. Rechtstyp. Störung der Erregungsrückbildung rechtspräkordial. Schwere Pulmonalstenose ▷

Schenkelblock

Die Depolarisationswelle verläuft zunächst auf normalen Leitungsbahnen und von dort verzögert über spezifische und unspezifische Elemente in die vom Schenkelblock betroffene Kammer. Die QRS-Vektoren bzw. die Vektorschleife werden partiell oder in toto in Richtung des verspätet erregten Ventrikels abgelenkt.

Linksschenkelblock

Die Erregung des linken Ventrikels ist gestört. Er wird durch Impulse stimuliert, die vom rechten Tawara-Schenkel ausgehen.

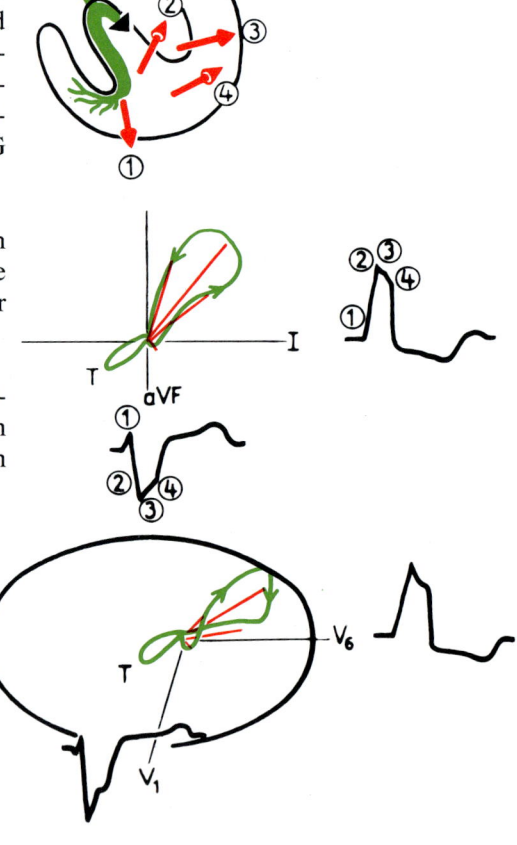

1 Erregung der vorderen Anteile der rechtsventrikulären Septumwand und der angrenzenden Teile der rechten Kammer. Die rasche Erregungsausbreitung in der relativ dünnwandigen rechten Kammer kann im EKG untergehen.

2 Es folgt die Erregung der stärkeren linksventrikulären Septumwand. Die Vektorschleife wendet sich in einer scharfen Kurve nach links hinten.

3 Stark verzögerte Erregungsausbreitung in der freien Wand des linken Ventrikels. Kurzfristig entsteht ein nach vorne links gerichteter Vektor.

4 Schließlich werden die basalen hinteren Anteile des linken Ventrikels erregt. Der Vektor weist nach hinten links oben.

Charakteristika: In Abl. I, aVL, V_5, V_6 M-förmig deformierter breiter plumper QRS-Komplex (RR'). ST meistens diskordant zu QRS (sekundäre Repolarisationsstörung).

Vektorschleife: Infolge der verspäteten Erregung der stark überwiegenden Masse des linken Ventrikels weicht die QRS-Vektorschleife und somit der größte QRS-Momentanvektor stark nach links dorsal und kranial ab. Verlangsamung der Umlaufgeschwindigkeit im mittleren bis terminalen Schleifenanteil. Die T-Schleife zeigt dagegen nach rechts unten vorne.

48

Rechtsschenkelblock

Die normale Erregung des rechten Ventrikels ist gestört. Er wird durch Impulse des linken Tawara-Schenkels stimuliert. Dieser „Umweg der Erregung" folgt, vereinfacht dargestellt, der Reihenfolge nachstehender Vektoren:

1 Normale Erregung des Septums von links nach rechts.

2 Normale Erregung der Spitzenregion sowie der Vorder- und Seitenwand des linken Ventrikels von rechts nach links.

3 Verlangsamte Erregung, vorwiegend auf muskulärem Wege, der rechten Kammer von links nach rechts.

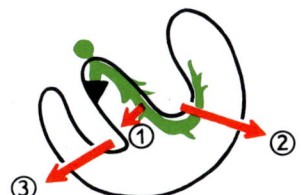

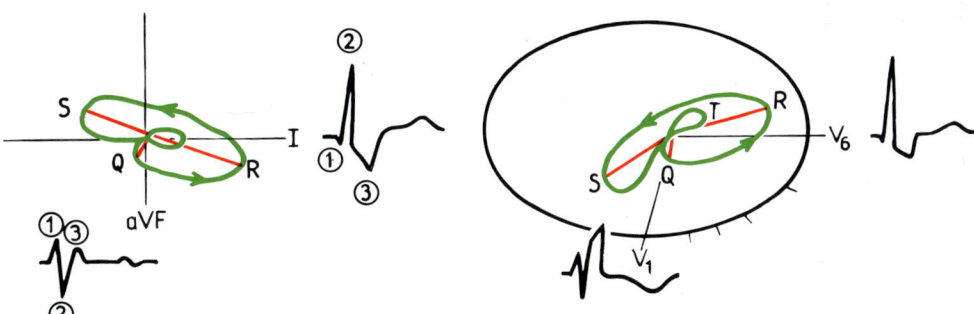

Charakteristika: In Abl. V_1, V_2, V_3 und aVF M-förmig deformierter plumper RR'-Komplex. In Abl. V_6 und aVL breite, tiefe S-Zacken.

Die Endteile ST-T verhalten sich nur in den rechtspräkordialen Ableitungen diskordant (sekundäre Repolarisationsstörung), da beim Rechtsschenkelblock nur ein verhältnismäßig kleiner Anteil der Gesamtmuskelmasse abnorm depolarisiert wird. Die normalerweise konkordanten ST-T-Abschnitte in den übrigen Ableitungen sind daher für die Diagnose zusätzlicher Einflüsse (Hypertrophie, koronare Herzerkrankung, Infarkt, Digitaliswirkung usw.) wertvoll.

Die *Vektorschleife* verläuft zunächst normal nach vorne links unten. Zu einem Zeitpunkt, in dem die Erregung des linken Ventrikels im wesentlichen abgeschlossen ist, wird sie nicht mehr durch die Potentiale des linken Ventrikels bestimmt. Sie spiegelt jetzt vorwiegend Potentiale der rechten Kammer wider und wird daher nach rechts hinten verlagert.

Myokardinfarkt

R-Verlust, z. B. bei einem ausgedehnten Vorderwandspitzeninfarkt.

Durch den Verlust elektrisch aktiven Gewebes in der Vorderwand des Herzens weicht die Vektorschleife nach hinten ab. Sie wendet sich somit von den vorderen Thorax-Ableitungen ab, so daß hier initial ein negativer Ausschlag erscheint (R-Verlust). Frühestens in Abl. V_4, meistens jedoch erst in Abl. V_5 oder V_6 findet sich ein positives R. Wenn sich die Vektorschleife initial nach hinten rechts bewegt, erscheint in den Abl. I und aVL eine kleine Q-Zacke.

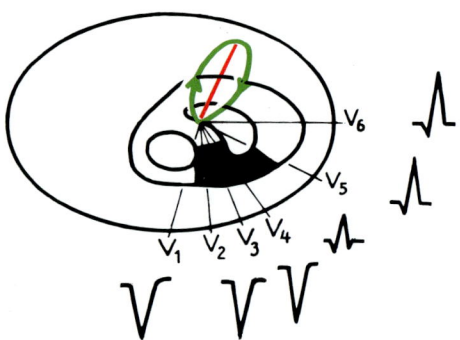

R-Verlust in den BWA bei Zustand nach ausgedehntem Vorderwandspitzeninfarkt

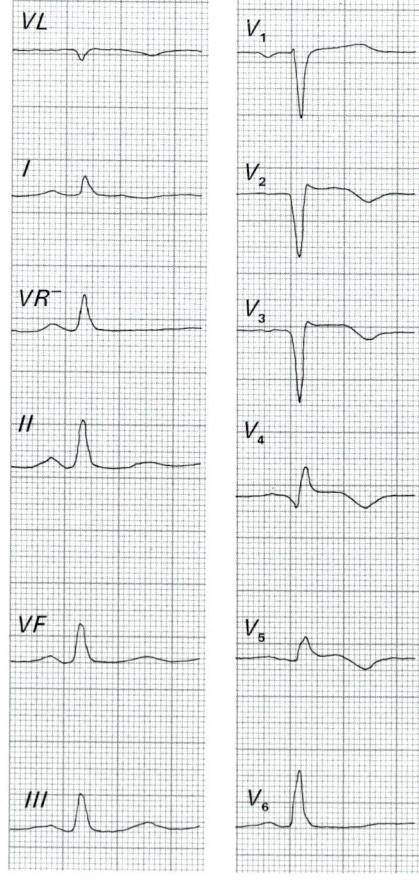

Anteroseptaler Infarkt. Die QRS-Schlinge ist von Anfang an nach hinten, deutlich nach links orientiert. EKG: QS-Typ in V_2–V_3, qR in V_4, R-Reduktion bei V_5

4. ST-Vektor

Unter normalen Bedingungen besteht nach Beendigung der Depolarisation keine Potentialdifferenz. An der Zellmembran finden zu diesem Zeitpunkt keine Ionenverschiebungen mehr statt. Dieser vektoriellen Ruhe entspricht der Verlauf der ST-Strecke in der Nullinie. Sie beginnt im Punkt J und endet mit dem Beginn der T-Welle.

J-Punkt = junction point = Punkt, in dem der QRS-Komplex endet und die ST-Strecke beginnt.

Angehobene ST-Strecke

Infolge der tiefgreifenden subepikardialen Stoffwechselstörung im ersten Infarktstadium (bzw. bei einer Perimyokarditis) wird dieser Bezirk im Vergleich mit der Innenschicht nur unvollkommen depolarisiert. Die somit auftretende Potentialdifferenz verursacht nach beendeter Depolarisation während der ST-Strecke einen Vektor, der von innen nach außen gerichtet ist.

ST erscheint daher in den Ableitungen über dem Außenschichtläsionsbezirk angehoben (Prototyp der Außenschichtalteration).

Es handelt sich jedoch nur um eine scheinbare Anhebung der ST-Strecke über die Null-Linie. Der Vektor des „Verletzungsstromes", welcher während der Diastole im Infarktbezirk fließt, ist von der verletzten Stelle weggerichtet, so daß es während der gesamten elektrischen Diastole kontinuierlich zu einem negativen Ausschlag kommt. Während der Repolarisationsphase verläuft das EKG jedoch wieder in der isoelektrischen Linie, welche in Wahrheit gesenkt ist. Die ST-Strecke ist dagegen bei einer lokalen Verletzung nur scheinbar angehoben.

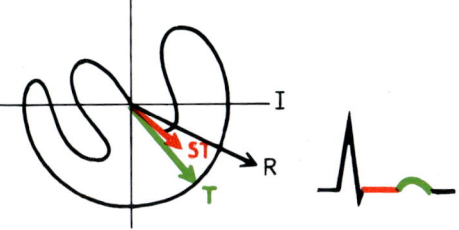

Normaler ST-Vektor

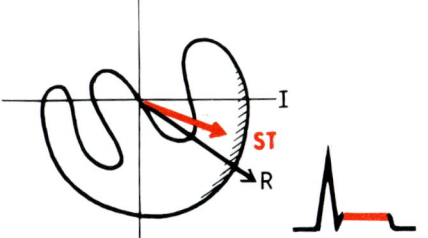

Angehobene ST-Strecke bei Außenschichtalteration

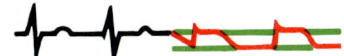

Abb. nach Korth/Schmidt

ST-Senkung

Die Innenschicht des Myokards ist gegenüber den verschiedenartigen hämodynamischen, metabolischen, toxischen oder vegetativen Einflüssen besonders anfällig („letzte Wiesen" der Durchblutung, Beeinträchtigung des Koronardurchflusses durch erhöhten intraventrikulären Druck). Eine Beeinträchtigung besonders der Durchblutung führt daher in der Innenschicht zu einer Herabsetzung der elektrischen Erregbarkeit. Sie verhält sich demgemäß während der Vollerregung gegenüber der Außenschicht relativ positiv. Es entsteht somit nach Abschluß der Depolarisation ein nach innen gerichteter Vektor, der sich von den frontalen Ableitungen und von den präkordialen Ableitungen abwendet und hier eine Senkung (= Negativität) der ST-Strecke hervorruft. Bei einer Innenschichtalteration nur einer Kammer beschränkt sich die ST-Senkung auf die hinter dem nach innen gerichteten ST-Vektor liegenden Ableitungen.

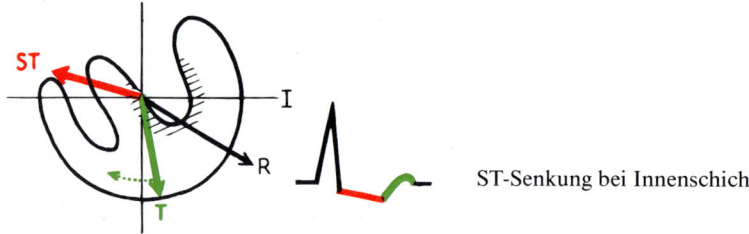

ST-Senkung bei Innenschichtalteration

5. T-Vektor

Die T-Welle entsteht mit der Rückbildung der Erregung (Repolarisation). Sie verläuft im gesamten Herzmuskel – im Gegensatz zur Einzelmuskelzelle – inhomogen. Sie beginnt dort, wo die Erregungswelle endet, nämlich in den epikardialen Bereichen des Muskels. Der T-Vektor verläuft daher normalerweise (links von QRS) etwa in der gleichen Richtung wie der größte Vektor der Erregungsausbreitung. Die T-Vektorschleife liegt innerhalb der QRS-Schleife. T verhält sich also zu QRS konkordant.

Der R- und T-Vektor-Differenzwinkel liegt bei ca. 20°. Beim Erwachsenen soll er nicht mehr als 60° betragen.

Abweichungen sind sowohl nach links als auch nach rechts möglich. Infolge dieser großen Variabilität gibt es in Abhängigkeit vom Lagetyp T-Abflachungen und Negativierungen ohne pathologische Bedeutung.

In Abl. I und II verhält sich T unter normalen Bedingungen stets positiv. Ein negatives T in Abl. I gilt immer als pathologisch.

Bei einer Drehung der elektrischen Herzachse nach links wandert der T-Vektor ebenfalls nach links. Bei einer Wanderung der elektrischen Herzachse nach rechts bleibt der T-Vektor jedoch zurück, so daß T_{III} bei einem Rechtstyp flach bis negativ sein darf.

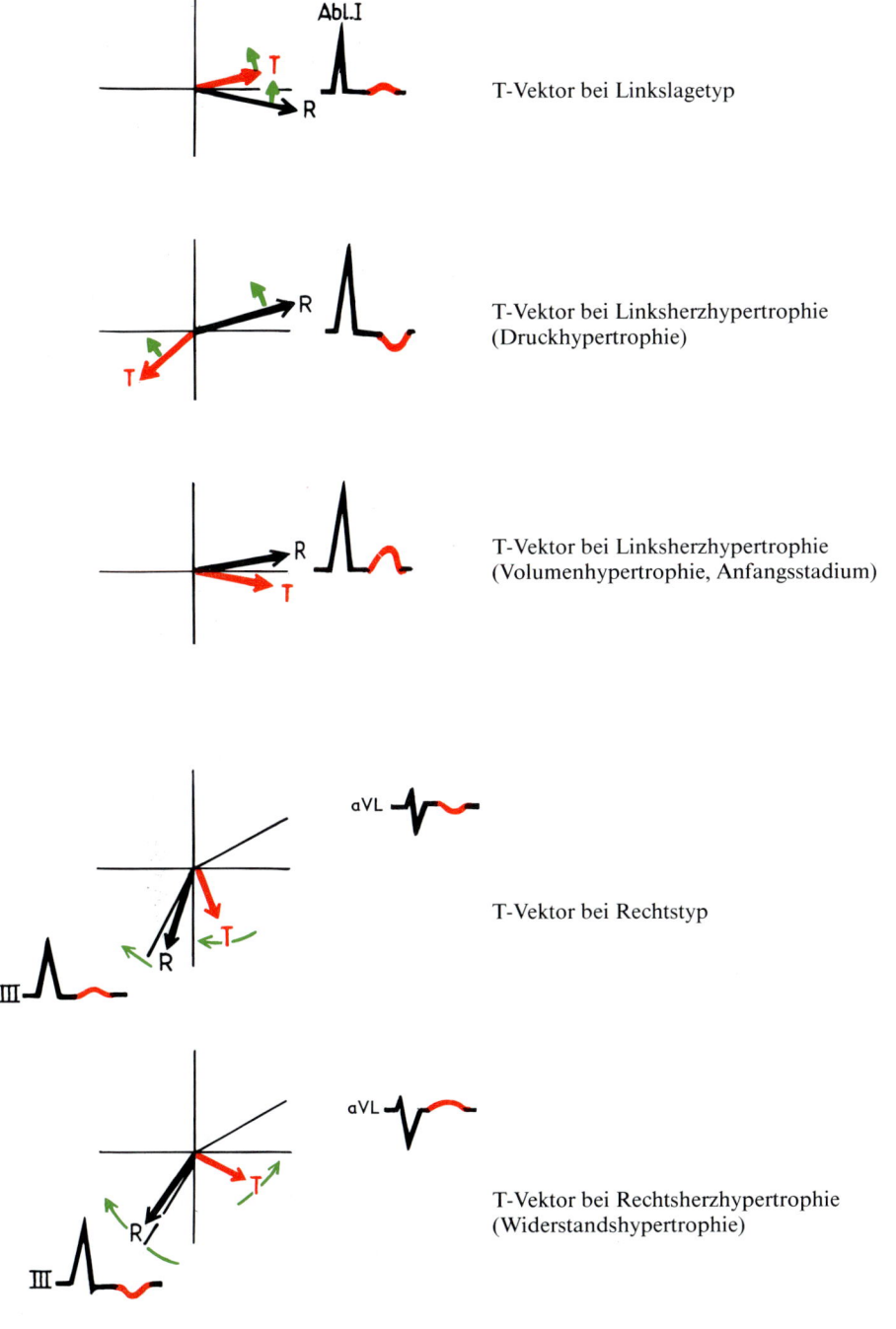

T-Vektor bei Linkslagetyp

T-Vektor bei Linksherzhypertrophie
(Druckhypertrophie)

T-Vektor bei Linksherzhypertrophie
(Volumenhypertrophie, Anfangsstadium)

T-Vektor bei Rechtstyp

T-Vektor bei Rechtsherzhypertrophie
(Widerstandshypertrophie)

Primär negatives T

Zahlreiche Faktoren (Levine hat insgesamt 67 verschiedene Ursachen aufgezählt) können die Erregungsrückbildung beeinflussen, ohne daß die Erregungsausbreitung gestört wird. Sowohl hämodynamische, degenerative, metabolische, elektrolytische, toxisch-infektiöse, medikamentöse als auch vegetative Einflüsse können eine Abflachung und Inversion der T-Welle hervorrufen. Als häufigste Ursache müssen Durchblutungsstörungen des Myokards berücksichtigt werden.

Die Hypoxie hat eine Verminderung des Aktionspotentials zur Folge. Kommt es zu einer subendokardialen Hypoxie (Koronarinsuffizienz, erhöhter Kammerinnendruck bei Widerstandshypertrophie), dann erlischt die Erregung in den Innenschichten eher als in den später erregten Außenschichten. Der T-Vektor verhält sich dann wie bei der homogenen Erregungsrückbildung der Einzelzelle. Er verläuft in umgekehrter Richtung des größten QRS-Momentanvektors. Es entsteht eine Diskordanz der Endteile zu QRS.

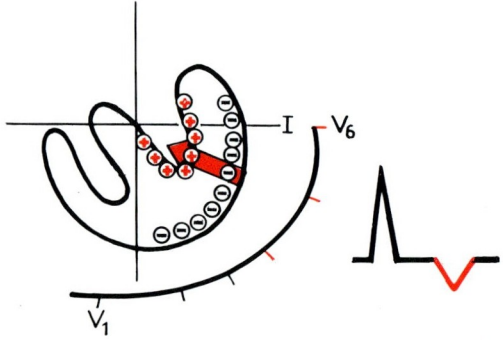

Das sogenannte „koronare T" (= spitz gleichschenklig, terminal negatives T) im Zwischenstadium des Myokardinfarktes, beruht auf einer verfrühten Erregungsrückbildung in der Außenschicht.

Sekundär negatives T

Störungen der Depolarisationsabläufe (Schenkelblock, ventrikuläre Extrasystolen, WPW-Syndrom) gehen mit einer Störung der Repolarisationsabläufe einher. Der T-Vektor verhält sich zu der Richtung des QRS-Hauptvektors entgegengesetzt, die T-Welle wird negativ. Die Ursache liegt jedoch nicht in einer primären Repolarisationsstörung, sondern in der intraventrikulären Leitungsstörung selbst, die einen „Umweg der Erregungsrückbildung" zur Folge hat.

Beim Linksschenkelblock ist der T-Vektor steilgestellt und in der horizontalen Ebene nach vorne gerichtet. Wird die Elektrodenlage der Abl. V_6 in der frontalen Ebene nur gering verschoben (s. Abb.), verändern sich Polarität und Konfiguration der T-Welle wesentlich. Durch eine zu tiefe Lokalisation der Elektrode in Abl. V_6 kann sogar bei einer biphasischen T-Welle mit initialer Negativität in Abl. I eine positive T-Welle in Abl. V_6 auftreten.

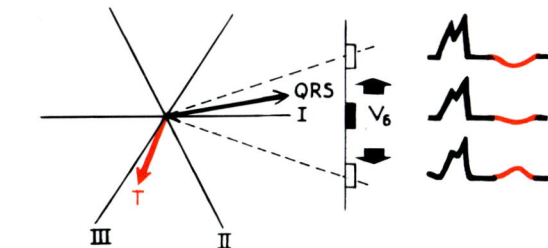

T-Vektor bei Linksschenkelblock. Bei geringer Verschiebung der Elektroden-lage der Abl. V_6 in der frontalen Ebene werden Polarität und Konfiguration der T-Welle wesentlich verändert.

G. Physiologische EKG-Varianten

Sowohl durch Schwankungen des vegetativen Tonus als auch durch Lageverände-rungen und andere, vorwiegend extrakardiale Einflüsse können Veränderungen des EKG entstehen, die zu einer Fehlbeurteilung verleiten können.

1. Sogenannte Tagesschwankungen

Tonusschwankungen des Nervus sympathicus als auch des Nervus vagus können im Laufe des Tages das Bild der ST-Strecke und der T-Welle ändern:

– Senkung der ST-Strecke
– T-Welle abgeflacht, biphasisch oder negativ
– Besonders morgens und mittags Abflachung von T, abends T hoch positiv

Vorkommen: Bei Gesunden, besonders bei vegetativer Labilität; in der Rekonvales-zenz bei Infektionskrankheiten und bei einer Myokarditis; nach der Nahrungsauf-nahme (bei Nüchternheit T normal); ein Myokarditisverdacht läßt sich oft durch ein EKG-Tagesprofil ausschließen.

2. Definierte vegetative Einflüsse

Sympathikotonie

Vorkommen u. a. bei physischer Überanstrengung, Streß, Angst, Erregung, Hyper-thyreose, hyperkinetischem Herzsyndrom, Kaffee-, Tee-, Nikotingenuß.

Merkmale:

- Sinustachykardie
- PQ-Intervall verkürzt
- Drehung der QRS-Achse nach rechts („Uhrzeigersinn")
- P in Abl. II, aVF und III betont
- Aszendierende ST-Senkung
- Relative QT-Dauer verlängert.
- Abflachung von T (selten T-Erhöhung)

Nachweis: Partielle Sympathikolyse durch Gabe von Betablockern (Propranolol-Test, 80 mg oral). Häufig Aufrichtung der T-Welle.

Parasympathikotonie

U. a. bei Sportlern, konstitutionell (Napoleon), Ulkuskrankheit, Hirndruck, Rekonvaleszenz nach Infektionskrankheiten, Hungerzustand, stark erhöhter Bilirubinspiegel.

Merkmale:

- Sinusbradykardie
- P in Abl. II, aVF und III abgeflacht und breit, PQ-Intervall verlängert, ST-Strecke nach oben konvexbogig leicht angehoben, T stark positiv, selten flach. Relative QT-Dauer verkürzt.

Nachweis: Allein durch eine Parasympathikotonie verursachte Veränderungen verschwinden unter Gabe von Atropin oder nach körperlicher Belastung. So kann z. B. auch die Frage geklärt werden, ob eine als av-Block I. Grades bezeichnete Verlängerung der PQ-Strecke Vagotoniefolge oder durch andere Ursachen (koronare Herzerkrankung, Digitalis) bedingt ist.

3. Atmung

Verlagerung der Herzachse durch den Zwerchfell-Hochstand oder -Tiefstand:

- bei Inspiration stellt sich die Herzachse steiler, Drehung des Hauptvektors nach „rechts"
- bei Exspiration zeigt die Herzachse mehr nach links, Drehung des Hauptvektors nach „links".

Ein lagebedingtes Q_{III} verschwindet bei tiefer Inspiration (Differentialdiagnose Hinterwandinfarkt).

Respiratorische Sinusarrhythmie

Vorkommen: bei Jugendlichen, Vagotonikern etc. Bei Inspiration Frequenzzunahme, bei Exspiration Frequenzabnahme. Gleichzeitig oft zwerchfellbedingte Drehung der Herzachse (s. o.).

4. Körperbau

Zwerchfelltiefstand   bei Asthenikern, Emphysem, Magerkeit (Steil- bis Rechts-Typ)

Zwerchfellhochstand bei Pyknikern, Adipositas, Aszites, Gravidität (Links-Typ)

Ein im Widerspruch zum Körperbau stehender Linkstyp ist häufig Folge einer pathologischen Linksbelastung des Herzens.

Trichterbrust: Häufig QRS-Splitterung peripher und in Abl. V_1 bis V_2, T in V_1 bis V_4 oft negativ, rSr′ Typ in V_1, häufig P sinistro-atriale.

5. Orthostatische Einflüsse: Siehe „Steh-EKG"

6. Körperliche Belastung: Siehe „Belastungs-EKG"

H. Das normale EKG im Kindesalter

Abgesehen von technischen Schwierigkeiten und extrakardialen Faktoren führen besonders hämodynamische Bedingungen zu Abweichungen des kindlichen EKG-Bildes, das daher nicht selten falsch interpretiert wird.

1. Neugeborene

Das Aortenblut entstammt zu gleichen Teilen der rechten und linken Kammer. Es besteht daher ein ungefähr gleich starkes Muskelmassenverhältnis zwischen der rechten und linken Kammer. Es resultiert eine „physiologische relative Rechtshypertrophie" im Vergleich mit dem Herzen eines älteren Säuglings.

Charakteristika:

- Rechtstyp (Winkel α oft zwischen $+120°$ und $+180°$)
- Tiefes S in Abl. I, aVL, V_5 und V_6
- Hohes positives R in Abl. III und aVF, oft bis aVR^+, ferner in Abl. V_{r3}, V_1 und V_2.

2. Säugling

Mit Ausschaltung des fetalen Kreislaufes nach wenigen Stunden bis Tagen „physiologische Rückbildung" der Rechtshypertrophie und Überwiegen des linken Ventrikels

Charakteristika:

–   Steil- bis Indifferenztyp
–   Zunahme der Amplituden von R in Abl. aVL, I, II, V_5 und V_6
–   S in Abl. aVF, III und aVR$^+$ tiefer, beginnend auch in den Abl. V_{r3}, V_1 und V_2.

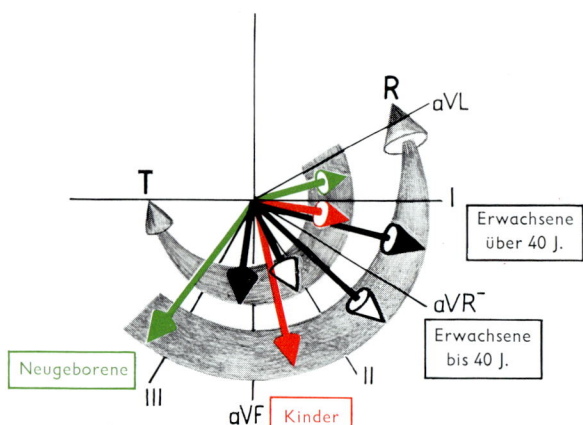

Physiologische Wanderung des R- und T-Hauptvektors mit steigendem Lebensalter

3. Kleinkind

Infolge des Wachstums auch des Herzens kommt es zu Lageveränderungen des Herzens im Thorax: Der physiologische Zwerchfellhochstand sowie der im Gegensatz zur Thoraxbreite relativ geringe Tiefendurchmesser führen zu einer Querlage (R_I-S_{III}-Typ), die Verlagerung des rechten Herzens nach vorne zu einer Drehung des Herzens um seine Längsachse im „Uhrzeigersinn" (S_I-Q_{III}-Typ)

4. Schulkind

Durch vermehrtes Tiefen- und Längenwachstum tritt das Zwerchfell tiefer. Es kommt zu einer Steilstellung des Herzens und zum Verlust der Rotation um die Längsachse. Steiltyp (R in Abl. aVL und I klein, in Abl. aVF, III, V_5 und V_6 hoch positiv. S überwiegt in Abl. V_{r3} bis V_2).

5. Spezielle morphologische Veränderungen des EKG beim Kinde

P_{III}   Häufig negativ. Durch den tiefen Erregungssprung im Ende des kommaförmigen Sinusknotens sind die Vorhofvektoren von Abl. III abgewendet.

PQ   Verkürzt (ebenfalls infolge des tiefen Erregungssprunges).

QRS 1. Lagebedingte Veränderungen entsprechend der wachstumsbedingten und hämodynamischen Besonderheiten (siehe Vorbemerkung)

2. In den Brustwandableitungen „Hochspannung" von QRS (dünne Thoraxwand, Elektroden in Herznähe). Index von Sokolow und Lyon nicht anwendbar.

3. M-förmige Splitterung von QRS in V_{r3}, V_1 und V_2, meistens harmlos (physiologische Rechtsverspätung).

Differentialdiagnose: Rechtshypertrophie, Trichterbrust.

T Der Winkel zwischen dem Hauptvektor von QRS und dem T-Vektor kann bei Jugendlichen bis über 100° verbreitert sein. T ist dann nach links rückwärts gerichtet und rechtspräkordial sowie in Abl. III (und Abl. aVF) *negativ*.

Positive T-Wellen bis zum 12. Lebensjahr rechtspräkordial müssen als Repolarisationsstörung gewertet werden.

„T infantile" (nach Cabrera). Im Anschluß an die konvexbogig gesenkte ST-Strecke präterminal negatives T mit terminal kleiner positiver Welle. Normalbefund trotz Ähnlichkeit mit der Hypertrophieform des Erwachsenen.

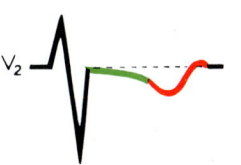

„T infantile" nach Cabrera

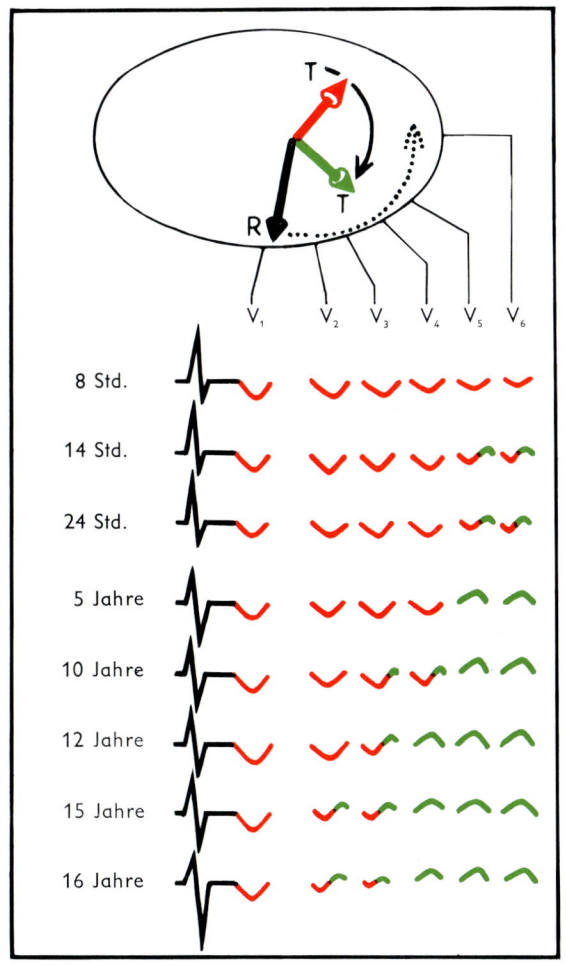

Wanderung des T-Vektors im Kindes- und Jugendalter

II. Morphologische EKG-Interpretation

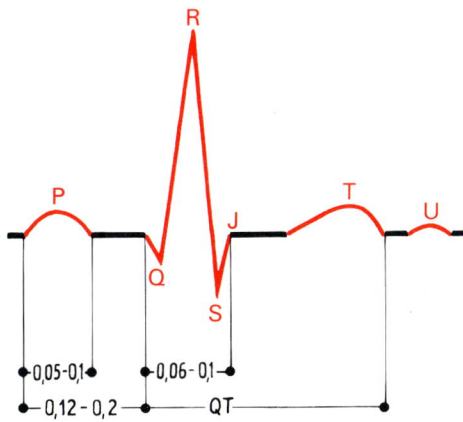

A. P-Welle

Die P-Welle repräsentiert die Erregungsausbreitung in beiden Vorhöfen. Beide Vorhöfe werden nacheinander erregt, der linke Vorhof über das Bachmann-Bündel 20–40 ms nach dem rechten Vorhof. P ist im allgemeinen positiv, kann jedoch bei Linkstyp negativ sein. Günstigste Ableitungen für die Beurteilung der P-Welle sind die Abl. II, III und V_1.

Grenzwerte: ***Normal***

Höhe unter 0,25 mV
Breite bis 0,1 s

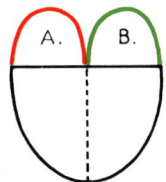

1. P setzt sich zusammen aus zwei Wellen:

   A. Erregung des *rechten* Vorhofs
   B. Erregung des *linken* Vorhofs

   Eine *Überlastung des rechten Vorhofs* führt zu einer Betonung des ersten Anteils von P.

   Eine *Überlastung des linken Vorhofs* führt zu einer Betonung des zweiten Anteils und zu einer Verbreiterung von P.

   Eine *Überlastung beider Vorhöfe* führt zu einer Betonung des *ersten und zweiten* Anteils und zu einer Verbreiterung von P.

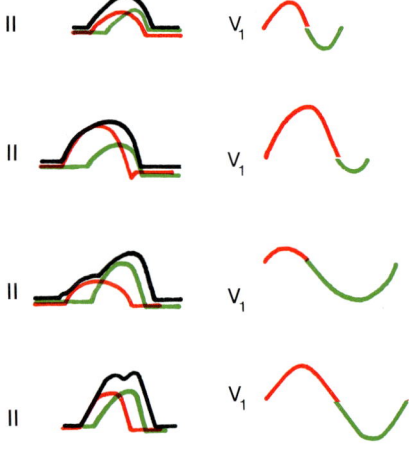

2. Da die Vorhöfe nacheinander erregt werden, erscheint P oft zweigipfelig.

3. Im allgemeinen entspricht die Richtung des *Summationsvektors* der P-Welle derjenigen des größten Vektors der QRS-Phase.

4. Die Erregungsausbreitung in den Vorhöfen ist jedoch *vegetativen Einwirkungen* ausgesetzt: *Vagusreize* setzen die Amplitude von P herab (daher z.B. *scheinbar* linkstypisches P trotz Steiltyps). *Sympathikusreize* erhöhen die Amplitude von P (Verwechslung mit P dextro-atriale).

P dextro-atriale

Die P-Wellen sind schmalbasig, spitz und eingipfelig (morphologische Diagnose!) bei einer Überlastung des rechten Vorhofs durch ein

- akutes oder chronisches Cor pulmonale,
- Trikuspidalvitium,
- kongenitales Vitium mit Rechtsüberlastung.

Infolge der größeren elektrischen Potentiale rechts weicht der Summationsvektor beider Vorhöfe nach rechts ab.

Welche Amplitudenhöhe spricht für ein P dextro-atriale?

Extremitäten-Ableitung $> 0,25$ mV
Brustwand-Ableitung $\geq 0,15$ mV
Dauer $\leq 0,1$ s. Überhöhte P-Wellen allein in V_1/V_2 sprechen nicht für ein P dextro-atriale.

Spitz und hoch

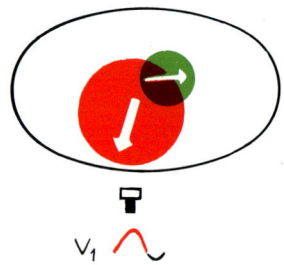

In welchen Ableitungen findet man ein P dextro-atriale?

Im allgemeinen in den Abl. II, III, aVF, V_1. P verhält sich hier also „rechtstypisch".

Die Diagnose eines *P dextro-atriale* richtet sich jedoch nicht nach dem Lagetyp, sondern nur nach der Form (!), denn es gibt bei angeborenen Vitien auch ein „linkstypisches" P dextro-atriale, z. B. bei Fallotscher Tri- und Pentalogie, Trikuspidalstenose, Ebstein-Anomalie. Meist findet man dabei ein hohes P in allen drei Extremitätenableitungen, besonders in Abl. I.

Welche zusätzlichen Veränderungen sprechen für eine Überlastung des rechten Vorhofs?

1. Ein Rechts- oder Steiltyp
2. Zeichen einer Hypertrophie des rechten Herzmuskels
3. Negative T-Wellen in V_1–V_4 als Ausdruck einer akuten Überlastung der rechten Kammer beim akuten Cor pulmonale
4. Eine Senkung der PQ-Strecke (selten).
   Sie ist die „ST-Strecke der Vorhoferregung" und verhält sich bei einer Vorhofhypertrophie ebenso gegensinnig wie die ST-Strecke bei einer Kammerhypertrophie!

Differentialdiagnose des spitz-hohen P

Der früher gebräuchliche Terminus „P pulmonale" ist irreführend, da nicht allein pulmonale Faktoren zu einer Überlastung des rechten Vorhofs führen, sondern auch Herzvitien. Außerdem wird auch ohne eine vermehrte Belastung des rechten Herzens eine Betonung der P-Welle beobachtet bei:

– Sympathikotonie
– Tachykardie
– Arbeits- und Stehbelastung
– Hypoglykämie
– Coma diabeticum
– Astheniker mit tiefstehendem Zwerchfell

Die „weichen" Kriterien und die Vielzahl der möglichen Ursachen eines P dextro-atriale machen deutlich, wie unsicher die Diagnose eines überlasteten rechten Vorhofs aus dem EKG ist.

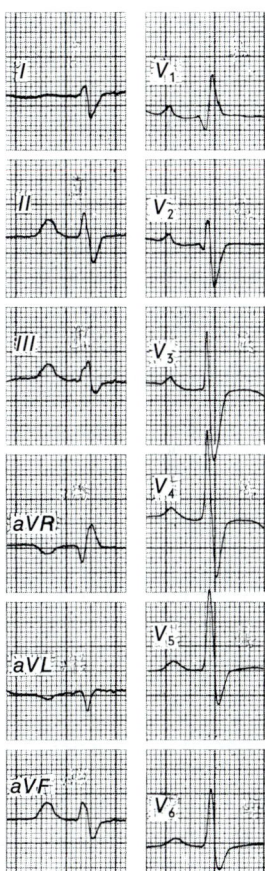

P dextro-atriale und Rechtsschenkelblock mit Rechtstyp bei chron. Cor pulmonale.

P sinistro-atriale

Ein doppelgipfeliges, verbreitertes ($\geq 0,11$ s) P, dessen 2. Gipfel betont ist, kann auf eine hämodynamische Überlastung des linken Vorhofs hinweisen:

- Mitralvitien (P mitrale)
- Aortenvitien
- Hypertension
- konstriktive Perikarditis
- Kardiomyopathien

Durch Überwiegen der elektrischen Spannung des linken Vorhofs weicht der Summationsvektor beider Vorhöfe nach links und dorsal ab.

Infolge der Hypertrophie und Dilatation des linken Vorhofs ist hier die Erregungsausbreitung verzögert, so daß die Erregungsspitzen beider Vorhöfe weiter auseinanderrücken. Daher erscheint *P doppelgipfelig* und *verbreitert*.

Doppelgipfelig, verbreitert

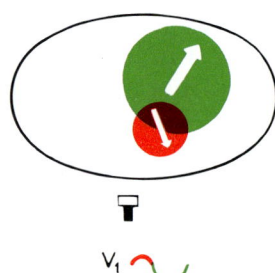

In welchen Ableitungen findet man Anhaltspunkte für ein P sinistro-atriale?

Abl. I/II P gekerbt und doppelgipfelig

Abl. III P flach positiv, aufgesplittert oder biphasisch

Abl. V_1 P flach, positive 1. Welle, breite, ausgeprägt negative 2. Welle

Ausschlaghöhe in I–II selten $> 0,25$ mV

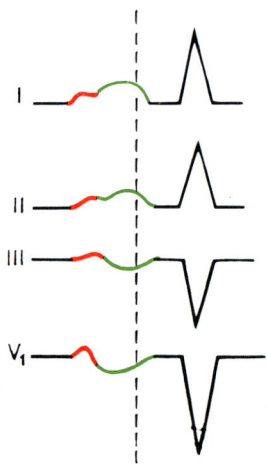

Charakteristisch der „Linkstyp des 2. Gipfels"

Der Linkstyp des 2. Anteils ist besonders deutlich in den Extremitätenableitungen. Es ist immer ratsam, das Verhalten des 2. Gipfels von P für sich zu betrachten.

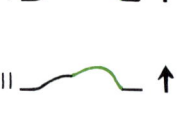

Differentialdiagnose

Das doppelgipfelige P weist häufig, besonders bei Jugendlichen, auf eine Überdehnung des linken Vorhofs bei Mitralvitien hin. Zusätzliche Veränderungen im EKG:

- Bei *Mitralinsuffizienz* höheren Grades Zeichen einer Belastung des linken Herzens,
- bei schwerer *Mitralstenose* Zeichen einer Belastung des rechten Herzens,
- bei schweren *kombinierten Mitralvitien* Zeichen einer Rechts-Links-Belastung des Herzens.

Invasive elektrophysiologische Untersuchungen der letzten Jahre haben gezeigt, daß das elektrokardiographische Bild des P sinistro-atriale nicht unbedingt mit einer Vergrößerung und Druckerhöhung des linken Vorhofes einhergehen muß. Dieser Zusammenhang gilt relativ eng für Patienten mit rheumatischen Mitralvitien, nicht jedoch z. B. für Patienten mit koronarer Herzerkrankung. Bei diesen Patienten entsprechen dem P sinistro-atriale Vorhofleitungsstörungen, denen eine Reihe von Ursachen zugrunde liegen können. Bei der Beurteilung des EKG dieser Patienten sollte man deshalb anstatt von „P sinistro-atriale" von „Vorhofleitungsstörungen" sprechen.

Bei Vagotonie findet man oft ein flaches, doppelgipfliges P.

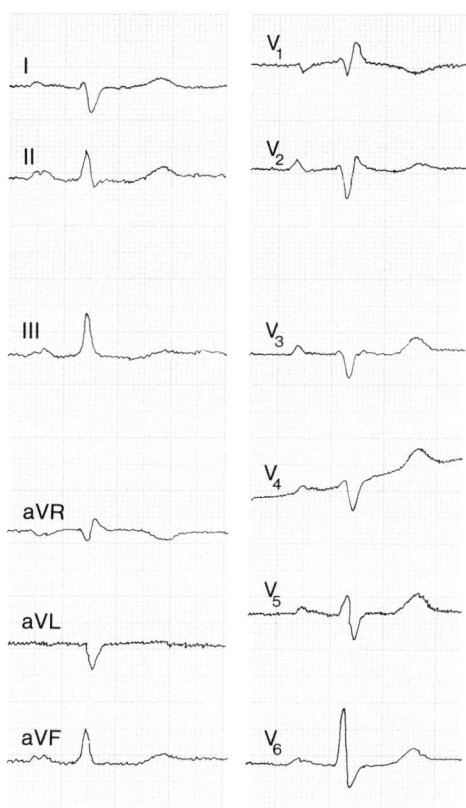

P sinistro-atriale. Rechtstyp, inkompletter Rechtsschenkelblock bei kombiniertem Mitralvitium III

P cardiale (biatriale)

Eine Überlastung beider Vorhöfe ist im EKG durch das Mischbild eines P sinistro-atriale mit einem P dextro-atriale gekennzeichnet.

Biphasisch, breit

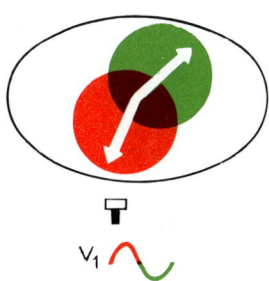

Vorkommen: Rechts-dekompensiertes Mitral- bzw. Aortenvitium; Hypertension kombiniert mit Rechtsüberlastung (etwa durch Emphysem); Pericarditis constrictiva; angeborene Herzfehler (z. B. Trikuspidalatresie).

In welchen Ableitungen findet man charakteristische Veränderungen?

Da bei erworbenen Vitien vor allem der linke Vorhof eine vermehrte Volumenarbeit zu leisten hat, findet man vorwiegend einen *breiten sinistroatrialen P-Anteil* und einen schmalen dextroatrialen Anteil. Daher erscheint P in den Ableitungen

I, aVL, V$_{5/6}$ *linksbetont,* verbreitert,
II, III, aVF *rechtsbetont,* hoch und spitz,
V$_{1/2}$ *biphasisch,* hohe Ausschläge.

Bei bestimmten angeborenen Herzfehlern, besonders bei einer Trikuspidalatresie, ist der dextroatriale Anteil besonders breit.

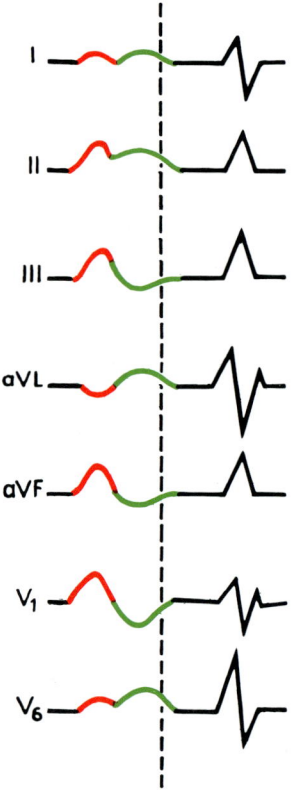

P fehlt oder nicht erkennbar

sa-Block II. und III. Grades:

Störung der Überleitung der Erregung vom Sinusknoten zu den Vorhöfen. Selten funktionell, meist liegen Medikamenteneinflüsse (z. B. Digitalis, β-Blocker, Antiarrhythmika) oder organische Herzerkrankungen (koronare Herzerkrankung, dilatative Kardiomyopathie etc.) zugrunde. Einzelheiten siehe Kapitel IV, Rhythmusstörungen.

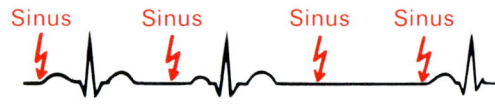

sa-Block II. Grades Typ I Wenckebach

Vorhofflimmern: In den Standardableitungen keine P-Wellen erkennbar. In V$_{1/2}$ sind meistens Flimmerwellen vorhanden. Unregelmäßige R-R-Abstände.

Kammerextrasystolen und Kammertachykardien „verschlucken" oft den Vorhofimpuls.

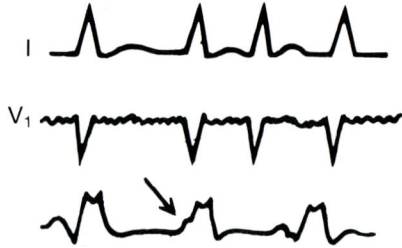

av-junktionaler Rhythmus mit gleichzeitiger Vorhoferregung. Gleichzeitige Erregung der Vorhöfe und Kammern durch den av-junktionalen Impuls. P wird durch QRS verdeckt.

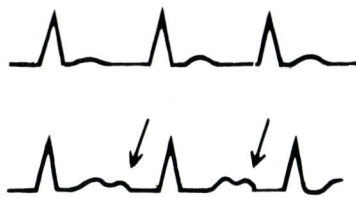

Sinustachykardie, av-Block I. Grades: P verschmilzt mit der vorhergehenden T-Welle.

P abgeflacht

Eine Abflachung von P in allen Ableitungen findet sich bei:

- *Bradykardie, Vagotonie* (PQ meist lang)
  Vorkommen bei Sportlern und bei vegetativer Dystonie (nach Belastung Normalisierung)

Abgeflacht

- *atrialen Leitungsstörungen*
  Vorkommen bei toxischen und degenerativen Herzerkrankungen (Frühzeichen), aber auch bei vegetativen Störungen (siehe S. 65)

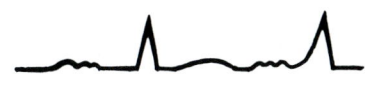

- *Myxödem*

- *Perikarditis* (Plateau-Form von P)

P negativ

Negative P-Wellen müssen nach ihrem Auftreten in den einzelnen Ableitungen gedeutet werden.

Negativ

Abl. I (II) und aVL

Polfehler
Situs inversus

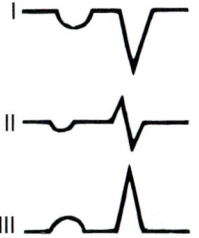

Abl. II, III und aVF

av-junktionaler Rhythmus mit vorangehender Vorhoferregung. Hierbei werden die Vorhöfe aus den Verbindungszonen des av-Knotens auf retrogradem Wege vor den Kammern erregt.

Abl. III

Bei Linkslage. Kein Krankheitswert.

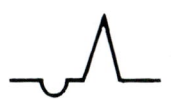

B. PQ-Strecke

Das Intervall zwischen dem Beginn der Vorhoferregung und dem Beginn der Kammergruppe wird als PQ- oder av-Zeit bezeichnet (atrioventrikuläre Überleitungszeit). Sie ist frequenzabhängig und wird mit höheren Frequenzen kürzer.
Dauer: 0,12–0,20 s

Das „anatomische Substrat"

Normal

Die Überleitungszeit setzt sich zusammen aus der Summe der Erregungsdauer

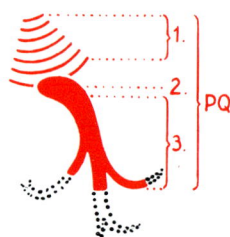

1. der Vorhöfe
2. des av-Knotens
3. des His-Bündels und seiner Schenkel bis zum ersten Erregungsübergang auf die Arbeitsmuskulatur.

Die häufigsten Störungen liegen zwischen dem av-Knoten und der Aufteilung des His-Bündels, da hier der Erregungsweg besonders engräumig verläuft.

Wo wird die Überleitungszeit gemessen?

Das Maximum der Überleitungszeit findet sich meistens in der Ableitung II. Gewöhnlich wird sie hier zwischen dem Beginn der P-Welle und dem Anfang der Q-Zacke gemessen (PQ). Fehlt Q, so gilt als zweiter Bezugspunkt der Beginn der R-Zacke (PR).

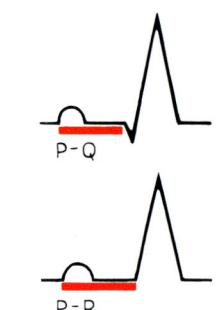

PQ verlängert

Verlängert

Eine Verlängerung der Überleitungszeit (av-Block I. Grades, PQ-Zeit über 0,20 s) kann unter folgenden Bedingungen auftreten:

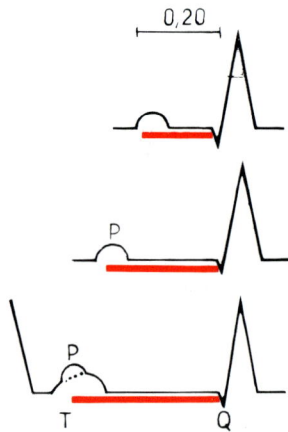

- Vagotonie (Normalisierung unter Arbeitsbelastung sowie nach Gaben von Atropin), Leistungssportler
- Koronare Herzerkrankung, Herzinfarkt
- Digitalis, Antiarrhythmika, β-Blocker
- Infektionskrankheiten, insbesondere bei rheumatischer Myokarditis
- Aortenvitien
- Bei starker Verlängerung der Überleitungszeit kann P in oder sogar vor T der vorhergehenden Herzaktion liegen.

68

Mit Hilfe des *His-Bündel-EG* kann der Ort der Verzögerung aufgedeckt werden (intra-atrial, im av-Knoten, innerhalb des His-Bündels)

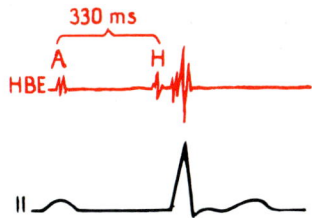

Das AH-Intervall dauert normal < 100 ms.

In der Abb. beträgt das AH-Intervall 330 ms. Die av-Leitung wird in diesem Fall also oberhalb des His-Bündels verzögert.

PQ zunehmend verlängert

Eine zunehmende Verlängerung der PQ-Dauer bis zu einem Ausfall der Überleitung (av-Block II. Grades, *Wenckebach*-Periodik) ist Ausdruck einer zunehmenden Ermüdung des Leitungssystems.

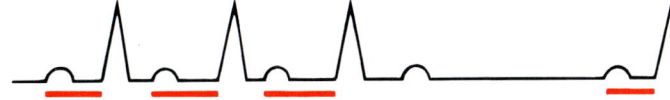

PQ verkürzt (P normal)

Eine Verkürzung der PQ-Zeit finden wir unter folgenden Bedingungen:

– Sinustachykardie, Kinder (physiologisch)
– LGL-(Lown-Ganong-Levine-)Syndrom; PQ ≤ 0,12 s, QRS normal (siehe Seite 71).

Verkürzt

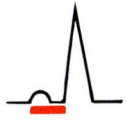

PQ verkürzt (P negativ)

– av-junktionaler Rhythmus mit vorangehender Vorhoferregung:

Hierbei geht die Erregung von den Verbindungszonen des av-Knotens aus. Es kommt zu einer retrograden Erregung der Vorhöfe, so daß P in Abl. II, III und aVF negativ wird.

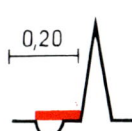

PQ verkürzt (QRS verbreitert)

WPW-(Wolff-Parkinson-White-) Syndrom

Hierbei besteht eine Verkürzung der PQ-Überleitungszeit (meist < 0,12 s) mit gleichzeitiger Verbreiterung des QRS-Komplexes im 1. Anteil durch eine sogenannte Δ-Welle (QRS-Dauer > 0,11 s).

Die Δ-Welle verhält sich in der Regel gleichsinnig zu QRS. In den linkspräkordialen Ableitungen ist die Δ-Welle fast immer positiv. Analog der Erregungsausbreitung ist auch die Erregungsrückbildung gestört (ST-Senkung, T-Inversion).

Eine negative Δ-Welle in den Abl. aVF und III *kann* ein pathologisches Q vortäuschen. DD: Hinterwandinfarkt!

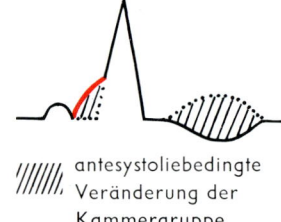

antesystoliebedingte Veränderung der Kammergruppe

Antesystoliebedingte Veränderungen des QRS-Komplexes und ▷ der Erregungsrückbildung

Ursache: Ein Teil der Kammermuskulatur wird unter Umgehung des av-Knotens auf abnormem Wege (akzessorische Bahnen: Kent-Paladino-Bündel; James-Bündel; Mahaim-Fasern) vorzeitig erregt, so daß QRS unmittelbar nach dem Ende des P beginnt (Antesystolie, Präexzitation).

Der übrige Teil der Kammer wird auf normalem Wege erregt, so daß der zweite Teil des QRS-Komplexes normal verläuft.

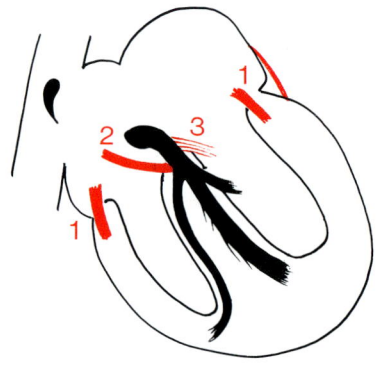

Akzessorische av-Muskelbündel

1 Kent-Bündel
2 James-Bündel
3 Mahaim-Fasern

Entsprechend dem Verhalten der Antesystolie in den Brustwandableitungen V_1 und V_2 lassen sich zwei Typen abgrenzen:

Typ A:

Δ-Welle in Abl. V_1 positiv (Sternalpositiver Typ). QRS ähnelt Rechtsschenkelblock

Typ B:

Δ-Welle in Abl. V_1 negativ (Sternalnegativer Typ). QRS ähnelt Linksschenkelblock

Beim Typ A erfolgt die Präexzitation über ein linkes, beim Typ B über ein rechtes Kent-Bündel.

Kent	James	Mahaim	James + Mahaim
PQ kurz Delta-Welle	PQ kurz ——	—— Delta-Welle	PQ kurz Delta-Welle

Andere Formen des Präexzitationssyndroms:

- Δ-Welle bei normaler PQ-Zeit. Sehr selten. Ursache: Mahaim-Fasern. Praktisch keine Re-entry-Tachykardien. Wichtig DD gegenüber echtem WPW-Syndrom und Schenkelblockbildern.
- Verborgenes WPW-Syndrom. Selten. Ursache: Akzessorisches Bündel, das nur zur retrograden va-Leitung befähigt ist. Bei Sinusrhythmus Normalbefund im EKG. Bei Re-entry-Tachykardie Frequenz meist > 180/min, Bild einer av-junktionalen Tachykardie, evtl. Schenkelblockbild. Diagnose nur mittels elektrophysiologischer Untersuchung möglich.
- Verkürztes PQ-Intervall ($\leq 0,12$ s) ohne Δ-Welle (Lown-Ganong-Levine- (= LGL-) Syndrom). Ursache : James-Bündel = akzessorisches Bündel zwischen Vorhof und distalem Anteil des av-Knotens. Oder intranodale av-Kurzschlüsse. Ohne rezidivierende Tachykardien in der Anamnese ist differentialdiagnostisch eine Vorhofleitungsstörung (s. S. 65) mit initial isoelektrisch verlaufender P-Welle auszuschließen.
- Concertinaeffekt: Progrediente Verkürzung der PQ-Zeit mit zunehmender QRS-Verbreiterung durch Δ-Welle, danach langsame Normalisierung. Dabei konstante PJ-Zeit.

Intermittierendes WPW-Syndrom seltener als konstantes WPW-Syndrom.

Ätiologie: Immer angeboren, ein verborgenes WPW-Syndrom kann unter Hyperthyreose, Myokarditis, KHK manifest werden.

Komplikationen: Von einem WPW- bzw. LGL-Syndrom sollte nur gesprochen werden, wenn gleichzeitig eine Neigung zu tachykarden Anfällen besteht. Es handelt sich überwiegend um kreisende Erregungen zwischen Vorhof und Kammer, sogenannten „Re-entry"-Tachykardien. Dabei können die QRS-Komplexe normal konfiguriert oder infolge aberrierender Leitung schenkelblockartig deformiert sein, was eine ventrikuläre Tachykardie vortäuschen kann. Die Kreisbahn der Erregung umfaßt Vorhof, Kammern und die zwei Vorhof-Kammer-Verbindungswege (av-Knoten bzw. akzessorische Bahn), die unterschiedliche Leitungsgeschwindigkeiten und Refraktärzeiten aufweisen. Sie können ante- und retrograd leiten. Meist erfolgt die anterograde Leitung über den av-Knoten, die retrograde Leitung über das akzessorische Bündel. Von den überwiegend jungen Patienten werden die Re-entry-Tachykardien hämodynamisch meist toleriert. Erheblich gefährdet ist der Patient beim Auftreten von Vorhofflimmern, das bei schneller Überleitung über die akzessorische Bahn Kammerflimmern auslösen kann. Vorhofflimmern ist daher bei WPW-Patienten eine gefürchtete Komplikation. Symptomatische Patienten mit WPW-Syndrom sollten in kardiologischen Zentren elektrophysiologisch abgeklärt werden.

PQ wechselnd

Wechselnde PQ-Intervalle können auftreten infolge Änderung der Frequenz bei

- einer respiratorischen Sinusarrhythmie,
- erhöhtem Vagotonus,
- einfacher av-Dissoziation,
- einer Interferenzdissoziation,
- einem totalen av-Block,
- einer Wenckebach-Periodik,
- atypischen WPW-Syndrom (Concertinaeffekt).

71

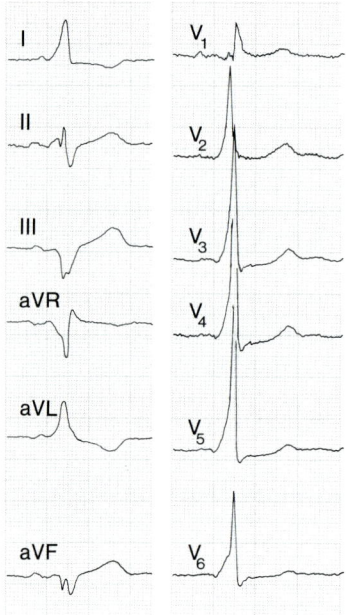

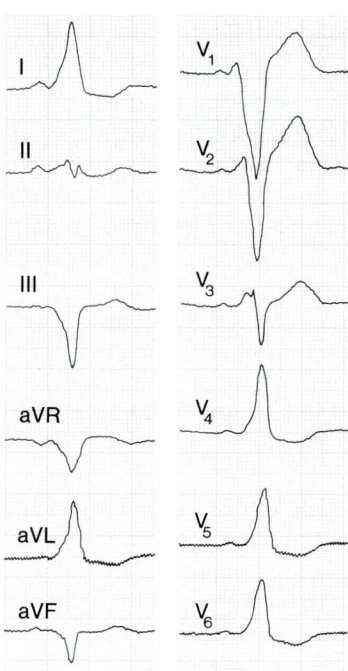

WPW-Syndrom (Typ A). Sternalpositiver Typ. QRS in V$_1$ ähnelt Rechtsschenkelblock. „Pseudohinterwandinfarkt" in III, aVF

WPW-Syndrom (Typ B). Sternalnegativer Typ. QRS in V$_1$ ähnelt Linksschenkelblock. „Pseudohinterwandinfarkt" in III, aVF

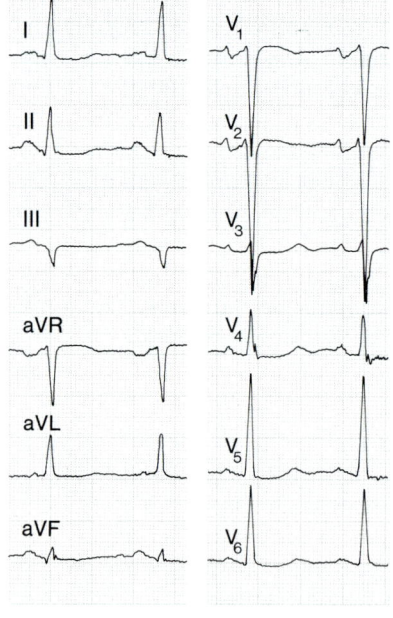

LGL-Syndrom. Sinusrhythmus, Linkstyp, PQ = 0,11 s. Anamnestisch rezidivierende supraventrikuläre Tachykardien

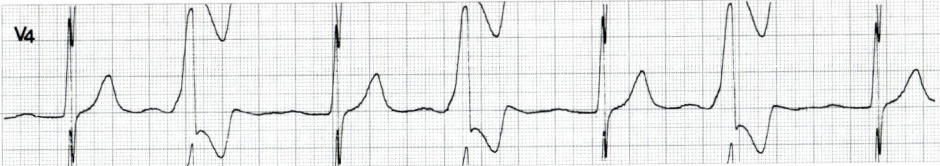

Alternierendes WPW-Syndrom (Abl. V₄)

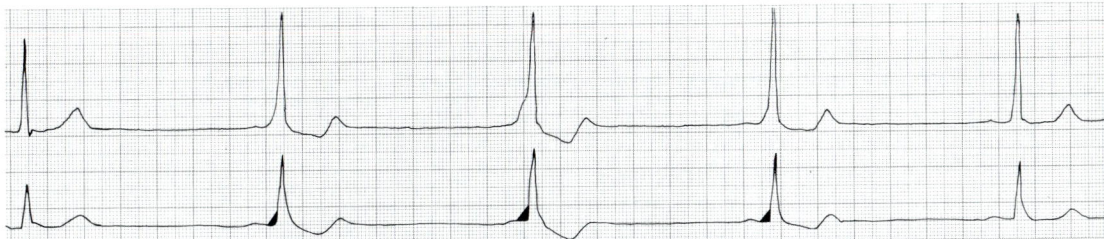

WPW-Syndrom mit Concertinaeffekt („Ziehharmonika-Effekt")

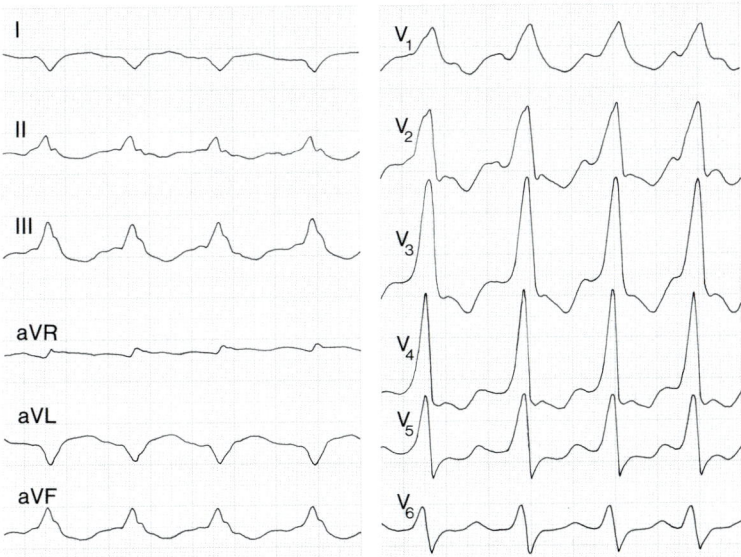

Supraventrikuläre Re-entry-Tachykardie mit aberrierender Leitung, Frequenz 135/min, bei WPW-Syndrom. Eine sichere Unterscheidung von einer ventrikulären Tachykardie ist allein aus diesem EKG nicht möglich

C. Q-Zacke

Q ist Ausdruck einer rückläufigen, von der Herzspitze zur Basis gerichteten Erregungsausbreitung

- in den Papillarmuskeln,
- im Septum interventriculare,
- in der linken Kammer.

Grenzwerte:

Breite bis 0,03 s, Tiefe 0,2–0,3 mV (2–3 mm)
(Ausnahme: aVR 0,2–0,9 mV, Nehb-D < 0,9 mV)
Die Tiefe von Q steht in Beziehung zur Höhe von R. Q
darf nicht tiefer sein als ¼ der Höhe des höchsten R in
den Extremitäten-Ableitungen.
Normalerweise tritt es auch nur in den Ableitungen mit
stark positiven, also hohen R-Zacken auf:

Abl. I, aVL bei Linkstyp
Abl. II, III, aVF bei Steil- bzw. Rechtstyp

In den Brustwandableitungen findet sich normalerweise in V_{4-6} ein deutliches Q, selten in V_3 und nie in V_{1-2}.

Normal

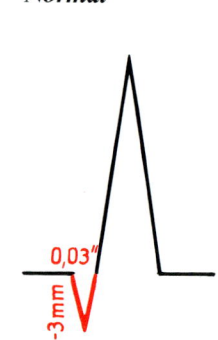

Das pathologische Q (Pardee-Q)

Charakteristik:

- Tiefer als ¼ der Amplitude von R
- 0,04 s und breiter
- In Ableitung I und aVL bei größerem Vorderwandinfarkt
- In Ableitung III und aVF bei Hinterwandinfarkt

Für die *„Diagnose"* eines pathologischen Q_{III} gelten folgende Kriterien:

- Mindesttiefe von Q_{III} 25% der höchsten R-Amplitude in den Standard-Abl., Breite vom Beginn bis zum tiefsten Punkt mindestens 0,03 s
- Reiner QRS-Komplex (keine positive Zacke vor Q), kein Rechtstyp

DD: WPW-Syndrom, starke Hypertrophie, extreme Linkslage, hypertrophische Kardiomyopathie.

Breit und tief

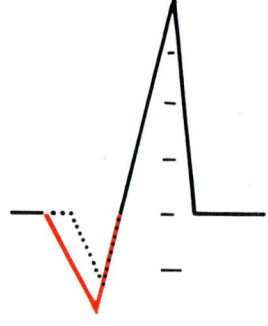

Zusätzliche Sicherung: Deutliches Q_{II}; Q in aVF und Nehb-D tiefer als die Hälfte der folgenden R-Zacke; die der Q-Zacke folgende R-Zacke ist plump und gekerbt.

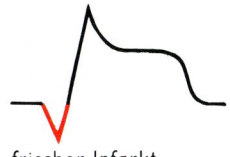

frischer Infarkt

Verhalten sich die Werte für Q an der oberen Grenze der Norm, so gilt Q als pathologisch, wenn es in einer vorhergehenden Aufzeichnung noch normal war oder wenn ein deformiertes R folgt.

Die Frage, ob ein alter oder frischer Infarkt vorliegt, kann nur bei gleichzeitiger Betrachtung der Endteile beantwortet werden (Näheres s. Infarktkapitel).

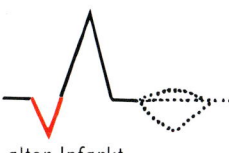

alter Infarkt

Wie kann ein alter Hinterwandinfarkt von einem Q_{III} bei Linkstyp unterschieden werden?

Bei Q_{III}-Linkstyp

– überschreitet die Dauer von Q_{III} 0,03 s nicht,
– fehlt in den Ableitungen II und aVF ein auffälliges Q,
– wird das Q_{III} bei tiefer Inspiration deutlich kleiner (keine völlig sichere Unterscheidung).

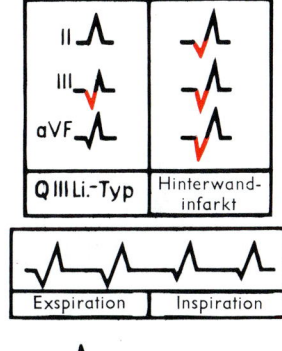
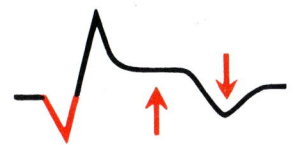

Wann spricht ein pathologisches Q für ein Herzwandaneurysma?

Wenn gleichzeitig eine über 3–4 Wochen persistente ST-Elevation mit Übergang in ein negatives T besteht (S. 167).

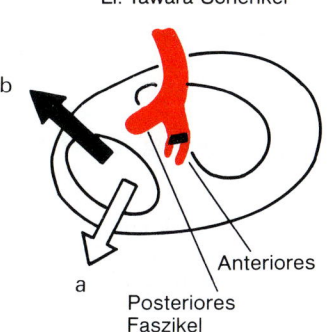

Ein rechtspräkordiales Q ($V_{(1)/2/3}$)

ist bedingt durch morphologische Veränderungen im Septumbereich, die zu einer Änderung des initialen Vektors der Erregungausbreitung (0,02 s) führen:

1. Septuminfarkt
2. Septumhypertrophie bei hypertrophischer Kardiomyopathie
3. Links-anteriorer Hemiblock (kleine Q-Zacken, selten!). (Das Septum wird normalerweise durch beide Faszikel des li. Tawara-Schenkels erregt. Der initiale Vektor weist nach vorne rechts *(a)*. Bei einem Block im vorderen oberen Faszikel erfolgt die Septumerregung zuerst über den hinteren unteren Faszikel. Der initiale Vektor verläuft dann nach hinten, rechts unten *(b)*.

Li. Tawara-Schenkel

Anteriores

Posteriores
Faszikel

(Abb. nach Kley, Harmjanz, Greven modifiziert)

75

D. QT-Strecke

Die QT-Dauer entspricht der Gesamtdauer der Kammererregung, also der „elektrischen Systole", die verschiedenen Einflüssen unterliegt. Unter pathologischen Bedingungen kann sie sich abnorm verlängern oder verkürzen. Gemessen wird vom Beginn der Q-Zacke (bzw. der R-Zacke bei fehlendem Q) bis zum Ende der T-Welle.

Die QT-Zeit ist abhängig von der Herzfrequenz, sie nimmt bei Tachykardie ab und bei Bradykardie zu. Es muß also stets der „frequenzentsprechende Normwert" zugrunde gelegt und zur Beurteilung eine Tabelle (Seite 78) benutzt werden. Der Normbereich reicht von 90–115%. Zum Vergleich der QT-Dauer bei unterschiedlichen Frequenzen sollte die „frequenzkorrigierte QT-Dauer"

Normal

$$QT_c = \frac{QT}{\sqrt{60/f}}$$

nach Bazett herangezogen werden (f = Frequenz).

Besonderheiten

Bei TU-Verschmelzungswellen gilt der Schnittpunkt der Tangente der T-Welle mit der Isoelektrischen als Ende der QT-Dauer.

Das Ende der T-Welle läßt sich am besten in V_{2-4} bestimmen.

Besteht eine absolute Arrhythmie, so müssen die mittlere Frequenz sowie die mittlere QT-Dauer aus mindestens 10 Zyklen errechnet werden.

Verlängerung der QT-Dauer

Intraventrikuläre Leitungsstörungen (Hypertrophie, Schenkelblock): Verlängerung der QT-Dauer durch die QRS-Verbreiterung.

Verlängert

Hypokalzämie (Hypoparathreoidismus, Sprue, Urämie): QT-Verlängerung durch Verlängerung der ST-Strecke bei unverändertem QRS.

Medikamentös (z. B. Chinin, Chinidin, Procainamid, Ajmalin, β-Blocker, einzelne Phenothiazinabkömmlinge): QT-Verlängerung durch Verbreiterung von T

Chronischer Alkoholismus

Ischämie (Infarkt-Folgestadium, schwere koronare Herzerkrankung, akutes Cor pulmonale, Myokardose (Dysproteinämie bei Amyloid, Myelom, Sprue etc.), Myokarditis, Perikarditis-Folgestadium)

Mitralklappenprolaps-Syndrom

Hypokaliämie: Scheinbare QT-Verlängerung, da bei TU-Verschmelzungswelle die QT-Dauer nicht genau bestimmbar. Die wahre QT-Dauer bleibt normal. Ende der T-Welle durch Tangentialkonstruktion oder Phonokardiogramm (2. Herzton!) ermitteln.

Erbliche QT-Verlängerung (QT-Syndrom): Angeborene QT-Verlängerung mit kongenitaler Schwerhörigkeit, synkopalen Anfällen und, in Einzelfällen, plötzlichem Herztod = Jervell-Lange-Nielsen-Syndrom. Ohne begleitende Schwerhörigkeit = Romano-Ward-Syndrom. Die abnorme Verlängerung der vulnerablen Phase bewirkt, daß ventrikuläre Extrasystolen leicht zu Kammertachykardie (meist in Form einer „Spitzenumkehr-Tachykardie" (frz. „Torsades de pointes")) und Kammerflimmern führen.

Verkürzung der QT-Zeit

Hyperkalzämie (chronische Niereninsuffizienz, Ostitis fibrosa generalisata, Hyperparathyreoidismus, Vitamin-D-Intoxikation, Plasmozytom) oft direkter Übergang der S-Zacke in die T-Welle.

Chemische Substanzen: Digitalis, Kalziumanreicherung in der Herzmuskelzelle, Cyansäure. *Körperliche Belastung* (infolge Frequenzzunahme), physiologisch.

Verkürzt

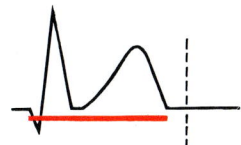

77

QT-Dauer in Abhängigkeit von der Herzfrequenz. Normwert: 90–115%

RR	HF	Berechnet nach der Formel QT = 0,39 $\sqrt{RR} \pm 0,4$ nach Hegglin und Holzmann				
		− 20%	− 10%		+ 10%	+ 20%
0,30	200	0,168	0,189	0,21	0,231	0,252
0,31	190	0,168	0,189	0,21	0,231	0,252
0,33	180	0,176	0,198	0,22	0,242	0,264
0,35	170	0,184	0,207	0,23	0,253	0,276
0,38	160	0,192	0,216	0,24	0,264	0,288
0,40	150	0,200	'225	0,25	0,275	0,300
0,42	142	0,200	0,225	0,25	0,275	0,300
0,44	136	0,208	0,234	0,26	0,286	0,312
0,46	129	0,216	0,243	0,27	0,297	0,324
0,48	125	0,216	0,243	0,27	0,297	0,324
0,50	120	0,224	0,252	0,28	0,308	0,336
0,52	115	0,224	0,252	0,28	0,308	0,336
0,54	111	0,232	0,261	0,29	0,319	0,348
0,56	107	0,232	0,261	0,29	0,319	0,348
0,58	103	0,240	0,270	0,30	0,330	0,360
0,60	100	0,240	0,270	0,30	0,330	0,360
0,62	96	0,248	0,279	0,31	0,341	0,372
0,64	93	0,248	0,279	0,31	0,341	0,372
0,66	91	0,256	0,288	0,32	0,352	0,384
0,68	89	0,256	0,288	0,32	0,352	0,384
0,70	85	0,264	0,297	0,33	0,363	0,396
0,72	83	0,264	0,297	0,33	0,363	0,396
0,74	81	0,272	0,306	0,34	0,374	0,408
0,76	79	0,272	0,306	0,34	0,374	0,408
0,78	77	0,280	0,315	0,35	0,385	0,420
0,80	75	0,280	0,315	0,35	0,385	0,420
0,82	73	0,288	0,324	0,36	0,396	0,432
0,84	71	0,288	0,324	0,36	0,396	0,432
0,86	70	0,288	0,324	0,36	0,396	0,432
0,88	68	0,296	0,333	0,37	0,407	0,444
0,91	66	0,296	0,333	0,37	0,407	0,444
0,92	65	0,296	0,333	0,37	0,407	0,444
0,94	63	0,304	0,342	0,38	0,418	0,456
0,96	62	0,304	0,342	0,38	0,418	0,456
0,99	60	0,312	0,351	0,39	0,429	0,468
1,03	58	0,320	0,360	0,40	0,440	0,480
1,07	56	0,320	0,360	0,40	0,440	0,480
1,11	55	0,328	0,369	0,41	0,451	0,492
1,15	52	0,336	0,378	0,42	0,462	0,504
1,20	50	0,344	0,387	0,43	0.473	0,516
1,25	48	0,352	0,396	0,44	0,484	0,528
1,30	46	0,352	0,396	0,44	0,484	0,528
1,36	44	0,360	0,405	0,45	0,495	0,540
1,43	42	0,376	0,423	0,47	0,517	0,564
1,50	40	0,384	0,432	0,48	0,528	0,576
1,73	35	0,408	0,459	0,51	0,561	0,612
2,00	30	0,424	0,477	0,53	0,583	0,636
2,40	25	0,480	0,540	0,60	0,660	0,720

E. QRS-Komplex

Phase der intraventrikulären Erregungsausbreitung

QRS gilt als Ausdruck der Erregungsausbreitung in beiden Kammern. Den positiven Anteil nennen wir R-Zacke, die vorausgehende negative Schwankung Q-Zacke, den nachfolgenden negativen Ausschlag S-Zacke. Nach einem Vorschlag der American Heart Association werden die großen Amplituden durch große, die kleinen Amplituden durch kleine Buchstaben gekennzeichnet. Eine zweite R-Zacke wird durch ein „'" (Apostroph) gekennzeichnet, rsR'.

Meßwerte

- Dauer des QRS-Komplexes bis 0,10 s. Messung der längsten QRS-Dauer aller Ableitungen. Meist in Abl. II oder Brustwandableitungen
- Mittlere Amplitude in den Extremitätenableitungen 1 mV
- Mittlere Amplitude in den Brustwandableitungen 1–3 mV.

Kerbungen oder Splitterungen: Apikale Formunregelmäßigkeiten.

Knotungen: Basale Formunregelmäßigkeiten.

In V_1 sowie im Bereich der Übergangszone (Brustwandableitung mit gleichamplitudigem R und S) sind derartige Formänderungen physiologisch. Erst *apikale Formänderungen in mehreren Ableitungen* gelten, insbesondere bei einer Verlängerung der QRS-Dauer, als Ausdruck einer intraventrikulären Leitungsstörung.

Sokolow-Lyon-Index

Große R + S-Zacken, besonders in den Brustwandableitungen, sind oft Ausdruck einer Herzmuskelhypertrophie. Um aus der Amplitudengröße auf eine Hypertrophie des entsprechenden Ventrikels schließen zu können, muß nach Sokolow-Lyon die über dem Ventrikel liegende positive Zacke mit der vom Ventrikel abgewandten negativen Zacke addiert werden. Das Überschreiten eines Schwellenwertes spricht bei ungestörter Erregungsausbreitung für eine Hypertrophie.

Normal

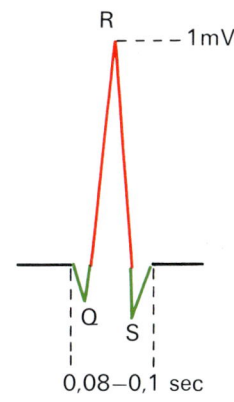

R — — — 1mV

Q   S

0,08–0,1 sec

Nomenklaturbeispiele:

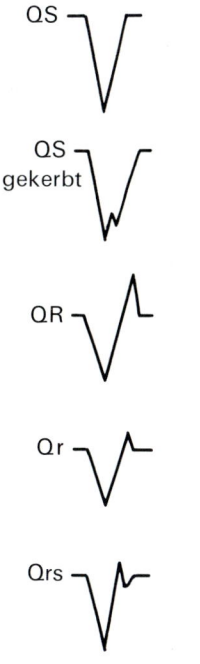

QS

QS gekerbt

QR

Qr

Qrs

79

> *Verdacht auf Linkshypertrophie:*
> S in V_1 + R in V_5 > 3,5 mV
>
> *Verdacht auf Rechtshypertrophie:*
> R in V_1 + S in V_5 > 1,05 mV

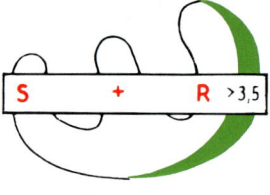

Bei Schenkelblock, Hemiblock etc. sind die Hypertrophieindizes nicht verwertbar.

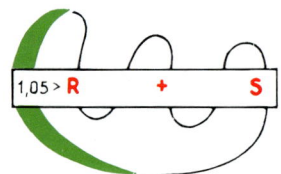

RS-Amplituden können jedoch auch bei Gesunden erhöht sein (Sportler, Jugendliche, magere Personen mit Steiltyp, Sympathikotoniker), so daß man aus einem vergrößerten Index nicht immer auf eine Hypertrophie schließen darf. Bei Verdacht: Anamnese, Kontrolle mittels Echokardiographie!

Beginn der endgültigen Negativitätsbewegung

Der Augenblick, in dem sich die Vektorschleife endgültig von einem bestimmten Ableitungspunkt abwendet, ist an dem Umschlag der Aufwärts- in die Abwärtsbewegung des Kammerkomplexes zu erkennen.

Synonyma:

Oberer Umschlagpunkt (OUP)
Beginn der endgültigen Negativitätsbewegung

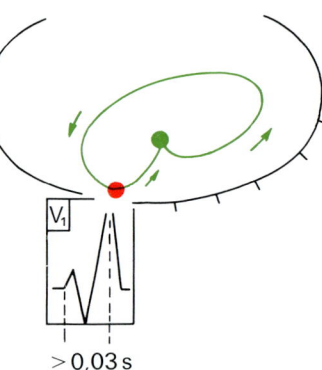

Gemessen wird die Zeit vom Beginn der Kammeranfangsschwankung bis zum oberen Umschlagspunkt. Basisnahe Kerbungen des absteigenden R-Schenkels (↓) werden nicht berücksichtigt.

Normalwert:

< 0,030 s in V_1/V_2 (rechtspräkordial)

< 0,055 s in V_5/V_6 (linkspräkordial)

Eine *Verspätung* des OUP gilt als Ausdruck einer Erregungsverspätung, bzw. einer ungleichmäßigen Erregungsausbreitung in den Kammern.

Die Bestimmung des OUP ist zur Analyse von „Verspätungskurven" und zur Erkennung einer Hypertrophie und eines Schenkelblocks bedeutsam.

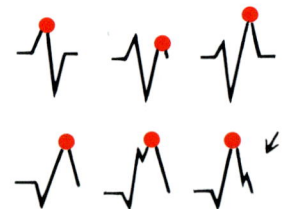

Niederspannung

Bei Verminderung der elektrischen Potentiale sind die RS-Amplituden klein. Man spricht von einer Niederspannung (Niedervoltage, low voltage), wenn die R-Zacken in den Extremitäten-Ableitungen nicht über 0,5 mV (allenfalls in einer Ableitung 0,6 mV, die Summe $R_I + R_{II} + R_{III} \leq 1,5$ mV) und in den Brustwandableitungen nicht *über* 0,7 mV hinausgehen.

Ursachen:

Myokardialer Potentialverlust: Entzündliche, toxische Myokardveränderungen, Myokardose unterschiedlicher Ursache einschließlich Speicherkrankheiten, Hypothyreose, Amyloidose; schwere koronare Herzkrankheit, Involution, Kachexie.

Perikardiale Potentialverminderung (Kurzschluß durch Perikarderguß): P-Welle kaum betroffen, da Perikarderguß selten hinter den Vorhöfen.

Extrakardialer Potentialverlust:

- Vermehrte Kurzschlüsse durch Ödeme
- Erhöhter Leitungswiderstand (Emphysem, Pneumothorax, Adipositas, dickere Thoraxwand, Myxödem, Sklerodermie).

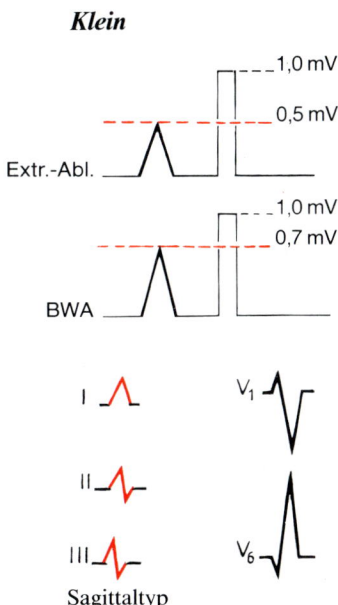

Klein

Sagittalstellung der elektrischen Herzachse: Die Sagittalstellung der elektrischen Herzachse bewirkt, daß sich der Hauptvektor nicht genügend auf die Extremitätenableitungen projiziert, während die Horizontalebene der Brustwandableitungen normal große Amplituden aufweist (Pseudoniederspannung, „periphere" Niedervoltage). Es handelt sich damit nicht um eine echte Niedervoltage (Sagittaltyp s. S. 42).

Der elektrische Alternans

Wahrscheinlich infolge geringer Störungen in den drei Faszikeln der intraventrikulären Leitung kommt es zu einer wechselnden Höhe des Kammerkomplexes (Ermüdungsphänomen). Hierbei ist bei regelmäßigem Rhythmus die R-Amplitude jedes zweiten QRS-Komplexes erniedrigt.

Wechselnde Höhe

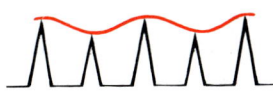

81

Vorkommen: Tachykardien, besonders supraventrikulären Ursprungs. Überlastung, bzw. Schädigung des Herzmuskels (z. B. durch Hypertonie, Aortenvitien, Myokardinfarkt, Myokardfibrose). Perikarderguß (Besserung nach Punktion)

Bidirektionale Tachykardie

Tachykardieform mit alternierend gegensinnigen, abnorm konfigurierten QRS-Komplexen in den Standardableitungen. Kammerfrequenz meist zwischen 140–200/min, aber auch niedrigere Frequenzen kommen vor. Hauptursache: Digitalisüberdosierung bei vorgeschädigtem Myokard. Ernste Prognose. Elektrophysiologische Untersuchungen haben die bidirektionale Tachykardie als eine ventrikuläre Arrhythmie ausgewiesen.

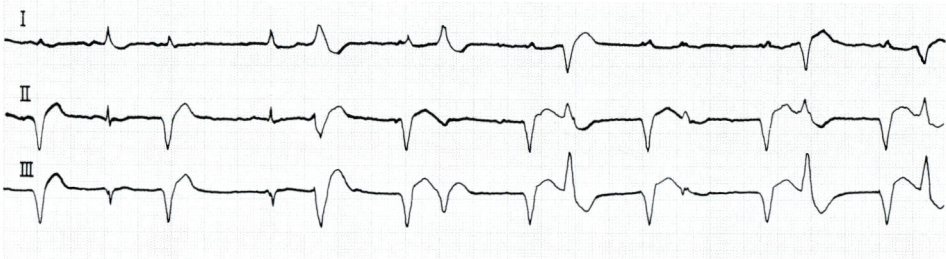

Bidirektionale Tachykardie mit Frequenz um 100/min. Extremitätenableitung. Digitalisintoxikation

Wie bei der Besprechung des Sokolow-Index (siehe Seite 80) erwähnt, werden *hohe R-Amplituden* in V_4–V_6 besonders bei Asthenikern, Jugendlichen, mageren Patienten sowie bei Sympathikotonikern beobachtet, ohne daß ihnen eine pathologische Bedeutung beizumessen ist. Sie können andererseits jedoch Ausdruck einer Kammerhypertrophie sein, die daher differentialdiagnostisch bei klinischem Verdacht abgegrenzt werden muß (Röntgen, Echokardiogramm).

Kammerhypertrophie

Hoch, breit

Das elektrokardiographische Vollbild einer Kammerhypertrophie wird vor allem durch folgende Vorgänge in charakteristischer Weise geprägt:

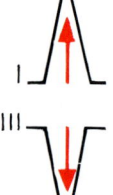

Ausgeprägter Seitentyp

durch die erhöhten Potentiale der hypertrophierten Muskelfasern, elektrisches Überwiegen der muskelstärkeren Kammer. Gleichzeitig kommt es zu einer Lageänderung des Herzens, insbesondere durch Rotation um seine Längsachse.

Hochspannung der RS-Amplituden

- durch Vergrößerung der Epikardoberfläche,
- durch Zunahme der Muskelfaserdicke,
- durch Verringerung des Abstandes der verdickten Kammerwand von der Thoraxwand.

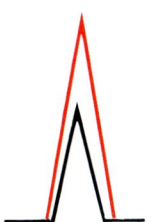

Verbreiterung von QRS

durch Verlängerung des Weges der Erregungswelle (größere Wanddicke, Anpassungsdilatation, sekundäre Veränderungen des Myokards, z.B. bei Ischämie) meist < 0,11 s.

OUP

Verspäteter Beginn der größten Negativitätsbewegung (OUP-Verspätung)

durch Verdickung der Muskelwand und vor allem bei eingetretener Kammerdilatation.

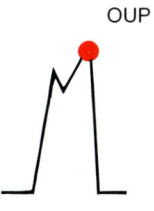

Endteilveränderungen

1. Der Ablauf der Erregung wird durch die Hypertrophie einzelner Herzabschnitte geändert. Dadurch vergrößert sich der räumliche R-T-Vektor-Winkel.

2. Mit Überschreiten des kritischen Herzgewichtes von 500 g entsteht eine Diskrepanz zwischen Muskelmasse und Kapillarnetz. Es kommt zu einem O_2-Mangel auch des Kerns der hypertrophierten Muskelzelle durch Verlängerung der Diffusionsstrecke von der Kapillare zur Zellmitte.
   Wenn im Stadium der muskulären Herzinsuffizienz der enddiastolische Druck ansteigt, wird der Kapillardurchfluß herabgesetzt.

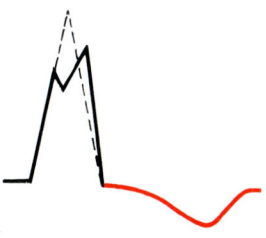

3. Im Spätstadium durch Myokardfibrose

Die beschriebenen Veränderungen geben kaum Hinweise auf akute Belastungen und treten erst in einem späteren Stadium gemeinsam auf. Man beobachtet zunächst eine *Hochspannung* sowie einen *ausgeprägten Lagetyp,* dann *Störungen der Erregungsrückbildung* und evtl. der *Erregungsausbreitung,* letztere dann, wenn eine Dilatation der hypertrophierten Kammer eingetreten ist.

Rechtsherzhypertrophie

Eine Hypertrophie des rechten Ventrikels findet sich unter folgenden Bedingungen:

- Chronische diffuse Lungenerkrankung
- Primäre oder sekundäre pulmonale Hypertonie
- Mitralstenose, Pulmonalstenose,
- Eisenmenger-Syndrom, Transposition der großen Gefäße.

Da schon normalerweise der nur halb so dickwandige rechte Ventrikel elektrokardiographisch „im Schatten" des linken Ventrikels liegt, muß er schon sehr stark hypertrophiert sein, ehe er zu einer Abweichung des Summationsvektors nach rechts vorn und unten führt. Beim Erwachsenen sind die Zeichen der Rechtshypertrophie daher oft durch die physiologische Linkslage oder durch eine gleichzeitige Hypertoniebedingte Linkshypertrophie überdeckt.

Klassische Rechtshypertrophie-Kurven finden sich gewöhnlich nur bei bestimmten angeborenen Vitien. Rechtshypertrophien durch erworbene Vitien, beim chronischen Cor pulmonale und schließlich durch sekundäre Rechtsüberlastung bei chronischer Linksüberlastung sind seltener zu erkennen.

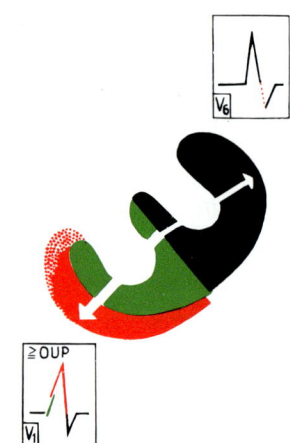

Hinweise für Rechtshypertrophie:

Steil- bis Rechtstyp

Manchmal S_I–S_{II}–S_{III}-Typ

Hochspannung von QRS: In V_1 hohes R, kleines S
   (nur bei angeborenen Vitien)

> **Sokolow-Lyon-Index** für Rechtshypertrophie
> $RV_1 + SV_5 > 1{,}05$ mV (selten erreicht!)

Übergangszone nach links verschoben
Verbreiterung von QRS bis 0,11 (selten),
   OUP $> 0{,}030$ s (V_{1-2})
Im Spätstadium ST konvexbogig gesenkt
T biphasisch bis präterminal negativ (V_{1-3})
P dextro-atriale

> **Sokolow-Index** bei (inkomplettem)
> Rechtsschenkelblock nicht verwertbar!

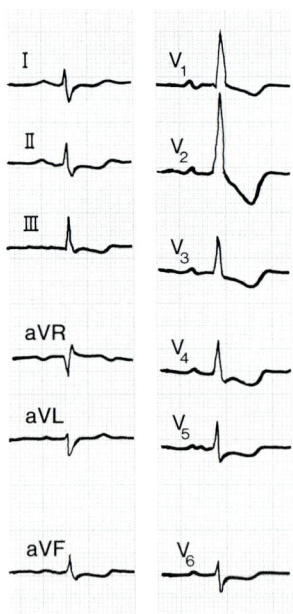

Hypertrophie des rechten Ventrikels bei kombiniertem Mitral- ▷
vitium mit überwiegender Stenose und pulmonaler Hypertonie

Linksherzhypertrophie

Eine Hypertrophie des linken Ventrikels kommt bei folgenden Erkrankungen vor:

- Hypertension jeder Genese
- Aortenklappenstenose
- Aortenklappeninsuffizienz
- Mitralklappeninsuffizienz (bedingt)
- Angeborene Herzvitien, wie
- Ductus arteriosus apertus (Frühstadium)
- Aortenisthmusstenose
- Hypertrophische (obstruktive) Kardiomyopathie.

Bei Erwachsenen beträgt das Gewichtsverhältnis der rechten zur linken Kammer 1:2. Es besteht hier also bereits eine *physiologische* „Hypertrophie" der linken Kammer. Eine *pathologische* Hypertrophie der linken Kammer, wie sie unter den oben angeführten pathologischen Bedingungen zustande kommt, weist daher deutlichere Veränderungen im EKG auf als die der rechten Kammer.

Hinweise auf Linksherzhypertrophie:

Linkstyp, überdrehter Linkstyp
Hochspannung von R in Abl. I, aVL oder aVF und
V$_{4-6}$

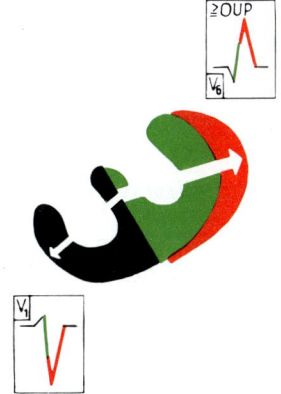

Abl. I	$\geq 1,6\,mV$
Abl. aVL	$\geq 1,1\,mV$ (Linkstyp)
Abl. aVF	$\geq 2,0\,mV$ (Steiltyp)
Abl. V$_{4-6}$	$\geq 2,6\,mV$

Sokolow-Lyon-Index für Linkshypertrophie:

$RV_5 + SV_1 > 3,5\,mV$

Lewis-Index:

Der Lewis-Index ist ein linksventrikulärer Hypertrophieindex, der sich aus den Extremitätenableitungen I und III errechnet:

$R_I + S_{III} - R_{III} - S_I > 1,7\,mV$

Selbst bei einer hochgradigen Linksherzhypertrophie können vorwiegend infolge einer Myokardfibrose derartige Index-Werte fehlen.

Verbreiterung von QRS bis 0,11 s
Oberer Umschlagspunkt (OUP) in V$_{5-6}$ > 0,05 s
(selten bei Widerstandshypertrophie)
ST in Abl. I, aVL, aVF, V$_{5-6}$ gesenkt, rechtspräkordial angehoben
T in Abl. I, aVL, V$_{5-6}$ zunächst flach, dann biphasisch oder negativ
P sinistro-atriale

85

Bei Hemi- und Schenkelblöcken Hypertrophie-Indices nicht verwertbar!

Kombinierte rechts- und linksventrikuläre Hypertrophie

Vorkommen:

- Kombinierte Mitral- und Aortenklappenfehler
- Mitralklappenstenose und Hypertonie
- Chronisches Cor pulmonale und Hypertonie
- Endphase von Klappenfehlern des linken Herzens
- Angeborene Herzfehler.

Die „elektrokardiographische Diagnose" einer biventrikulären Hypertrophie ist erschwert, da meistens entweder die Linkshypertrophie überwiegt oder die Vektoren des rechten oder linken Ventrikels sich gegenseitig aufheben. Elektrokardiographisch verwertbare Hinweise findet man nur in etwa 15% der Fälle.

Die häufigste Konstellation:

- Linkshypertrophiezeichen in den Brustwandableitungen
- Rechts- bis Steiltyp in den Extremitätenableitungen.

Seltene Hinweise:

- Verschiebung der Übergangszone stark nach links
- Rechts- und Linkshypertrophiezeichen in den Brustwandableitungen
- Zeichen einer Linkshypertrophie mit diskreten Zeichen einer Rechtshypertrophie.

Was verstehen wir unter einem pathologischen Seitentyp?

Diese im deutschsprachigen Schrifttum gebräuchliche Bezeichnung soll vor allem das fortgeschrittene Stadium der Hypertrophie kennzeichnen, in dem es bereits zu einer Störung der Erregungsrückbildung (Diskordanz der Kammerendteile zu QRS) und der Erregungsausbreitung (maximale QRS-Dauer 0,11 s, evtl. Verspätung des OUP) gekommen ist. Es ist jedoch sinnvoller, bei einem ausgeprägten Lagetyp mit hohen R-Amplituden von einer *reinen Kammerhypertrophie* und bei einer Diskordanz der Endteile (ST, T, U) sowie bei einer Veränderung der QRS-Dauer von einer *Hypertrophie mit Rechts- oder Linksverspätung bzw. Repolarisationsstörung* zu sprechen. Der Begriff darf nicht mit einem linksanterioren oder linksposterioren Hemiblock verwechselt werden.

Eine Diskordanz der Endteile kann schließlich auch ohne Hypertrophie auftreten, z. B. bei Zustand nach Infarkt, Myokarditis, Digitalisintoxikation, metabolischen Störungen, vegetativen Einflüssen, toxischen Schäden.

Widerstandshypertrophie – Volumenhypertrophie

Nach pathogenetischen Gesichtspunkten aufgeteilt, unterscheiden sich *zwei Typen einer Kammerhypertrophie:* die Widerstands- (Druck-) und die Volumenhypertrophie. Diese beiden Formen weisen besonders bei angeborenen Vitien typische elektrokardiographische Zeichen auf. Aber auch bei erworbenen Klappenfehlern oder definierten Herzbelastungen können sie im Frühstadium erkennbar sein. Bei einfachen, angeborenen Herzklappenvitien gelingt es meistens, eine Widerstandshypertrophie von einer Volumenhypertrophie zu unterscheiden. Diese Differenzierung ist jedoch bei komplizierten Vitien und besonders bei erworbenen Fehlern im Spätstadium kaum möglich. So kann z.B. bei einer Hypertension die Widerstandsbelastung in Folge einer Dekompensation durch eine diastolische Belastung (Volumenbelastung) kompliziert werden. Zur Volumenüberlastung bei einem Vorhofseptumdefekt kann eine Widerstandsbelastung durch pulmonale Hypertonie hinzutreten. Auch können viele andere Faktoren, wie Koronarstenosen, metabolische Störungen usw., das Bild einer reinen Widerstands- oder Volumenbelastung verwischen.

Widerstandshypertrophie

Es handelt sich um die häufigste Form der Kammerhypertrophie, welche durch eine erhöhte Druckarbeit während der Systole bedingt ist.

Ursachen: Hypertonie im großen oder kleinen Kreislauf, Aortenstenose, Aortenisthmusstenose, Pulmonalklappenstenose.

Die „Drucküberlastung" oder „systolische Überlastung" führt zu einer konzentrischen Hypertrophie.

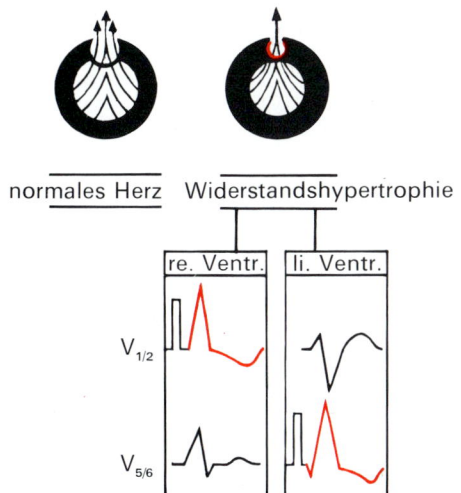

normales Herz Widerstandshypertrophie

Elektrokardiographische Merkmale:

Hochspannung der R-Zacke

– bei Linkshypertrophie in $V_{5/6}$
– bei Rechtshypertrophie in V_1

Abweichen der elektrischen Achse zur hypertrophierten Kammer hin

– bei Linkshypertrophie nach links
– bei Rechtshypertrophie nach rechts (Standard-Ableitungen)

Abflachung und schließlich Diskordanz von T (proportional zur Zunahme der QRS-Flächen)

Das negative T, das zum Vollbild der Widerstandshypertrophie gehört, wird oft als Ausdruck einer Myokardschädigung fehlgedeutet. Es läßt sich jedoch, z. B. bei Hypertonikern oder bei einer Aortenstenose, jahrelang ohne Anhalt für eine linksventrikuläre Dysfunktion nachweisen.

Senkung der ST-Strecke

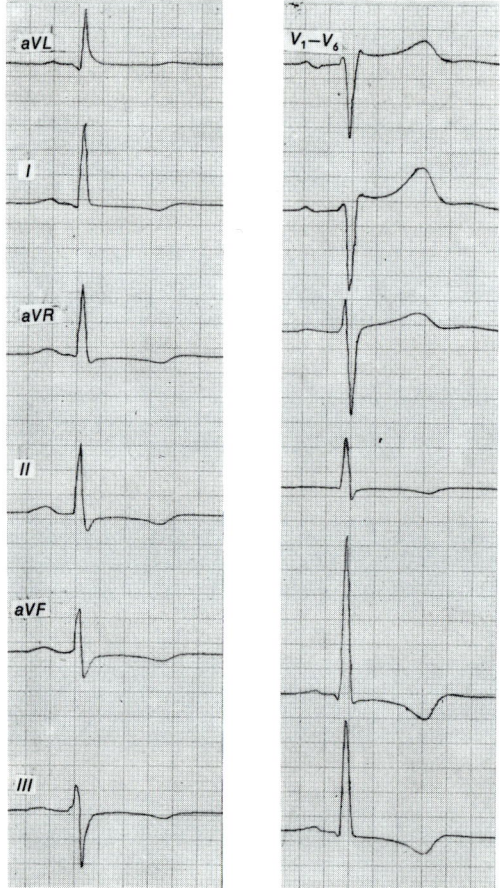

Widerstandshypertrophie des linken Ventrikels. 50jähriger Mann mit maligner Hypertonie

Volumenhypertrophie

Eine mäßige Hypertrophie und gleichzeitige Dilatation einer Kammer durch eine erhöhte Volumen- oder diastolische Belastung.

Ursachen: Pendelblut (Klappeninsuffizienz), arteriovenöser Shunt (Septumdefekt, Ductus arteriosus).

Elektrokardiographische Merkmale:

Hochspannung von RS

Verbreitert, deformiert

Intraventrikuläre Leitungsstörungen:
(QRS 0,1–0,11 s), besonders *Verspätung der Negativitätsbewegung* infolge der Anpassungsdilatation.

 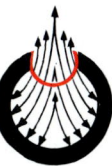

normales Herz   Volumenhypertrophie

Hochspannung von T (Merke: Volumenhypertrophie = „*voluminöses*" T): T bleibt zunächst positiv im Gegensatz zur Widerstandshypertrophie. Dieses unterschiedliche Verhalten soll mit der verschiedenartigen Kontraktionsform zusammenhängen (*Volumen*überlastung: Kontraktion senkrecht zur Herzachse. *Druck*belastung: Kontraktion in Richtung der Herzachse).

	re.Ventr.	li.Ventr.
$V_{1/2}$		
$V_{5/6}$		

Häufig betonte Q-Zacken (wahrscheinlich durch Hypertrophie des Septums und der septumnahen Papillarmuskeln).

Intraventrikuläre Leitungsstörungen

Intraventrikuläre Leitungsstörungen treten unter folgenden Bedingungen auf:

- *Vollständige Unterbrechung* eines oder mehrerer Äste des Leitungssystems (Infarkt, Myokarditis, Degenerationsprozeß)

≡ *Verzögerte Erregungsleitung im Muskelsystem* (z. B. Hypertrophie, Dilatation, Fibrose, Hyperkaliämie, Infarkt, Lungenembolie, Tachykardie, Urämie, Antiarrhythmika-Intoxikation).

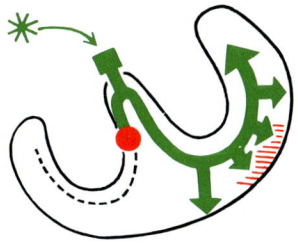

Nach ihrem zeitlichen Verhalten lassen sich unterscheiden:

Dauernde, irreversible, intraventrikuläre Leitungsstörungen, gewöhnlich als Folge einer kompletten Leitungsunterbrechung nach Infarkt, entzündlicher oder toxischer Myokarditis, bei dilatativer oder hypertrophischer Kardiomyopathie.

   Vorübergehende Leitungsstörungen, z. B. während einer Myokarditis, einer Lungenembolie, bei Tachykardien, als Ermüdungszeichen, bei Hyperkaliämie, bei Gesunden auch nach Anstrengung.

   Intermittierende Leitungsstörungen nur während einiger Herzperioden, z. B. bei Tachyarrhythmien und bei supraventrikulären Extrasystolen.

Allgemeine Kriterien:

Abnorme Konfiguration des Kammerkomplexes (z. B. rSR' rechtspräkordial)

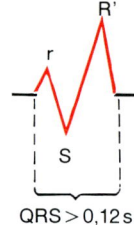

Verlängerung der QRS-Dauer ($\geq 0{,}12$ s) durch „Umleitung" der Erregung über muskuläre Wege. Sind diese ebenfalls gestört, kann QRS maximal bis auf 0,20 s verbreitert sein. Ein unvollständiger Schenkelblock weist höchstens eine QRS-Dauer von 0,11 s auf.

Verspätung des OUP

- bei Rechtsschenkelblock in $V_{1/2} > 0{,}030$ s
- bei Linksschenkelblock in $V_{5/6} > 0{,}055$ s

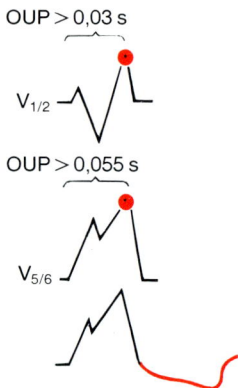

Diskordanz von ST-T, da sekundär auch die Erregungsrückbildung unkoordiniert verläuft.

Wenn Vorhoferregungen fehlen:

Bei Kammer-Extrasystolen oder bei einem Kammer-Ersatzrhythmus kommt die QRS-Verbreiterung und -Deformierung nicht durch die Blockierung der Schenkel, sondern durch einen tiefer gelegenen, tertiären Erregungsursprung zustande. In diesen Fällen fehlt die P-Zacke.

Sogenannte ventrikuläre Leitungsstörungen

Geringe Deformierungen von QRS (Knotung oder Kerbung) in den Extremitätenableitungen mit normaler QRS-Dauer (bis 0,10 s) sind ohne pathologische Bedeutung. Eine genaue Zuordnung zu einer Kammer ist nicht möglich. Man kann diese EKG-Phänomene beschreiben, sollte sie aber nicht mit Begriffen wie „ventrikuläre Leitungsstörungen" als pathologisch werten.

Fokal-Block

Merkmale: In ein oder zwei Brustwandableitungen grobe Knotungen oder Kerbungen in QRS im Sinne eines Rechtsschenkelblocks (z. B. rSr') mit Verspätung des OUP, aber normaler QRS-Dauer $\leq 0,10$ s. Abstand der R-Spitzen $\geq 0,040$ s. QRS in den benachbarten und Extremitäten-Ableitungen normal. Endteile normal.

Ursachen: Ganz überwiegend harmlose Variante des Reizleitungssystems, in Einzelfällen umschriebene Läsion im Bereich des Purkinje-Fasernetzes oder der Arbeitsmuskulatur. Der Begriff ist wegen seiner unsicheren Bedeutung ebenso wie der Begriff Periinfarkt-Block entbehrlich.

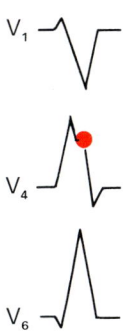

Rechtsschenkelblock (RSB)

- Es besteht eine Blockierung des rechten Schenkels. Daher verläuft die Erregungswelle durch den linken Schenkel. Es kommt zunächst infolge der normalen Erregung des Kammerseptums von links nach rechts zu einer kleinen positiven Anfangsschwankung in V_1 (r) und in V_6 zu einer negativen Anfangsschwankung (q).

- Die linke Kammer wird normal erregt, so daß in $V_{5/6}$ eine hohe schlanke R-Zacke und in V_1 eine entsprechend tiefe S-Zacke entstehen.

- Erst jetzt folgt die abnorme Erregung: Der Erregungsimpuls verläuft durch das Septum hindurch von links nach rechts und erregt sekundär, also verspätet, die rechte Kammer (R' in V_1). Die sich von $V_{5/6}$ entfernende Erregung zieht hier eine breite, plumpe S-Zacke nach sich.

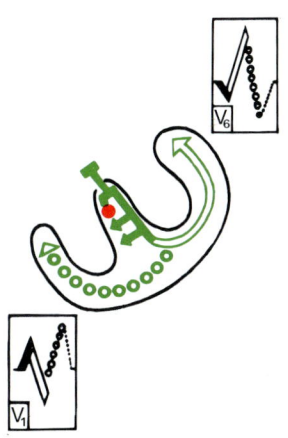

Merkmale des kompletten RSB (früher: „Wilson"-Block):

Linksventrikulär:

R schlank (I, aVL, V_5, V_6)
anschließend breites, häufig plumpes und tiefes S
QRS-Breite $\geq 0,12$ s
ST häufig gering angehoben
T positiv, konkordant

(Bei KHK, Infarkt, Linkshypertrophie zusätzliche Endteilveränderungen)

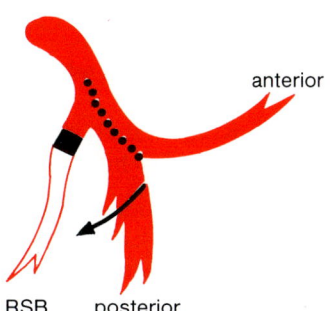

RSB   anterior   posterior

Rechtsventrikulär:

OUP > 0,030 s, QR-Zeit ≧ 0,08 s, QRS M-förmig deformiert (rsR', RsR', rR'), ST-T negativ

Kombination mit allen Lagetypen möglich.

Ursachen: Häufigste Blockform; Rechtsherzüberlastung, entzündliche, degenerative Prozesse. Auch ohne faßbare organische Herzerkrankung auftretend. Prognose günstiger als
bei Linksschenkelblock.

Besonderheiten:

**Rechtsschenkelblock mit Rechtstyp oder
überdrehtem Rechtstyp**

(früher „klassischer" Rechtsschenkelblock)

Merkmale:

„Spiegelbild" des Linksschenkelblocks
In I, aVL: S-, rS-Typ
In III, aVF, V_1: Hohes, breites R (Rs)
V_1–V_3: ST-T diskordant.

Häufige Ursache: RSB in Kombination mit
linksposteriorem Hemiblock (LPH) = bifaszikulärer Block. Rechtsventrikuläre Hypertrophie muß vorher ausgeschlossen werden! Oft
zusätzlich AV-Überleitungsstörungen! Dann
drohender trifaszikulärer Block. Ernste Prognose.

Seltene Ursache: RSB bei rechtsventrikulärer
Hypertrophie

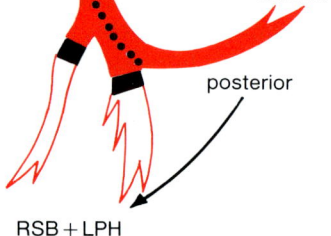

anterior

posterior

RSB + LPH

Rechtsschenkelblock mit überdrehtem Linkstyp

RSB in Kombination mit linksanteriorem Hemiblock (LAH) = bifaszikulärer Block.

Ursachen: Koronare Herzerkrankung. Kardiomyopathie. ASD I. Rechtsventrikuläre
Druck- und Volumenbelastung. Prognose
günstiger als bei „klassischem" RSB.

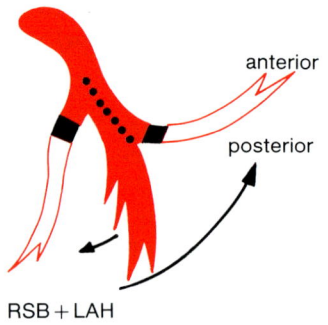

anterior

posterior

RSB + LAH

Rechtsverspätung, angedeuteter Rechtsschenkelblock

Bei normaler QRS-Dauer kommt es zu einer geringen Verspätung des OUP in V_1.

Merkmale:

$QRS \leqq 0,10$ s.
QRS-Komplex in V_1 M-förmig deformiert (rSr', RSr')
Kaum Veränderungen in den Extremitätenableitungen (z. B. S in I, rSr' in aVR).

Keine pathologische Bedeutung, Zufallsbefund bei vielen Herzgesunden.

Der inkomplette (unvollständige, partielle) Rechtsschenkelblock

Der inkomplette Rechtsschenkelblock unterscheidet sich vom kompletten Rechtsschenkelblock durch seine geringere Verbreiterung des QRS-Komplexes.

QRS geht daher nicht über 0,11 s hinaus.

Merkmale:

Aufgesplittertes oder doppelgipfeliges R in V_{1-2} mit
    Verspätung des OUP (über 0,030 s).
ST verhält sich unauffällig.

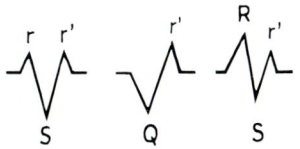

Folgende Veränderungen sind nicht obligat:

S in Abl. I, aVL, V_{5-6} relativ breit
r' in Abl. aVR

Vorkommen: Bei Kindern und Jugendlichen, bei Sportlern sowie bei Vagotonikern ohne pathologische Bedeutung (sog. physiologische Rechtsverspätung).

Im übrigen wichtiger Hinweis auf Volumen- oder Druckbelastung der rechten Kammer: Hierbei kann die QRS-Dauer bis 0,12 s verlängert sein und ein rSR'-Typ in V_1 bestehen.

Weitere Ursachen: Teilweise Leitungsunterbrechung im rechten Tawara-Schenkel, Koronarinsuffizienz, Infarkt, Trichterbrust.

Eine Splitterung der RS-Gruppe im aufsteigenden Schenkel, eine versenkte r'-Zacke, bezeichnet Mounsey als „embryonale R-Zacke im Schoße der S-Zacke". Sie gilt bei gleichzeitigem r' in V_{r3} bzw. R' in Abl. V_{r4} als Ausdruck einer beginnenden Rechtshypertrophie.

93

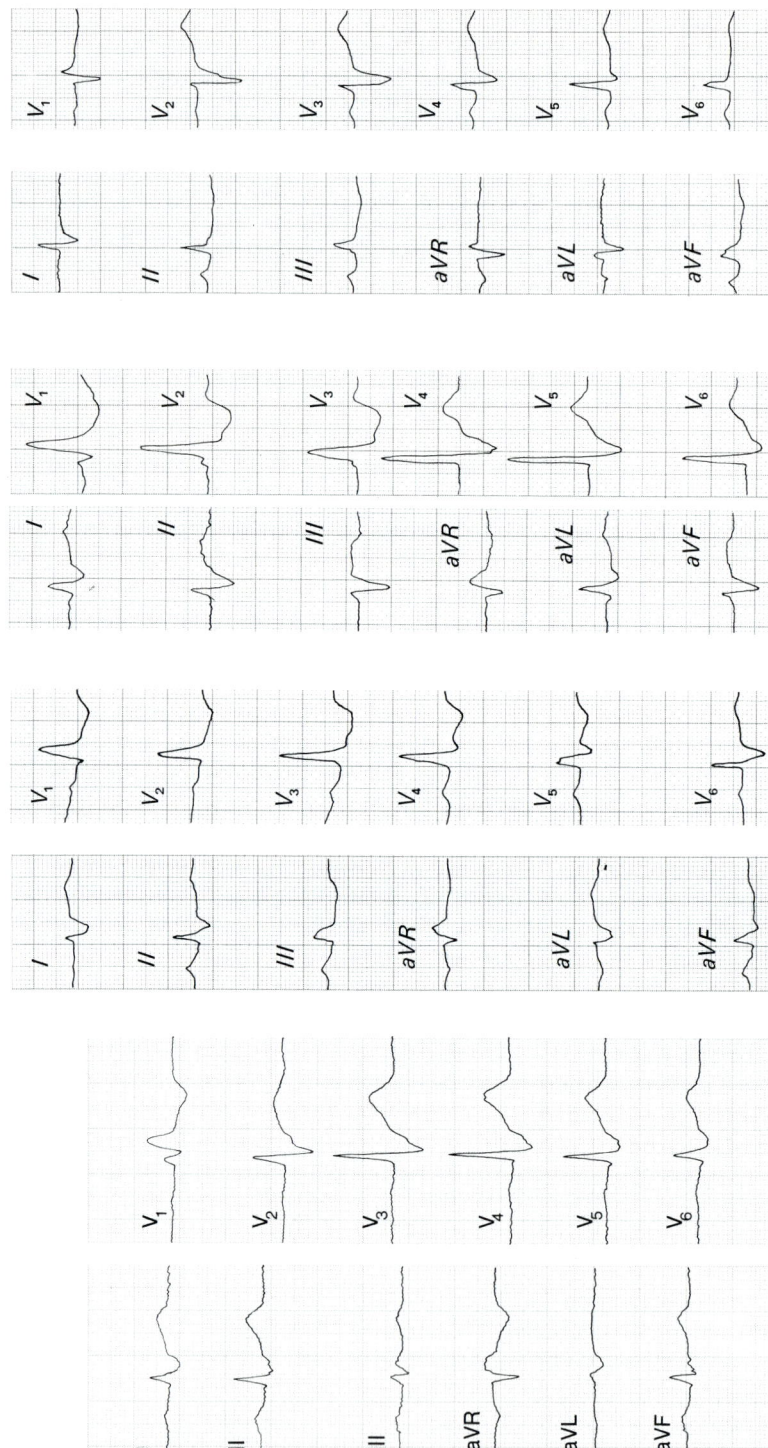

Inkompletter Rechtsschenkelblock. P dextro-atriale bei einem 65jährigen Patienten mit einem chronischen Cor pulmonale nach ausgedehnter Thorakoplastik

Rechtsschenkelblock mit überdrehtem Linkstyp. Abs. Arrhythmie bei einer 84jährigen Patientin mit Mitralstenose

Rechtsschenkelblock mit Rechtstyp. P dextro-atriale bei einer 71jährigen Patientin mit chronischem Cor pulmonale

Kompletter Rechtsschenkelblock: plumpes S in I, II; typische M-Form des QRS-Komplex in V₁. 35jähriger Patient ohne faßbare organische Herzerkrankung

Linksschenkelblock

● Infolge der Leitungsblockierung (im präfaszikulären Anteil oder in den beiden Faszikeln) des linken Schenkels wird das Septum vom rechten Schenkel aus erregt (Erregung von rechts vorne nach links hinten). Registriert wird eine positive Anfangsschwankung in Ableitung I, aVL und V_{5-6}. Durch Entfernung der Erregung von V_1 kann in ein Q in dieser Ableitung auftreten.

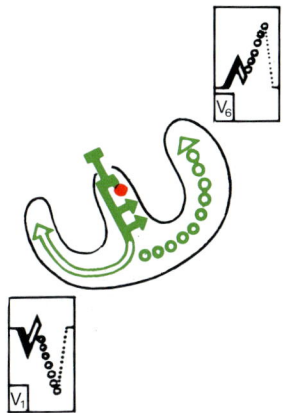

　　Anschließend normale Erregung der rechten Kammer. Durch Entfernung der Erregung von Ableitung I, aVL, V_{5-6} entsteht eine geringe Kerbung der R-Zacke.

○ 　Der Erregungsimpuls wendet sich jetzt durch das
○ Septum hindurch zur linken Kammer hin, sichtbar
○ an einer 2. Zacke über der linken Kammer. Durch Entfernung der Erregung von den rechtspräkordialen Ableitungen entsteht in den Ableitungen V_1 und V_2 ein tiefes, breites S.

Kompletter Linksschenkelblock

Extremitäten-Ableitungen:

Meistens Linkstyp: überdrehter Linkstyp bei zusätzlicher Störung der intraseptalen Erregungsausbreitung oder bei noch teilweise erhaltenem linksposteriorem Faszikel möglich.

Fehlendes S in Abl. I

QRS ist $\geq 0,12$ s verbreitert und deformiert (M-Form). ST-T meist diskordant.

Brustwand-Ableitungen:

OUP in $V_{5/6}$ verspätet (über 0,055 s).

R rechtspräkordial klein, S tief und verbreitert = QRS in V_1 V-förmig.

Q fehlt linkspräkordial (Septumerregung von rechts nach links). Ausnahme: Vorderwandinfarkt.

ST-T diskordant (selten in Abl. I und V_6 konkordant).

Ursachen: Zahlreiche schwere Herzerkrankungen, insbesondere koronare Herzerkrankung, dilatative Kardiomyopathie, sowie Faktoren, welche eine Hypertrophie und Dilatation des linken Ventrikels hervorrufen. Selten: Kompression durch altersbedingte Fibrosierung des Aortenrings und des membranösen Teils des Septums.

Inkompletter (unvollständiger) Linksschenkelblock

Nur geringgradige Störungen der linken bifaszikulären Leitungswege infolge Hypertrophie, myokarditischer oder ischämischer Schädigung.
QRS $\leq$ 0,11 s.
R linkspräkordial hoch, wenig plump, jedoch mit Verspätung des OUP.
ST meist konkordant.

Hemiblock

Leitungsstörung nur im vorderen oberen Schenkel (linksanteriorer Hemiblock (LAH)) oder im hinteren unteren Schenkel (linksposteriorer Hemiblock (LPH)). Aufgrund der anatomischen Verhältnisse und der Blutversorgung ist der linksanteriore Faszikel gefährdeter als der linksposteriore Faszikel. QRS ist nicht verbreitert, da sich die terminale Erregung über die schnell leitenden Purkinje-Fasern fortsetzt.

Linksanteriorer Hemiblock (LAH)

Unterbrechung und retrograde Erregung des vorderen oberen Faszikels des linken Tawara-Schenkels. Summationsvektor des Kammerkomplexes daher nach oben links gerichtet. Häufigste intraventrikuläre Erregungsausbreitungsstörung!

EKG:

Überdrehter Linkstyp
QRS $\leq$ 0,11 s
Kleines Q, hohes R in I, aVL; tiefes S bis V_6
OUP in $V_{5/6}$ $\geq$ 0,015 s früher als in aVL
Keine Q-Zacken in III, aVF (dann DD: Hinterwandinfarkt!), dafür r-Zacken in III, aVF
T-Welle fast immer konkordant.
(Gelegentlich „pathologisches" Q in Abl. V_{1-3}
(Erklärung s. S. 75))

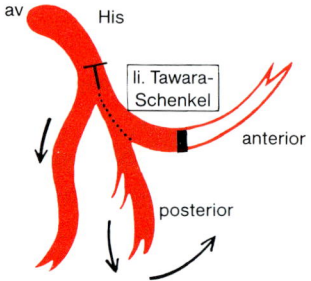

Kombination mit Rechtsschenkelblock häufigste Form des bifaszikulären Blocks (gemeinsame Blutversorgung durch den R. interventricularis anterior).
Zur Diagnose eines linksanterioren Hemiblocks müssen andere Ursachen eines überdrehten Linkstyps ausgeschlossen werden:

Häufig: Hinterwandinfarkt (Q-Zacke in III, aVF; fehlendes S in V_6).

Selten: Chronisches Cor pulmonale. WPW-Syndrom. Hyperkaliämie. Vorhofseptumdefekt I. Sagittaltyp. Thoraxdeformität

Linksposteriorer Hemiblock (LPH)

Selten. Durch Blockierung der Erregungsleitung im linksposterioren Bündel zunächst Depolarisation im vorderen Septumanteil und in den anterolateralen Bezirken der freien Wand des linken Ventrikels.

Drehung des Hauptvektors in der Frontalebene nach rechts.

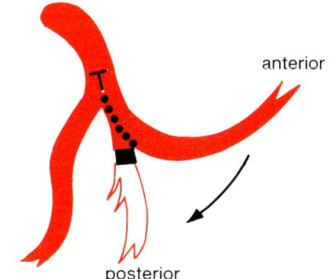

EKG: (Plötzlich eintretender) Rechtstyp ($> 80°$) bis überdrehter Rechtstyp. Ausschluß einer Rechtsbelastung sowie eines physiologischen Rechtstyps (Jugendliche!) erforderlich. Meist Verlaufsdiagnose.

Kombinationen mit einem Rechtsschenkelblock gelten als seltene Form eines bifaszikulären Blocks (LPH + RSB = „klassischer" Rechtsschenkelblock, s. S. 92); findet man zusätzlich av-Überleitungsstörungen, droht ein trifaszikulärer Block.

Vorkommen: Schwere koronare Herzerkrankung, Kardiomyopathie. Ernste Prognose.

Bilateraler Block

Leitungsstörung in beiden Tawara-Schenkeln

Inkompletter bilateraler Block

Durch Leitungsverzögerung in beiden Tawara-Schenkeln.

Merkmale:

QRS-Breite $\geq 0,12$ s
Manchmal Linksschenkelblockbild in den Extremitäten-Ableitungen, Rechtsschenkelblock in den Brustwand-Ableitungen
Alternieren von Rechtsschenkelblock und Linksschenkelblock = sehr ernste Prognose. Schrittmacherindikation!

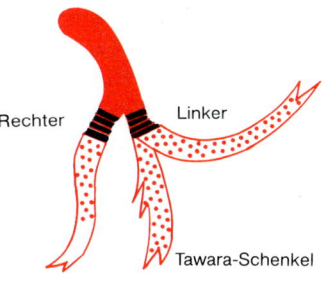

Kompletter bilateraler Block

Totaler (distaler) av-Block mit Asystolie oder Kammerersatzrhythmus. Herzfrequenz unter 40/min. Vom trifaszikulären Block nicht zu unterscheiden.
Der Begriff „bilateraler Block" sollte zugunsten der exakten Beschreibung der Blockierung aufgegeben werden.

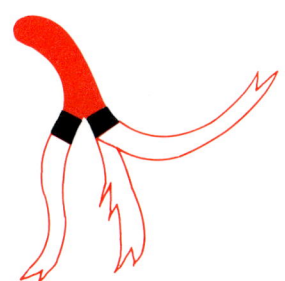

Bifaszikulärer Block

Blockierung zweier Faszikel des Reizleitungssystems:

1. Rechtsschenkelblock mit linksanteriorem Hemiblock (häufig) (siehe Rechts-schenkelblock, s. S. 92).
2. Rechtsschenkelblock mit linksposteriorem Hemiblock (seltener) (siehe Rechts-schenkelblock, s. S. 92)
3. Linksanteriorer Hemiblock und linksposteriorer Hemiblock (bifaszikulärer Linksschenkelblock).
Verdacht bei Übergang eines linksanterioren oder linksposterioren Hemiblocks in einen kompletten Linksschenkelblock. Das EKG ist nicht von dem EKG eines kompletten Linksschenkelblocks zu unterscheiden, bei dem die Blockierung oberhalb der Bifurkation des linken Tawara-Schenkels liegt.

Trifaszikulärer Block

Blockierung aller drei Faszikel:

Bei komplettem trifaszikulärem Block (Blockie-rung distal vom His-Bündel) liegt ein totaler (di-staler) av-Block vor. Asystolie oder Einsetzen von Kammerersatzrhythmus.

Ist die Blockierung unvollständig (drohender trifaszikulärer Block), so kann über den noch lei-tenden Faszikel die Erregung der Vorhöfe verzö-gert (av-Block I und II) zur Ventrikelmuskulatur weitergeleitet werden. Die Kammerkomplexe entsprechen dem Bild eines bifaszikulären Blok-kes. Aus dem av-Block I und II erkennt man, daß der dritte Faszikel teilweise blockiert sein kann. Gefahr des Überganges in einen trifaszikulären Block. Zur genauen Abklärung der Lokalisation der Blockierung ist eine elektrophysiologische Untersuchung notwendig.

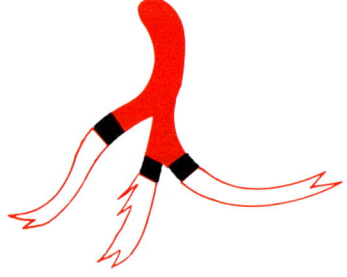

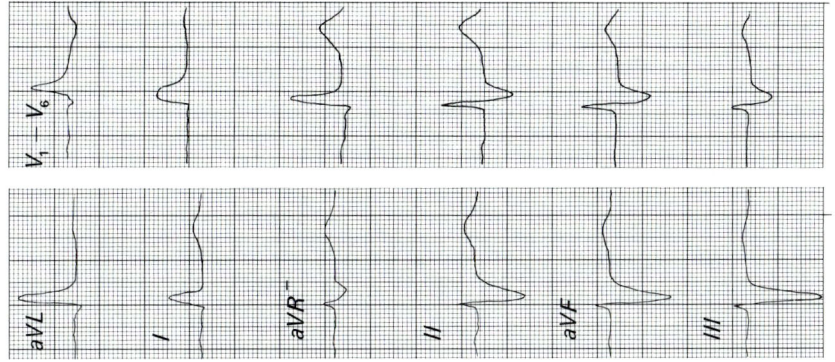

Bifaszikulärer Block. Linksanteriorer Hemiblock bei überdrehtem Linkstyp in Kombination mit Rechtsschenkelblock in den Brustwandableitungen

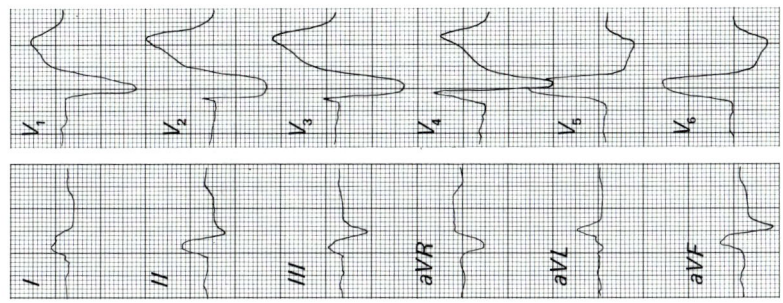

Kompletter Linksschenkelblock bei chronischer Linksherzbelastung durch essentielle Hypertonie. (75jähriger Patient)

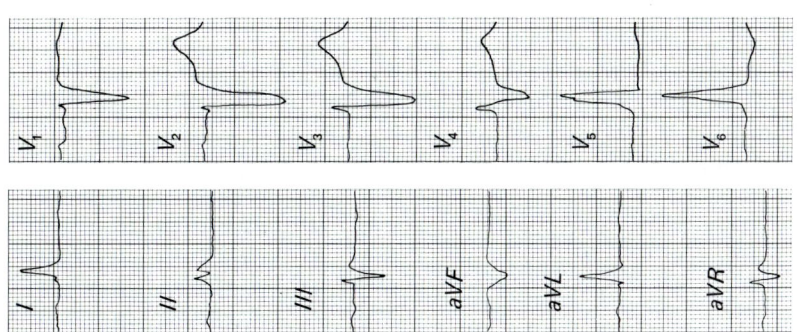

Inkompletter Linksschenkelblock. P sinistroatriale. Diskordanz der Endteile bei kombiniertem Aortenvitium

99

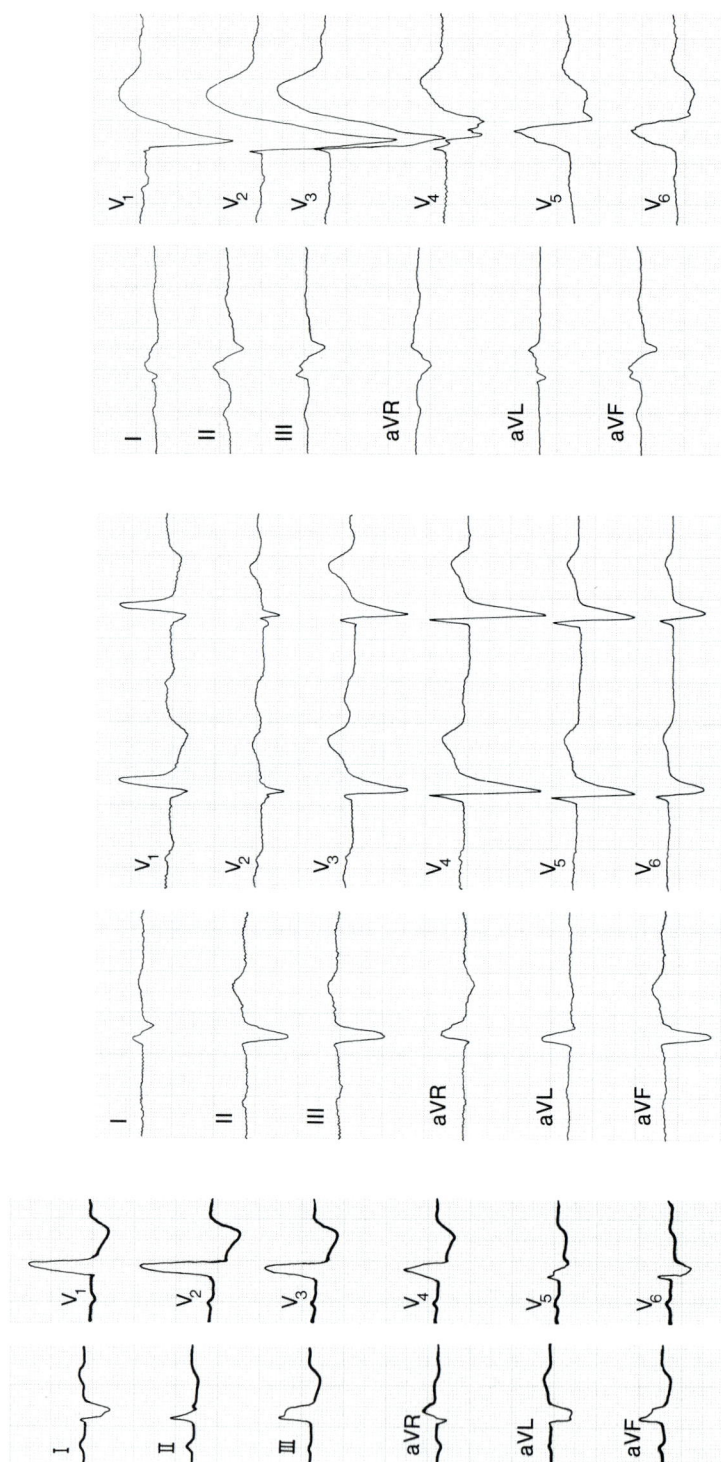

Bild eines „Arborisations"-Blocks: QRS-Breite 0,20 s. In Brustwandableitungen kompletter Linksschenkelblock erkennbar

Drohender trifaszikulärer Block. Linksanteriorer Hemiblock und Rechtsschenkelblock. Zusätzlich av-Block I (PQ-Zeit 0,30 s). Elektrophysiologische Abklärung erforderlich.

Bifaszikulärer Block. Linksposteriorer Hemiblock bei Rechtstyp in Kombination mit Rechtsschenkelblock in den BWA

Verzweigungsblock (Arborisationsblock)

Dieser obsolete und entbehrliche Begriff beschreibt folgendes EKG-Bild:

Extremitäten-Ableitungen: Erhebliche Splitterung von QRS, Breite über 0,12 s. Niederspannung (QRS unter oder bis 0,5 mV). Eine Lagetypzuordnung oder Schenkelblockangabe ist aus den Extremitätenableitungen meist nicht möglich.

Brustwand-Ableitungen: Meist kann in diesen Ableitungen ein Rechts- oder Linksschenkelblock differenziert werden.

Ursache: Es handelt sich um eine periphere Leitungsunterbrechung bei schwerer Schädigung des Myokards durch Infarkt oder schwere koronare Herzerkrankung. Prognose daher ernst.

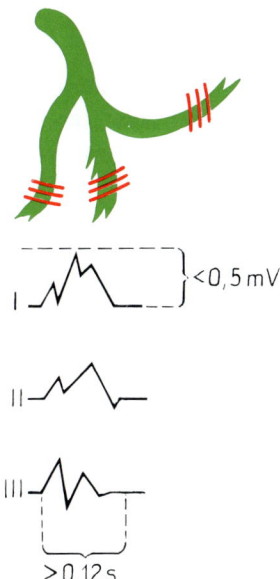

F. S-Zacke

Die S-Zacke bedeutet das Ende der Erregungsausbreitung in den Kammern. An die Erregung der apikalen Abschnitte der linken Kammer schließt sich die Erregung der basalen Abschnitte an.

Diese nach rechts oben gerichtete Erregungsfront wendet sich also von den differenten Elektroden ab. Die S-Zacke erscheint daher in allen Ableitungen, deren Pluspol links oder anterior liegt.

Extremitäten-Ableitungen: Tiefe: ca. ¼ der R-Amplitude. ***Normal***

Brustwand-Ableitungen: Tiefe: 1,5 bis 2,5 mV (in V_{1-2} tief, besonders in V_2; in V_{3-4} gleich oder kleiner als R; in V_{5-6} kleiner als R oder fehlend). Breite: rechtspräkardial nicht über 0,08 s, linkspräkordial nicht über 0,04 s.

Eine S-Zacke in Abl. I hat bei unverändertem Kammerkomplex und bei Normal-, Rechts- bzw. Steiltyp keine besondere Bedeutung. Ist S in I sehr tief und/oder breit (evtl. auch in Abl. II und III), so kann ein inkompletter Rechtsschenkelblock vorliegen (Näheres s. S. 93).

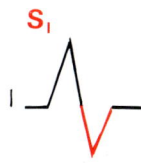

Kleine S-Zacken in V$_{5-6}$ sind beim Steil- bzw. Rechtstyp normal.

Tiefe S-Zacken in den linksthorakalen Ableitungen werden auf folgende Veränderungen zurückgeführt:

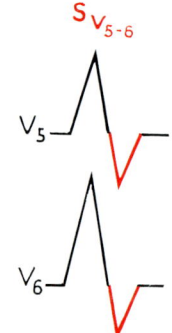

S$_{V_{5-6}}$

- Potentialzuwachs rechtsdorsal durch Hypertrophie des rechten Ventrikels
- Verlagerung des Herzens bei Situs inversus, ausgeprägter Trichterbrust, hochgradiger Kyphoskoliose, nach Pneumektomie
- Richtungsänderung des QRS-Vektors bei Kammerextrasystolie, komplettem und inkomplettem Linksschenkelblock, LAH, bei Rechtsschenkelblock gleichzeitig Verlangsamung der Umlaufgeschwindigkeit im terminalen Bereich der QRS-Vektoren
- Potentialausfall im Bereich des linken Ventrikels, z. B. bei anterolateralem Infarkt oder rudimentärem Vorderwandinfarkt
- Bei klinisch Kreislaufgesunden mit tiefen, linkspräkordialen S-Zacken finden sich elektro- oder vektorkardiographisch immer Anhaltspunkte für intraventrikuläre Leitungsstörungen.

S$_I$-Q$_{III}$-Syndrom (McGinn-White-Syndrom)

Eine tiefe S-Zacke in Ableitung I und ein gleichzeitiges tiefes Q$_{III}$ sind beim Rechts- bzw. Steil- und Mitteltyp und sogar beim Linkstyp physiologisch.

Nur das *plötzliche, flüchtige Auftreten* gilt als pathologisch:

Verdacht auf akutes Cor pulmonale (in etwa 15% der Fälle wird ein S$_I$-Q$_{III}$-Typ gefunden).

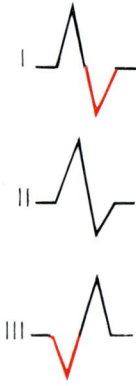

Weitere Hinweise auf ein akutes Cor pulmonale:

Sinustachykardie
ST in I, II und aVL gesenkt
ST in III, aVF und V$_{1-2}$ angehoben
T$_{III}$ spitz negativ
T in V$_1$–V$_3$ negativ
Unvollständiger Rechtsschenkelblock
In den Brustwandableitungen Verschiebung der Übergangszone nach links
Selten P dextro-atriale

G. ST-T-Strecke

Die Erregungsrückbildung

Fehler in der Beurteilung der Endteile (ST-T) gelten als häufigste Ursache „iatrogener Herzerkrankungen". Der Erfahrene wird sich daher davor hüten, Veränderungen der ST-T-Strecke überzubewerten und als „Koronarinsuffizienz" oder als „Myokardschaden" zu stempeln. Eine ätiologische Deutung ist in den meisten Fällen nur unter Berücksichtigung der Anamnese und der klinischen Befunde möglich. Es sollte bekannt sein, daß die verschiedensten Ursachen gleiche EKG-Formänderungen zur Folge haben können. Der Ausdrucksarmut der Nachschwankung (etwa 15 verschiedene Formbilder) steht ein Katalog von mehr als 50 auslösenden Faktoren gegenüber, der den aussagefreudigen Interpreten zur Zurückhaltung mahnt. Ohne klinische Angaben sollte sich der auswertende Arzt auf die Beschreibung der ST-Strecken-Veränderungen beschränken.

Nur die Hauptgruppen möglicher Ursachen seien aufgezählt:

- *Intraventrikuläre Erregungsleitungsstörungen* durch Schenkelblock, Hypertrophie und Präexzitation.
- Koronare Herzerkrankung
- *Tagesschwankungen* durch neurovegetative und Temperatur- sowie Klimaeinflüsse, Orthostase, Schlafmangel
- *Mineralstoffwechselstörungen, Dysproteinämie, hormonelle Störungen*
- *Toxische Einflüsse* durch Nikotin, Chinidin, Narkotika, Digitalis und andere Medikamente
- Entzündliche, degenerative, neoplastische *Herzveränderungen*
- *Traumata, seelische und körperliche Überlastungen.*

Die gleichen Faktoren, die die ST-Strecke verändern, können auch die Form von T beeinflussen. Daher müssen beide Phasen der Nachschwankung, die hier nur aus didaktischen Gründen getrennt dargestellt werden, betrachtet werden.

> *Merksatz:*
> ST-Hebung und negatives T sind häufiger organisch bedingt als ST-Senkung und erhöhtes positives T.

Die ST-Strecke entspricht dem kurzen Zeitraum der gleichmäßigen Kammererregung

Da während dieser Periode keine wesentliche Potentialschwankung besteht, verläuft die ST-Strecke insbesondere in den *herzfernen* Ableitungen in der Nullinie.

Normvarianten

Senkung bis 1 mm (unterhalb der PQ-Strecke in den Extremitäten-Ableitungen (I, II, III) und linkspräkordial (V_{4-6})).

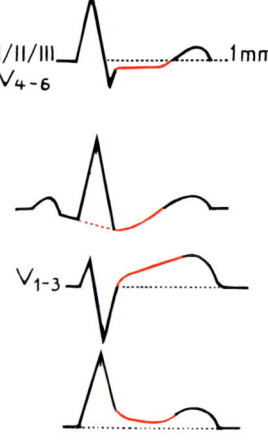

Bei Tachykardie kann ein vertiefter Beginn der ST-Strecke, wahrscheinlich infolge einer ausgeprägten T-Welle des Vorhofs (Ta-Welle), beobachtet werden (aszendierende ST-Senkung).

Erhöhter Abgang der konkav aszendierenden ST-Strecke aus dem J-Punkt in den BWA (0,05–0,30 mV). Der absteigende Schenkel der R-Zacke zeigt vor dem J-Punkt entweder eine Kerbung oder eine Verschleifung („early repolarization"). Es handelt sich meist um jüngere Patienten mit vagotoner Reaktionslage.

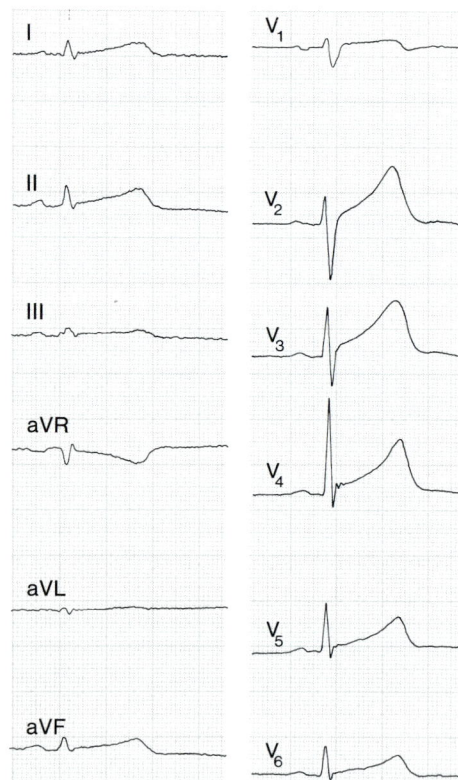

„Early repolarization": Hoher Abgang der ST-Strecke aus dem J-Punkt in den BWA. Kerbung vor dem J-Punkt in V_4/V_5. Normvariante bei 35jährigem Patienten ohne faßbaren kardialen Befund

Gesenkt

Pathologische ST-Senkungen

beruhen, wenn sie nicht Folge einer intraventrikulären Leitungsstörung sind, auf Veränderungen der leitenden Medien der *Kammerinnenschicht*. Ihre Form erlaubt in begrenztem Maße einen Rückschluß auf die Ätiologie.

Einige wichtige und typische ST-Senkungen: s. Abbildungen.

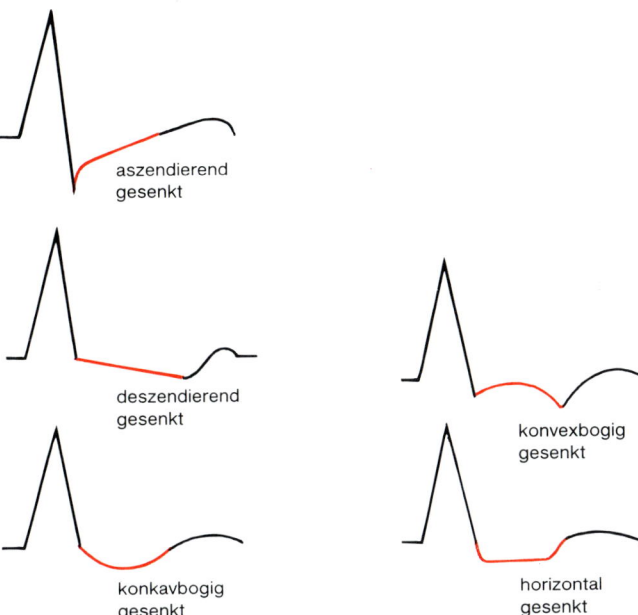

aszendierend gesenkt

deszendierend gesenkt

konvexbogig gesenkt

konkavbogig gesenkt

horizontal gesenkt

Kammerhypertrophie

In den Ableitungen über dem hypertrophierten Bezirk ergibt sich ein *direktes* Kurvenbild:

- QRS vergrößerte Amplitude, evtl. breit
- ST konvexbogig gesenkt
- T präterminal negativ

Linkshypertrophie: $V_{5/6}$, I, aVL

Rechtshypertrophie (weniger typisch): $V_{1/2}$, III, aVF.

Ein indirektes Bild mit positiven spiegelbildlichen Endteilen findet sich in den diametralen, also in den der Hypertrophie entgegengesetzten Ableitungen.

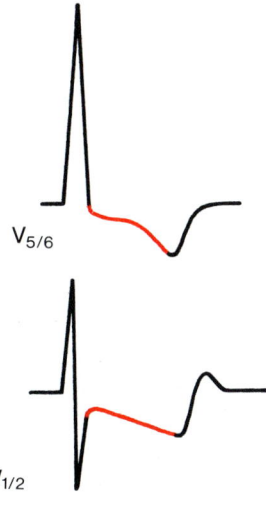

$V_{5/6}$

$V_{1/2}$

105

Linksschenkelblock

Direktes Bild über der blockierten Kammer (V$_{5/6}$, I, aVL):

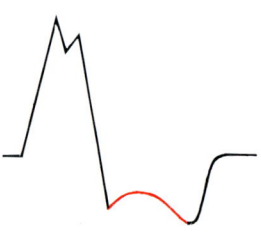

- QRS verbreitert, erhöhte Amplitude

- ST konvexbogig gesenkt

- T negativ, infolge Vergrößerung der QRS-Fläche verfrüht beginnend.

Indirektes Bild mit positiven spiegelbildlichen Endteilen in den diametralen, dem blockierten Schenkel entgegengesetzten Ableitungen.

Ein Rechtsschenkelblock weist weniger typische Endteilveränderungen auf, in den linkspräkordialen Ableitungen häufig keine Erregungsrückbildungsstörungen.

Digitaliswirkungen

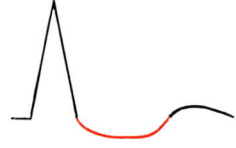

Bekannt ist eine konkavbogige („muldenförmige") Senkung der ST-Strecke mit Verkürzung der QT-Zeit, T-Abflachung oder T-Negativierung.

Weitere Digitaliseffekte äußern sich im EKG durch Störungen der Erregungsbildung und der Erregungsleitung:

- Sinusbradykardie
- Verlängerung der PQ-Zeit (av-Block I. Grades)

Als Zeichen einer Überdosierung bzw. Intoxikation gelten:

- Spitz-negatives T
- Vorhoftachykardie mit av-Block, junktionale Tachykardie
- av-Block II. Grades, kompletter av-Block
- (Polytope) ventrikuläre Extrasystolen
- Ventrikulärer Bigeminus
- Ventrikuläre Couplets/Salven
- Bidirektionale ventrikuläre Tachykardie
- Kammerflimmern

Die Veränderungen können je nach Glykosid und Dosis bis zu 3 Wochen nach Absetzen des Herzglykosids sichtbar sein.

Richtzeiten für eine Glykosidpause:

Digitoxin 3–4 Wochen
Digoxin 7–10 Tage

Bei Niereninsuffizienz sind für Digoxin längere Pausen notwendig (s. auch S. 184)

Koronare Herzerkrankung

Die Diagnose einer koronaren Herzerkrankung ist ganz überwiegend eine klinische. Sie stützt sich auf die typische Anamnese mit Angina pectoris und wird erhärtet durch ein positives Belastungs-EKG (s. S. 136). Das Ruhe-EKG ist dagegen zur Diagnostik der koronaren Herzerkrankung nur wenig geeignet. Die Mehrzahl der Patienten mit pectangiösen Beschwerden und gesicherter koronarer Herzerkrankung ohne durchgemachten Infarkt hat ein völlig normales Ruhe-EKG, die übrigen Patienten haben uncharakteristische EKG-Veränderungen, aus denen sich die Diagnose „koronare Herzerkrankung" nicht sicher stellen läßt. Ein adäquat durchgeführtes Belastungs-EKG ist dagegen eine unverzichtbare Untersuchung der Diagnostik der koronaren Herzerkrankung.

Im Falle einer akuten Koronarinsuffizienz mit pectangiösem Anfall, aber ohne Infarkt, kommt es meistens zu einer muldenförmigen, horizontalen oder deszendierenden ST-Senkung mit Abflachung bzw. präterminaler Negativierung von T. Die schnelle Rückbildung dieser Veränderungen am Ende des pectanginösen Anfalls ist ein Hinweis darauf, daß es sich um eine akute Innenschicht-Ischämie gehandelt hat.

Wegen der Unspezifität der ST-Strecken-Veränderungen im Falle einer koronaren Herzerkrankung empfiehlt es sich, diese Endteilveränderungen morphologisch zu beschreiben und die Diagnose einer koronaren Herzerkrankung dem Kliniker mit Hilfe der Anamnese und des Belastungs-EKG zu überlassen.

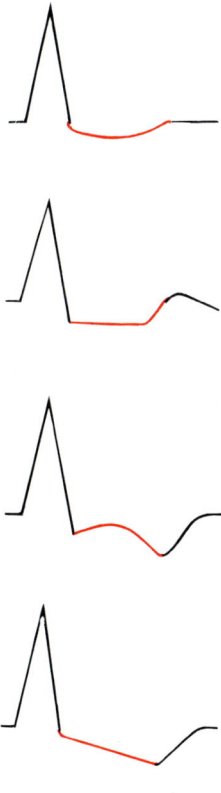

Pathologische ST-Hebungen gelten im allgemeinen als Ausdruck einer „Verletzung" und sind immer gravierend. Es handelt sich um monophasische Stromeinflüsse, wie sie experimentell durch Verletzung einer Muskelfaser erzeugt werden können. Der durch einen *Myokardinfarkt,* ein *murales Aneurysma, maligne Myokardinfiltrationen* oder durch eine *Perikarditis* lädierte subepikardiale Muskelbezirk wird elektrisch inaktiv. Er wird daher auch weniger elektronegativ als der subendokardiale Muskelanteil. Infolge der Potentialdifferenz von innen nach außen ist der Vektor der relativ positiven Außenschicht zugewandt. Im Augenblick der Aufzeichnung der ST-Strecke verhält sich somit der verletzte Muskelbezirk noch elektropositiv, so daß sich in den direkten Ableitungen eine gehobene ST-Strecke registrieren läßt.

Angehoben

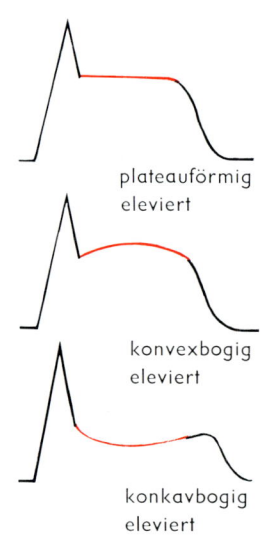

plateauförmig
eleviert

konvexbogig
eleviert

konkavbogig
eleviert

Akuter Herzinfarkt

Über den direkten Ableitungen erhöhter Abgang der ST-Strecke mit *konvexbogigem* oder *plateauförmigem* Verlauf, in den die T-Welle einbezogen ist. (Rechtspräkordial ist T gewöhnlich jedoch noch zu differenzieren). I. Infarktstadium.

Im weiteren Verlauf bewegt sich T gegensinnig und wird negativ („koronares" T), während die ST-Strecke langsam zur Nullinie zurückkehrt. II. Infarktstadium. Später Wiederaufrichten der T-Welle.

Weitere Charakteristika: Pathologisch vertieftes Q, R-Reduktion.

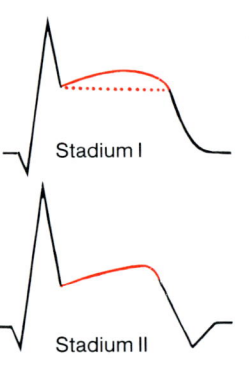

Stadium I

Stadium II

Stadium III

Frischer Vorderwandinfarkt

ST-Hebung in Abl. I (II), aVL, V_{2-4} (bis V_6)
Gegensinniges Verhalten von ST in Ableitung III.

Frischer Hinterwandinfarkt

ST-Hebung in Abl. (II), III, aVF, $V_{7/8}$
Gegensinniges Verhalten von ST in Ableitung I.

108

Prinzmetal-Angina

Selten kommt es unter dem Bild eines Infarkt-EKG mit massiven monophasischen ST-Hebungen und pectanginösen Beschwerden in Ruhe zu einer Variant-Angina, auch „Prinzmetal-Angina" nach dem Erstbeschreiber genannt (1959). Die EKG-Veränderungen gehen nach dem pectanginösen Anfall zurück, die infarkttypischen Enzyme (CK, CK-MB, SGOT) sind nicht erhöht. Das Belastungs-EKG ist nicht selten negativ. Als Ursache dieser EKG-Veränderungen wird ein Koronarspasmus angenommen. Die Mehrzahl dieser Patienten zeigt zusätzlich erhebliche koronarangiographische Veränderungen.

Myokard-Aneurysma

Charakteristisch ist eine monate- bis jahrelange Persistenz des II. Infarktstadiums:

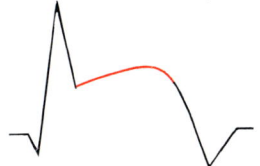

- ST angehoben
- T negativ
- Breite, tiefe Q-Zacken, evtl. als QS-Komplexe in den Brustwandableitungen
- Häufigste Lokalisation: Vorderwandspitzeninfarkt (V_2–V_5)

Frische Perikarditis

Im Gegensatz zu dem Infarktbild verläuft die gehobene ST-Strecke (selten > 0,2 mV) meist *konkavbogig* (jedoch nicht immer!!) in allen Ableitungen (mit Ausnahme von aVR und V_1). Abgang der monophasischen ST-Hebung evtl. vom aufsteigenden Schenkel von S (Infarkt: Absteigender Schenkel von R).

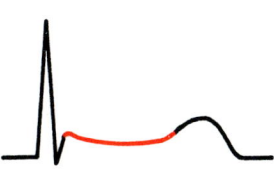

Außerdem fehlen „indirekte Veränderungen" wie bei einem Infarkt, ferner ein pathologisches Q sowie eine isolierte R-Reduktion; bei großem Perikarderguß Niederspannung möglich.

Lungenembolie

Hierbei wird eine flüchtige, leichte monophasische ST-Hebung (in V_1 und V_2) infolge eines Verletzungsvektors über dem rechten Herzmuskel beobachtet (s. S. 102).

Weitere Kennzeichen:

S_I-Q_{III}-Typ   T negativ in $V_{1/2}$ ($_{3/4}$)

Inkompletter Rechts-   Quer- oder Linkslage

    schenkelblock   Selten P dextro-atriale

rS-Typ bis $V_{5/6}$ QT verlängert

Wie sind isolierte ST-Hebungen zu werten?

Isolierte ST-Hebungen $\leq 0,2$ mV in den Brustwandableitungen V_2-V_4 sind bei Jugendlichen mit vagotoner Reaktionslage nicht als pathologisch zu werten. Im Rahmen eines „early repolarization syndrom" (s. S. 104) kann es sich um eine Normvariante handeln. Eine einzelne ST-Hebung $\leq 0,2$ mV in den Brustwandableitungen ist fast immer eine Normvariante, ganz selten Folge einer Perikarditis sicca oder eines kleinen Infarktes.

H. T-Welle

Die T-Welle ist Ausdruck der Erregungsrückbildung in den Kammern.

    Während die Erregungsausbreitung vom Endokard zum Epikard verläuft, bewegt sich die Erregungsrückbildung vom Epikard zum Endokard. Die zuerst erregten Innenschichten werden also zuletzt repolarisiert (so daß die Papillarmuskeln, die die Segelklappen schließfähig halten, am längsten erregt bleiben). Zudem wird die Muskulatur der Basis langsamer repolarisiert als die der Herzspitze.

    Die Erregungsrückbildung geht also mit erheblichen Potentialschwankungen einher und dauert länger als die Erregungsausbreitung (QRS). Die vektorielle Achse der T-Welle entspricht jedoch gewöhnlich der QRS-Achse (durchschnittliche Abweichung $-20°$).

Das normale T

Die Form ist asymmetrisch, d.h., die T-Welle steigt langsam an und fällt rascher zur Nullinie ab (ein symmetrisches, spitzes T ist also nicht normal). Der Gipfel ist abgerundet.

Normal

T positiv:

In Ableitung I, II (etwa ¼–⅓ von R)

In Ableitung III positiv bei Steiltyp

In V_{2-6} (linkspräkordial mindestens ⅛ von R)

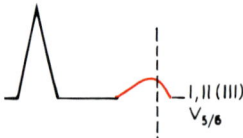

I, II (III)
$V_{5/6}$

T negativ (spiegelbildlich zum positiven Typ):

In aVR
Rechtspräkordial bei Kindern
In V_1 bei Erwachsenen
In V_2 bei Männern bis zum 25. Lebensjahr
    bei Frauen bis zum 35. Lebensjahr.

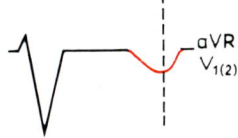

Wie erwähnt, beeinflussen ST-Veränderungen die T-Welle und T-Veränderungen die ST-Strecke, so daß beide nicht getrennt werden sollten. Oft stehen jedoch die abnorme Höhe oder Tiefe, die Ausschlagrichtung und Gestaltung von T ganz im Blickfeld. Folgende Formbilder sind für die EKG-Praxis von besonderer Bedeutung:

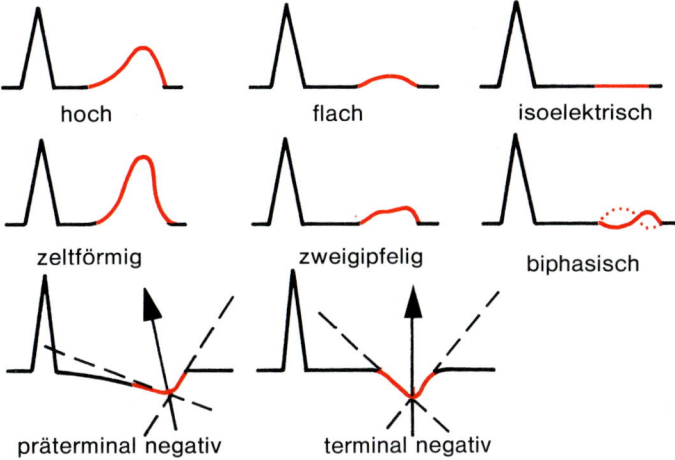

Unterschied zwischen präterminal negativer T-Welle und terminal negativer T-Welle

Bei der präterminal negativen T-Welle zeigt die Winkelhalbierende durch die Spitze der T-Welle in Richtung auf den zugehörigen QRS-Komplex. Bei der terminal negativen T-Welle zeigt die Winkelhalbierende durch die Spitze senkrecht nach oben oder sogar weg vom QRS-Komplex.

Das pathologisch hohe T

Hoch, positiv

Volumenhypertrophie-T

Das große, symmetrische, konkordante T kann Ausdruck einer Volumenüberlastung des linken Ventrikels (Aortenklappeninsuffizienz, offener Ductus arteriosus) sein.

Das große, konkordante T beobachtet man auch bei *Vagotonie, Bradykardie, vegetativer Labilität* und nach einer langen *kompensatorischen Pause*. In diesen Fällen hat es keine pathologische Bedeutung.

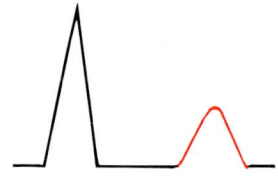

„Erstickungs-T"

Hohe, positive, gleichschenkelig spitze T-Wellen lassen sich gelegentlich unmittelbar nach dem Herzinfarktereignis sowie bei einer Kohlenmonoxydvergiftung beobachten. Dieses sog. „Erstickungs-T" gilt als „früheste Ischämiereaktion", die oft bis zur EKG-Registrierung wieder abgeklungen sein kann (Erklärung siehe S. 117).

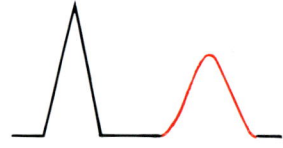

Hyperkaliämie-T

Hohe, spitze, symmetrische, „zeltförmige" T-Wellen mit knickförmigem Übergang von und zur Isoelektrischen besonders in den Brustwand-Ableitungen, treten bei Serumkaliumwerten über 6 mval/l auf. Infolge der intraventrikulären Erregungsleitungsstörung kommt es ferner bei zunehmender „Kalium-Intoxikation" zu einer Verbreiterung und Deformierung von QRS. Schließlich treten schwere Rhythmusstörungen auf: Sinusarrhythmien, Sinusbradykardie, Sinusstillstand, av-Block, Vorhofflimmern, Vorhofstillstand, Kammertachykardie, Kammerflattern oder -flimmern.

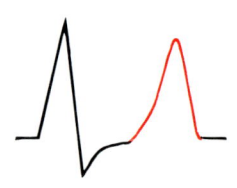

Das Vollbild der Kalium-Intoxikation erscheint oft im Endstadium der Urämie. Die erwähnte „charakteristische" QT-Verlängerung tritt nur auf, wenn eine gleichzeitige Hypokalzämie wirksam wird.

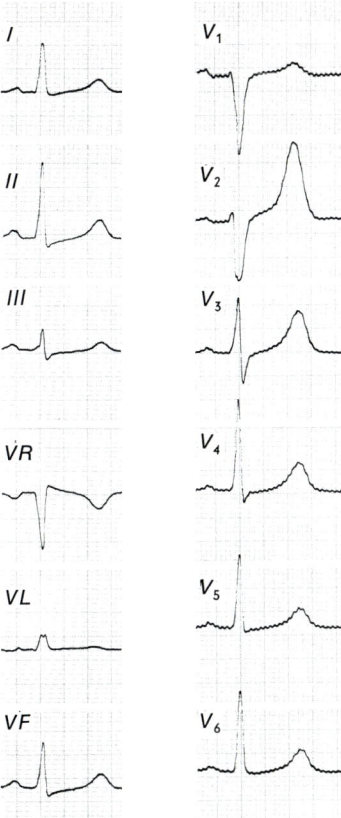

Hyperkaliämie-T bei einem 24jährigen Mann mit einer chronischen Glomerulonephritis. Kalium im Serum 6,0 mval/l

---

T abgeflacht

Bei der Beurteilung einer abgeflachten T-Welle muß zunächst ein Projektionseffekt ausgeschlossen werden. Bei einem Indifferenz-, Steil- oder Rechtstyp ist das flache T_{III} unbedeutend.

Vorübergehende Abflachungen, wie sie bei vegetativer Labilität, beim Trainingsmangel, unter körperlichen Belastungen und bei Tachykardien beobachtet werden, sind bedeutungslos. Sie werden fälschlich als „Myokardschaden" interpretiert.

Abgeflacht

Konstante Abflachungen der T-Welle sind vor allem unter folgenden Bedingungen zu beobachten:

– Digitalisierung
– Hypokaliämie
– Myokarditis, toxische Myokardschädigung
– Perikarditis (Zwischenstadium)
– Myokardosen
– Koronarinsuffizienz (gleichzeitig ST-Senkung)
– Orthostatische Dysregulation

Die Abflachung der T-Welle gehört somit zu den vieldeutigen, unspezifischen Erregungsrückbildungsstörungen.

Das biphasische, terminal negative T

kennzeichnet in Verbindung mit einer ST-Elevation das 2. Infarktstadium.

Biphasisch

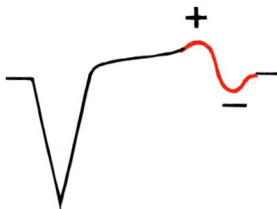

Hinterwandinfarkt: Abl. II, III, aVF, Nehb D.

Vorderwandinfarkt: Abl. I, aVL, V_{2-4}.

Seltenes Vorkommen bei abklingender Perikarditis, Myokarditis, Intoxikationen (Schlafmittel, Sublimat, Phosphor, Lösungsmittel, Dichloräthan).

Ein biphasisches, präterminales negatives T

gilt, wenn es isoliert in Ableitung III auftritt, als normaler Befund, ebenfalls in der Übergangszone (V_3, V_4) bei Adoleszenten, die in V_1 und V_2 noch ein negatives T aufweisen. Manchmal tritt es auch nach einer Arbeitsbelastung bei vegetativ labilen Patienten auf.

Eine *pathologische* Minus-Plus-Diphasie von T wird besonders unter folgenden Bedingungen beobachtet:

– *Linkshypertrophie:* Mit zunehmender Belastung des linken Ventrikels Übergang in ein spitz negatives T.
– *Perikarditis* (Vernarbungsstadium)
– *Koronarinsuffizienz* (Belastungsreaktion)
– *Orthostatische Dysregulation*
– *Digitaliseffekt*

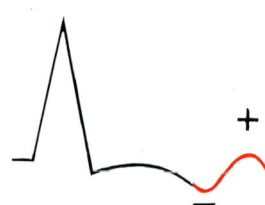

Das negative T

Die terminal negative T-Welle (=gleichschenklig negative T-Welle; Winkelhalbierende zeigt senkrecht nach oben!) ist primär als Hinweis auf eine durchgemachte „Ischämie" zu deuten:

- (Nicht transmuraler) Myokardinfarkt
- Angina-pectoris-Anfall.

Jedoch kommen differentialdiagnostisch auch eine Reihe von anderen (kardialen) Erkrankungen infrage:

- Akute Lungenembolie (in Ableitung V_1/V_2)
- Perikarditis (Folgestadium)
- Myokarditis
- Hypertrophische Kardiomyopathie
- Zustand nach aortokoronarer Bypass-OP
- Mitralklappenprolaps-Syndrom
- Herztumoren
- Im Gefolge eines intermittierenden Linksschenkelblocks
- unmittelbar nach Schrittmacherimplantation.

Auch nichtkardiale Erkrankungen können über zum Teil noch unklare Mechanismen massiv negative T-Wellen hervorrufen:

- Cerebrovaskuläre Erkrankungen (intracerebrale Blutung, Subaachnoidalblutung)
- Endokrine Störungen (Phäochromozytom, Hypothyreose etc.)
- Neuromuskuläre Systemerkrankungen (z. B. Morbus Friedreich)
- Kollagenosen
- Hämodialyse
- Abdominelle Erkrankungen.

Aus der Vielzahl der angeführten Erkrankungen wird deutlich, daß die terminal negative T-Welle nicht ohne weiteres als Hinweis auf eine durchgemachte „Ischämie" zu deuten ist. Vielmehr müssen zur Deutung Anamnese, Klinik und EKG-Verlauf herangezogen werden. Sind diese Informationen dem EKG-Befunder nicht bekannt, so sollte er sich auf die Beschreibung der EKG-Veränderungen beschränken.

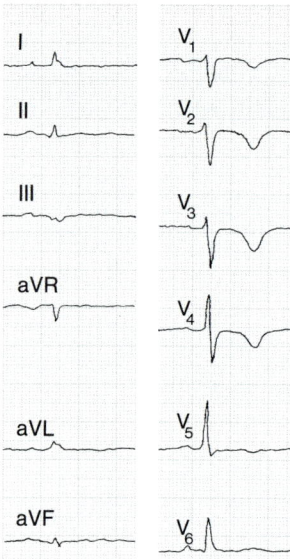

Terminal negative T-Wellen in V_1–V_4. Zustand nach zweifacher aortokoronarer Bypass-Operation vor 10 Tagen. Ein Infarkt wurde ausgeschlossen.

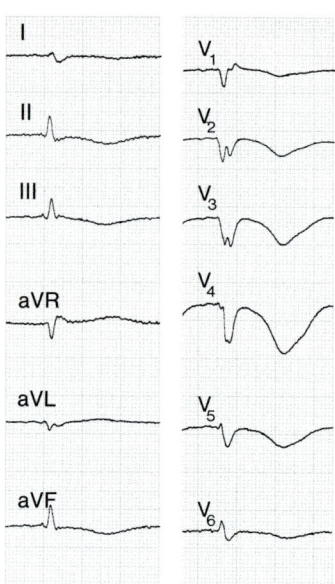

Zustand nach altem Vorderwandinfarkt. Jetzt: Bei apoplektischem Insult ausgeprägtes negatives T und QT-Verlängerung in den BWA

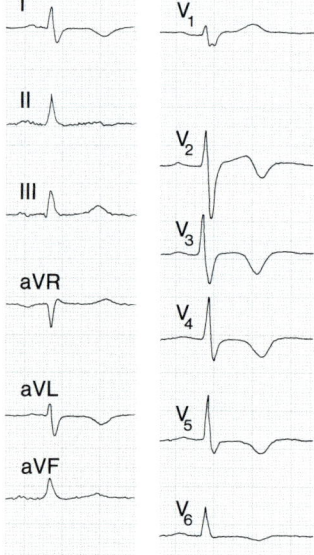

Terminal negatives T in V_2–V_6 bei Zustand nach Tauchunfall (Caisson-Krankheit) mit kurzzeitiger Bewußtlosigkeit. 20jähriger Patient.

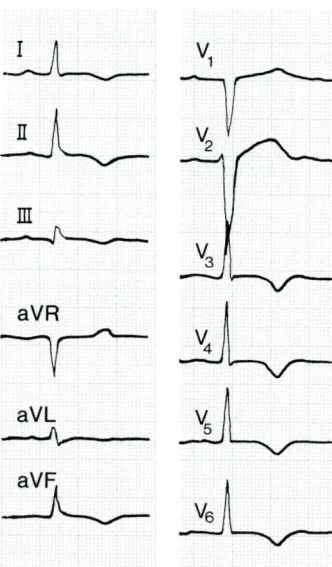

Gleichschenklig negatives T bei 20jährigem Patienten mit Friedreichscher Ataxie. Echokardiographisch keine kardiale Hypertrophie nachweisbar

Myokardinfarkt

Das terminal negative T gilt zwar als wichtiges, jedoch nicht spezifisches Indiz für einen Infarkt. Als zusätzliche Hinweise gelten, abgesehen von dem hoch positiven „Erstickungs-T", das nur einige Minuten bis Stunden anhält, die *monophasische Deformierung* der ST-Strecke sowie der R-Verlust bzw. das *Nekrose-Q.* Sämtliche Veränderungen – Folgezustände der „Ischämie", Verletzung bzw. Nekrose – sollen hier kurz zusammenfassend behandelt werden.

„Erstickungs-T"

Sekunden bis Minuten nach Eintritt der Ischämie ist selten eine hohe positive, gleichschenklige T-Welle mit gering angehobener ST-Strecke zu beobachten. Infolge der schweren Ischämie verläuft die Erregungsrückbildung (Repolarisation) der „letzten Wiesen" (Innenschicht) langsamer als die der relativ besser durchbluteten Außenschichten. Der Vektor der Repolarisation, der auch im Normalzustand auf eine epikardiale Elektrode gerichtet ist, wird daher verstärkt, so daß die positive T-Welle noch stärker ausgeprägt wird. Wenn schließlich auch die „vorn gelegenen Wiesen" (Außenschicht) schlecht durchblutet werden, so daß die Repolarisation im epikardnahen Bereich stärker als im endokardnahen Bereich verzögert wird, dann wendet sich der Vektor der Repolarisation nach innen, so daß T negativ wird.

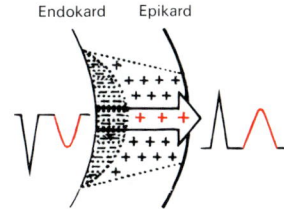

Endokard   Epikard

„Verletzungs-ST"

Der durch die Ischämie am stärksten in Mitleidenschaft gezogene Muskelbezirk gilt als „Verletzungszone". Hier entsteht der monophasische „Verletzungsstrom", eine konvexbogige oder plateauauförmige ST-Elevation, da die verletzte Außenschicht sich während der Erregungsrückbildung im Verhältnis zur Innenschicht noch relativ positiv verhält.

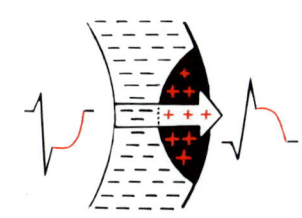

Das terminal negative T

Das terminal negative T wird durch die Randzone des Infarktes gebildet. Sie ist so geschädigt, daß der Erregungsrückgang verzögert ist, aber so wenig geschädigt, daß sie noch an der Erregung teilnimmt.

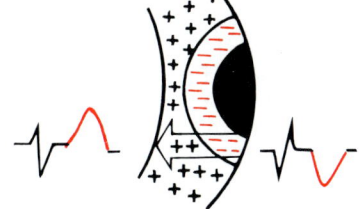

„Nekrose-Q"

Das nekrotisierte Gewebe ist elektrisch passiv und kann nicht aktiviert werden. Dieser Gewebebezirk entspricht einem elektrischen „Loch". Da sich der elektrische Vektor von dem nekrotischen Bezirk fortbewegt, entsteht in den direkten Ableitungen ein tiefes, breites Q.

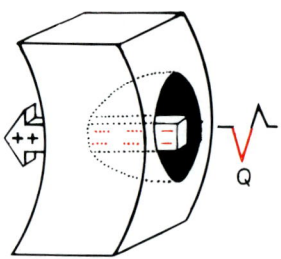

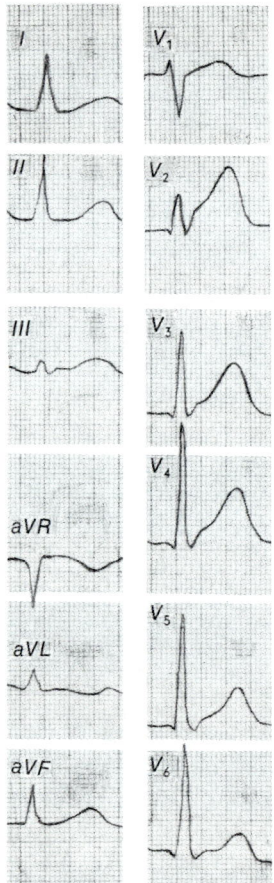

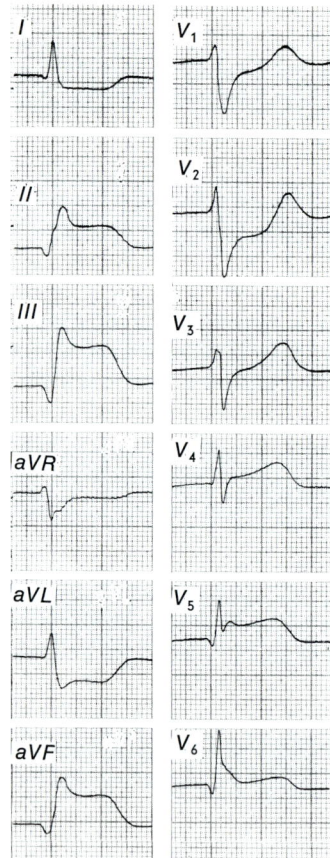

„Erstickungs-T" eine halbe Stunde nach Beginn des Status anginosus bei einem 51jährigen Mann, der nach einer weiteren Viertelstunde verstarb. Die Autopsie ergab eine frische Thrombose der linken Koronararterie.

„Verletzungs-ST" etwa drei Stunden nach Beginn des Status anginosus. 71jähriger Patient mit frischem Posterolateral-Infarkt. In Abl. II, III, V_5, V_6 ist bereits ein „Nekrose-Q" erkennbar.

Negatives T bei klinisch „Herzgesunden"?

Eine lokale Verzögerung der Erregungsrückbildung, die sich durch ein negatives T äußert, gibt es auch bei „Herzgesunden". Man darf sich nur nicht blind an diese Möglichkeit klammern, sondern muß zuvor anamnestisch und klinisch jedes Verdachtsmoment für eine organische Herzerkrankung ausschließen.

Kindliches und juveniles T in V_1- V_4: Gelegentlich noch bei jungen Frauen nachweisbar.

Hyperventilation: Normalisierung durch CO_2-angereicherte Luft.

Posttachykardie-Syndrom: Vorübergehende, relative Ischämie als Folge einer langdauernden Tachykardie.

Labile Endstreckenveränderungen: Vegetative benigne Endstreckenveränderungen lassen sich durch Tests, die mit einer Stimulation oder Hemmung des sympathischen Nervensystems einhergehen, normalisieren (Belastungs-EKG, Propranolol 80 mg oral, Orciprenalin 0,05 mg i.v.). Im Gegensatz zu pathologischen Endstreckenveränderungen des Koronarkranken, die mit und ohne Angina pectoris unter Belastung erst auftreten, ist bei den vegetativen T-Wellen typisch, daß sie sich unter Belastung normalisieren.

WPW-Syndrom (siehe S. 69): Negative T-Wellen, die bei einem ausgeprägten WPW-Syndrom vorkommen, werden immer wieder, besonders bei Jugendlichen, als Infarktzeichen mißdeutet.

Isolierte T-Negativität in V_3 oder V_4: Bei mageren, flachbrüstigen Patienten. Verschwindet bei tiefer Inspiration.

I. TP-Strecke

Die TP-Strecke entspricht der elektrischen Diastole. Sie wird gemessen vom Ende des T bis zum Anfang des P. Eine Verkürzung der TP-Strecke wird bei Tachykardie sowie bei av-Block beobachtet.

K. U-Welle

Die nicht regelmäßig dem T folgende Schwankung wird U-Welle genannt. Über die Ursache der U-Welle gibt es heute noch keine einheitlichen Vorstellungen. Die *normale U-Welle* verläuft im allgemeinen positiv. Besonders ausgeprägte U-Wellen finden sich gewöhnlich in Ableitungen II, aVL, V_2-V_3. Die Form unterliegt zahlreichen Schwankungen. Da die U-Welle in einzelnen Ableitungen mit der T-Welle zusammenfließt, ist es hier schwierig, die QT-Dauer exakt zu bestimmen (s. TU-Verschmelzungswelle)

Hohe U-Wellen treten unter folgenden Bedingungen in Erscheinung:

- *Vagotonie, Bradykardie, forcierte Inspiration*
- *Nach körperlichen Anstrengungen* (Belastungs-EKG)
- *Hypokaliämie:* Gewöhnlich TU-Verschmelzungswellen. Daher wurde früher fälschlich bei einer Hypokaliämie eine Verlängerung der QT-Dauer angenommen, während in Wahrheit eine QT-Verkürzung besteht
- *Apoplexie, Subarachnoidalblutung, Hirntumor, Beriberi-Herz, Hypertonie, Hyperthyreose.*

Hoch, positiv

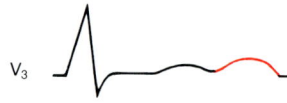

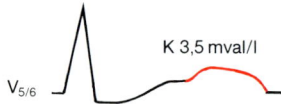

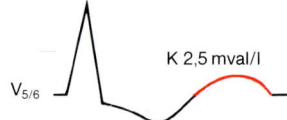

Negative oder biphasische U-Wellen sind stets pathologisch.

Vorkommen:

Linkshypertrophie: Hypertonie, Aortenvitien, insbesondere bei Aorteninsuffizienz, besonders in Abl. I, V_{4-6}

Überlastung des rechten Herzens: Abl. II, III, V_{1-2}

Angina pectoris (oft gleichzeitige ST-Senkung): Negative U-Wellen in V_{5-6} können jedoch der einzige Hinweis auf eine Koronarinsuffizienz sein!

Folgezustand nach einem Herzinfarkt (Beteiligung des vorderen Papillarmuskels) und nach einer Lungenembolie

Schenkelblock

Extrasystolie

Negativ, biphasisch

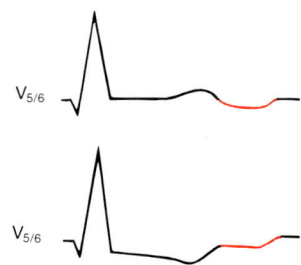

TU-Verschmelzungswelle

Überlagerung des T-Wellen-Endes mit dem U-Wellenbeginn. Wenn die T-Welle flacher wird und die U-Welle ansteigt, kann die TU-Verschmelzungswelle ein „breites T" und somit eine verlängerte QT-Dauer vortäuschen.

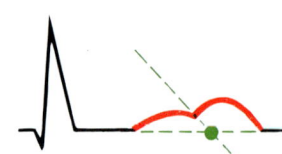

120

Kennzeichen: Einkerbung im absteigenden Schenkel der „scheinbaren T-Welle".

Der Schnittpunkt der Tangente am absteigenden Schenkel der T-Welle mit der Nullinie gilt als Ende der QT-Dauer.

Nachweis: Besonders in Abl. V_1–V_4 und Abl. II.

Ursache: Metabolische Störungen, insbesondere Hypokaliämie. Gelegentlich tritt nach einer Elektrokonversion eine TU-Verschmelzungswelle auf.

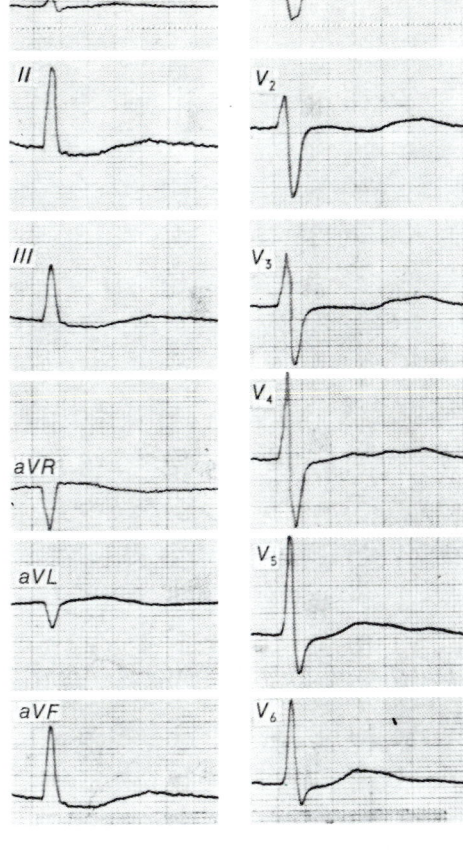

TU-Verschmelzungswelle. 80jähriger Patient mit schwerer Linksherzinsuffizienz und Hypokaliämie (Kalium im Serum 3,2 meq/l)

III. Klinische EKG-Syndrome

A. Erworbene Klappenfehler

Mitralklappenfehler

1. Mitralstenose

Die reine Mitralstenose führt zunächst zu einer Überlastung des linken Vorhofs. Später folgt infolge der Rückstauung eine Lungengefäßveränderung mit „pulmonaler Hypertonie" und somit eine Druck-Überlastung des rechten Ventrikels. Diese Entwicklungsstadien spiegeln sich im EKG wider.

Stadium I

Widerstandshypertrophie des linken Vorhofs:
P sinistro-atriale (ein gering ausgeprägtes P sinistro-
  atriale spricht gegen eine schwere Mitralstenose)
Endteile normal
Lagetyp altersentsprechend

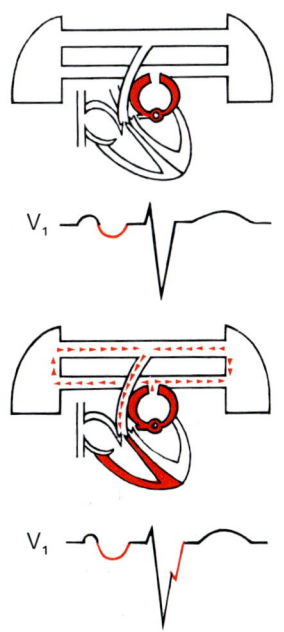

V_1

Stadium II

Vermehrte Belastung des rechten Ventrikels
Rechtstyp
Beginnende Rechtsherzhypertrophie
Evtl. in rS versenktes r' („embryonale R-Zacke im
  Schoße der S-Zacke")
In den rechtspräkordialen Zusatzableitungen r'-Zak-
  ke in V_{r3} oder rR' in V_{r4}
Verbreiterung der Übergangszone

V_1

Stadium III

Durch zusätzliche pulmonale Gefäßveränderungen Zunahme der Rechtsherzhypertrophie:

Deutliches P sinistro-atriale
Steiltyp mit ausgeprägten Rechtshypertrophiezei-
  chen

123

Sinusrhythmus mit supraventrikulären Extrasystolen, evtl. Vorhofflimmern.

In den Brustwandableitungen:

a) bei konzentrischer Rechtsherzhypertrophie vermehrtes Potential von R über dem rechten Herzen

b) bei Dilatation Rechtsverspätung

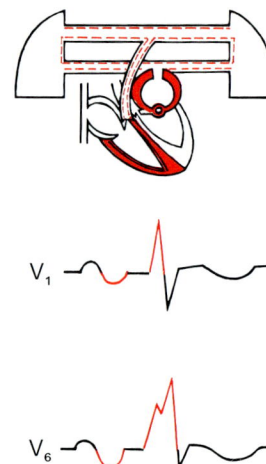

Stadium IV

Durch Zunahme der pulmonalen Gefäßveränderungen extreme Rechtshypertrophie:

R in V_1 ausschließlich positiv
rS in V_6
Häufig Vorhofflimmern
Rechtstyp

V_1

V_6

Merke: Bei ausgeprägtem P sinistro-atriale in Kombination mit einer Rechtshypertrophie stets Verdacht auf Mitralstenose!

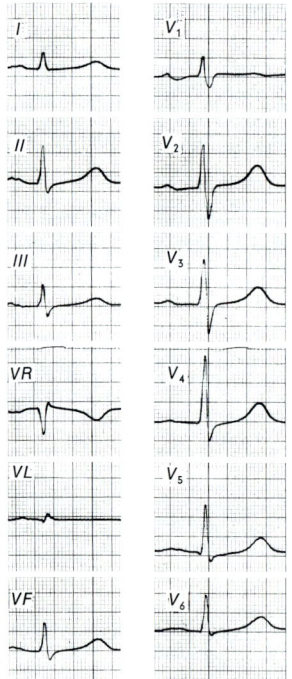

Mitralstenose II. Grades. 57jährige Patientin: Angedeuteter Steiltyp, P sinistro-atriale, beginnende Rechtsherzhypertrophie, Verbreiterung der Übergangszone

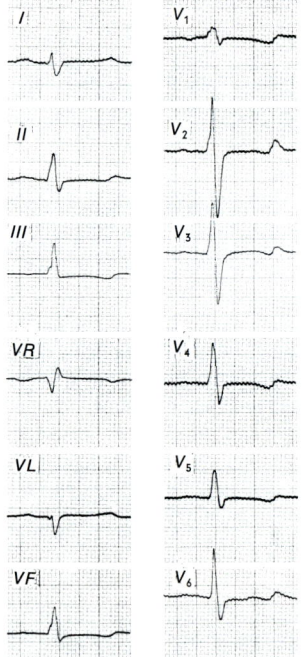

Mitralstenose mit geringer postoperativer Mitralinsuffizienz. 22jährige Patientin: Rechtstyp, vermehrtes Potential rechtspräkardial

2. Mitralinsuffizienz

Vermehrte Volumenarbeit dcs linken Vorhofs und der linken Kammer, welche vorwiegend dilatieren und nur gering hypertrophieren. Im Spätstadium infolge der Lungenstauung Drucküberlastung des rechten Ventrikels.

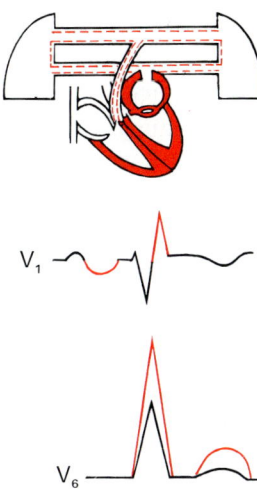

- P sinistro-atriale (niedergespannt, oft breitbasig)
- Häufig supraventrikuläre Extrasystolen
- Anfallsweises oder permanentes Vorhofflimmern
- Endteile lange Zeit normal
- Beginnende Linkshypertrophiezeichen
- Gelegentlich Linksverspätung
- Selten im Spätstadium Zeichen einer Rechtsherzhypertrophie.

3. Mitralklappenprolaps-Syndrom

Prolaps eines oder beider Mitralklappensegel in den linken Vorhof während der Systole; z.T. mit begleitender Mitralinsuffizienz.

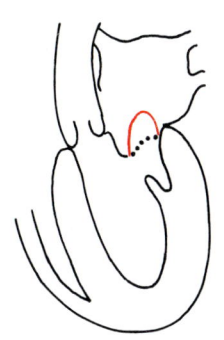

Hierbei handelt es sich um eine sehr häufige, überwiegend angeborene Mitralklappenanomalie, die 2–10% der weiblichen Bevölkerung betrifft. Auskultatorisch typisch ist ein mittelsystolischer Klick und ein spätsystolisches hochfrequentes Geräusch über der Herzspitze. Die Diagnose wird durch Phonokardiographie und Echokardiographie (typische Veränderungen der systolischen Mitralklappenbewegung) gesichert. Die Mehrzahl der Patienten hat eine normale Prognose. Nur eine kleine Minderheit zeigt eine deutliche Mitralinsuffizienz, die zum Teil mit erheblichen supraventrikulären und ventrikulären Arrhythmien einhergeht. In seltenen Fällen wurde ein plötzlicher Herztod beschrieben, wahrscheinlich bedingt durch paroxysmale Kammertachykardien und Kammerflimmern.

EKG-Veränderungen

Bei etwa 40% der Patienten sieht man Veränderungen der ST-Strecke, der T-Welle und verschiedene Herzrhythmusstörungen, die nicht für diese Klappenanomalie pathognomonisch sind.

T-Welle abgeflacht, terminal negativ in den Ableitungen II, aVF, III und V_5, V_6.

Unspezifische ST-T-Veränderungen:

- Positive U-Welle
- QT verlängert
- av-Leitungsstörungen (selten)
- Supraventrikuläre und ventrikuläre Extrasystolen
- Supraventrikuläre Tachykardien
- Vorhofflimmern, paroxysmale Kammertachykardien und, in Einzelfällen, Kammerflimmern.

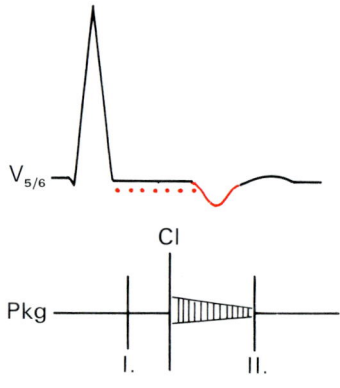

Die EKG-Veränderungen bei Mitralklappenprolaps-Syndrom können fälschlich als Hinweis auf eine Ischämie im Hinterwandbereich interpretiert werden. Insofern ist das Wissen um das Vorliegen eines Mitralklappenprolaps-Syndroms von Bedeutung.

Aortenklappenfehler

Im Vordergrund Druck- und/oder Volumenbelastung des linken Ventrikels.

Vorwiegende Aorteninsuffizienz: Volumenüberlastung.
Vorwiegende Aortenstenose: Widerstandshypertrophie.

Im fortgeschrittenen Stadium Reflux in den linken Vorhof durch relative Mitralinsuffizienz und schließlich Rückstau in den kleinen Kreislauf und somit vermehrte Belastung des rechten Herzens.

4. Aortenstenose

Stadium I

Normales EKG
Altersentsprechender Lagetyp
Evtl. leichte QRS-Erhöhung linksventrikulär
Abgeflachte T-Welle oder knickförmiger Übergang
der ST-Strecke zur abgeflachten T-Welle.

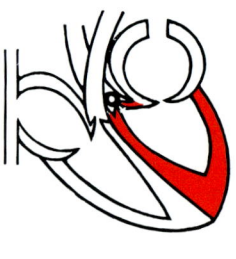

Stadium II

Widerstandshypertrophie des linken Ventrikels:
Linkspräkordial Hochspannung von QRS
S rechtspräkordial tief
ST konvexbogig gesenkt, T wechselsinnig, präterminal negativ
Linkstyp in den Extremitäten-Ableitungen
Manchmal diskretes P sinistro-atriale.

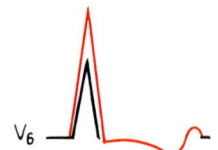

Stadium III

Extreme Linkshypertrophie
R hochgespannt
Linksverspätung, Linkstyp
ST konvexbogig gesenkt
T negativ, zugespitzt, gleichschenkelig
P kaum verändert oder gering linksbetont.

Stadium IV

Vermehrte Linksverspätung bis Linksschenkelblock
Deutliches P sinistro-atriale oder Vorhofflimmern
Vereinzelt P kardiale (biatriale)
Rechtsverspätung

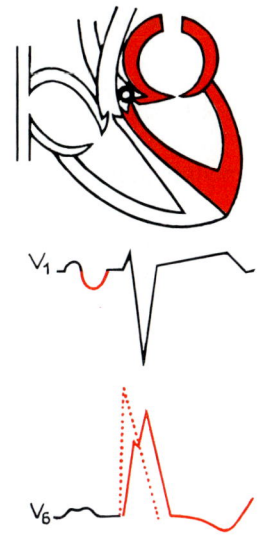

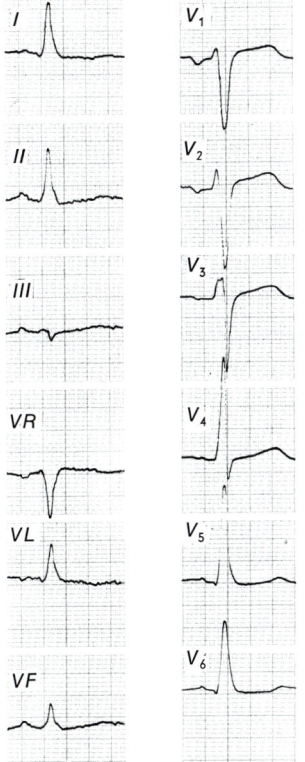

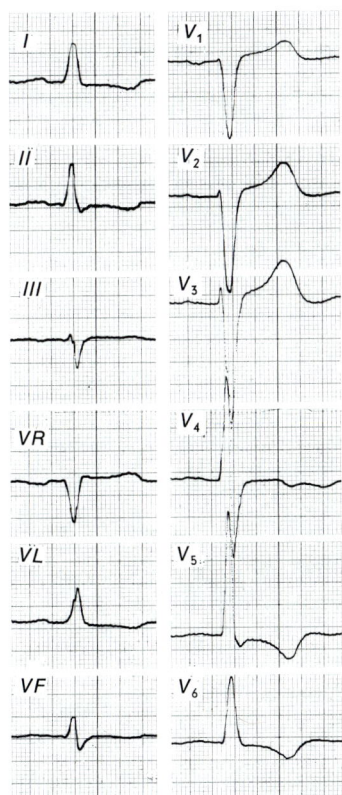

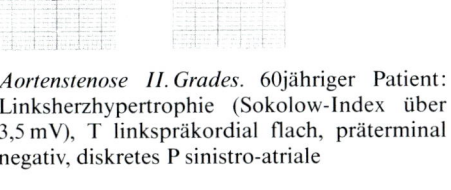

Aortenstenose II. Grades. 60jähriger Patient: Linksherzhypertrophie (Sokolow-Index über 3,5 mV), T linkspräkordial flach, präterminal negativ, diskretes P sinistro-atriale

Aortenstenose II.–III. Grades. 62jähriger Patient: Hochspannung von QRS linkspräkordial, S rechtspräkordial tief, T linkspräkordial bereits tief negativ, zugespitzt. Diskretes P sinistro-atriale

127

5. Aorteninsuffizienz

Stadium I

Volumenüberbelastung des linken Ventrikels:
Betonung der „physiologischen Linkshypertrophie"
R besonders in $V_{4/5}$ überhöht
S rechtspräkordial tief
Angedeutete Linksverspätung

Q in V_4/V_5 tief, spitz (wahrscheinlich durch Septumhypertrophie und Hypertrophie der septumnahen
  Papillarmuskeln).

  T positiv, konkordant

Stadium II

Zeichen einer vermehrten Linksverspätung
Angedeuteter Linkstyp
ST-T uncharakteristisch
T flach, isoelektrisch oder biphasisch (oft Digitalis-
  einflüsse)
P sinistro-atriale angedeutet

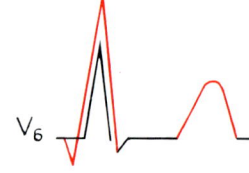

Stadium III

Evtl. Zunahme der Linksverspätung
Linkstyp
ST gesenkt
T wechselsinnig (evtl. Mischbild aus Hypertrophie
  und Digitaliseinfluß)
P sinistro-atriale bis Vorhofflimmern

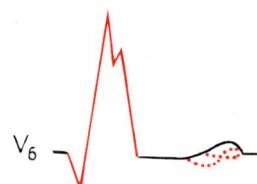

Stadium IV

Evtl. Übergang der Linksverspätung in Linksschenkelblock
Übergangszone tendiert nach links
Oft P kardiale, evtl. Vorhofflimmern (Rechtsverspätung)

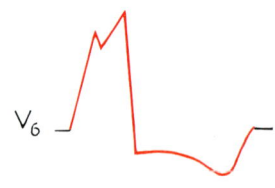

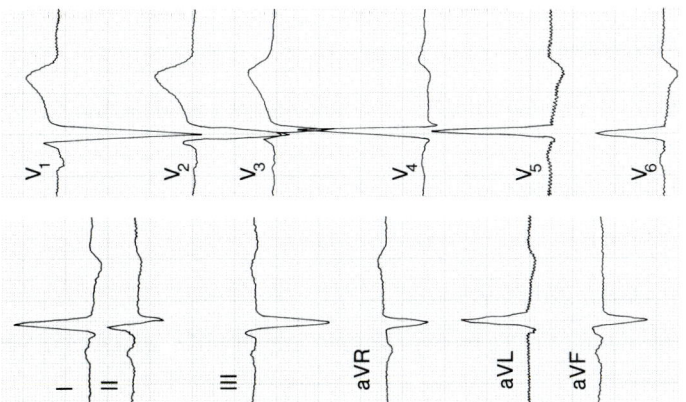

Kombinierter Aortenvitium mit überwiegender Stenose III. Linkstyp, pos. Linkssokolow-Index 6,2 mV. Präterminal negatives T V_4–V_6

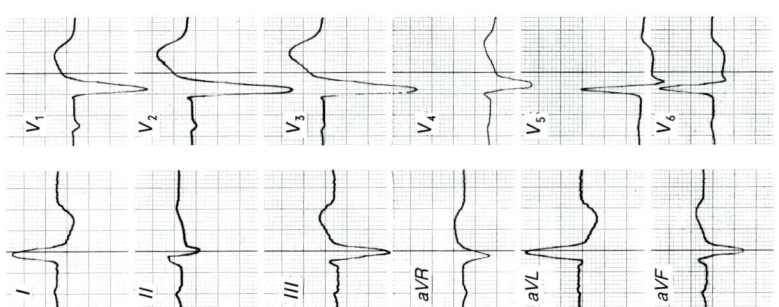

Aorteninsuffizienz III. Grades Überdrehter Linkstyp, Verdacht auf LAH, P sinistro-atriale, Übergangszone stark nach links verlagert

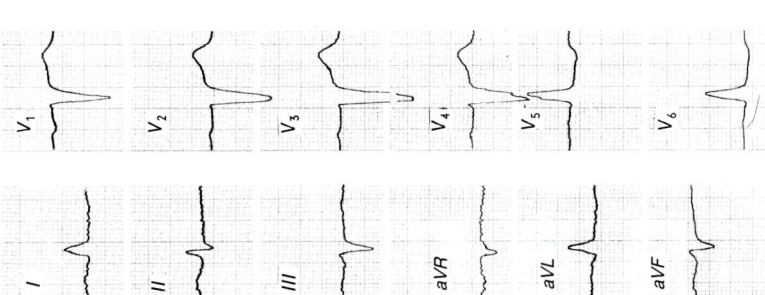

Aorteninsuffizienz II. Grades 61jähriger Patient: Linkstyp, beginnende Linksverspätung, ST linkspräkordial gesenkt, T flach, präterminal negativ, Verschiebung der Übergangszone nach links, angedeutetes P sinistro-atriale

6. Kombinierte erworbene Herzfehler

Kombinierte Mitralvitien

Das EKG erlaubt u. U. eine Orientierung über den Grad der Stenose bzw. Insuffizienz.

Überwiegende Mitralstenose:

Deutlicher Rechtstyp

Überwiegende Mitralinsuffizienz:

- Linkstyp, der deutliche Rechtstyp spricht jedoch nicht gegen eine schwere Mitralinsuffizienz.
- Breites P sinistro-atriale
- Relativ frühzeitig Vorhofflattern oder -flimmern
- Relativ spät Zeichen der Rechtsherzüberlastung

Kombinierte Aortenvitien

Elektrokardiographisches „Mischbild", bedingt durch vermehrte Druck- *und* Volumenbelastung der linken Kammer.

Widerstandshypertrophie:
Abflachung bzw. Negativierung von T linkspräkordial

Volumenhypertrophie:
Größenzunahme von R. Deutliches Q linkspräkordial. T-Welle erhöht.

Kombinierte Mitral-Aortenvitien

Aorten- und Mitralinsuffizienz:

Durch vermehrte Volumenbelastung der li. Kammer und des li. Vorhofs
- Linkstyp
- Hohe R und T linkspräkordial
- P sinistro-atriale, Vorhofflimmern
- Später sekundäre Zeichen der Hypertrophie des rechten Ventrikels und Vorhofs.

Aorten- und Mitralstenose:

Bei Überwiegen der Aortenstenose stehen Zeichen der Widerstandshypertrophie des linken Ventrikels im Vordergrund. Bei einer gleich schweren Aorten- und Mitralstenose „Doppelhypertrophie" möglich (Widerstandshypertrophie des linken und rechten Ventrikels, P kardiale)

B. Hypertrophische Kardiomyopathie

Muskuläre symmetrische oder asymmetrische Wandhypertrophie des Septums, des linken Ventrikels oder beider Ventrikel, meist mit Obstruktion der Ausflußbahn.

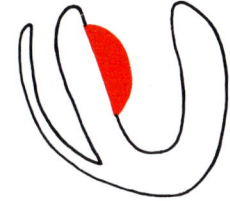

Synonyma der obstruktiven Kardiomyopathie:

Idiopathische hypertrophe Subaortenstenose (IHSS)
Hypertrophe obstruktive Kardiomyopathie (HOCM)

EKG:

- Fast immer pathologisch, doch keine pathognomonischen Veränderungen
- Meistens unspezifische Störungen der Erregungsrückbildung
- Linksseitige Kammerhypertrophie (schwere Form)
- Teilweise Verlängerung der QT-Zeit
- Teilweise P sinistro-atriale, im Spätstadium Vorhofflimmern, Vorhofflattern
- Pathologische Q-Zacken in den Ableitungen I, II, aVL, V_4–V_6, selten in V_1–V_3, aVF und III
- Diskrete oder fehlende Q Zacken linkspräkordial (Septumhypertrophie vorwiegend im Spitzenbereich)
- Häufig überdrehter Linkstyp (V.a. LAH) oder kompletter Linksschenkelblock
- av-Überleitungsstörungen
- Polytope ventrikuläre Extrasystolen, ventrikuläre Tachykardien.

Infolge der Q-Zacken und der Erregungsrückbildungsstörungen kann das EKG leicht ein Infarktbild vortäuschen. Lokalisation des „Pseudoinfarktes" dann oft schwierig.
EKG-Beispiele für HOCM siehe S. 33.

C. Sportherz

Elektrokardiographische Veränderungen des Sportherzens werden gelegentlich als krankhaft interpretiert. Nach heutiger Auffassung stellt das typische Sportherz, soweit es nicht durch Übertraining geschädigt wurde, keinen pathologischen Zustand sondern eine ideale Plusvariante des normalen Herz-Kreislaufsystems dar.

Im Gegensatz zur pathologischen Herzhypertrophie ist das Sportherz durch ein harmonisches Wachstum sämtlicher Herzteile gekennzeichnet. Das kritische Herzgewicht von 500 g wird nicht überschritten, so daß die Sauerstoffversorgung gewährleistet ist.

Infolge der „idealen Doppelhypertrophie" zeigt das EKG nur geringfügige Abweichungen.

EKG:

- QRS-Amplitude vergrößert (größere Muskelmasse)
- QR-Zeit etwas verlängert (größerer Leitungsweg)
- Geringe Rechtsverspätung (durch gering vermehrte Volumenbelastung der rechten Kammer)
- T in Abl. I, II erhöht, T III nicht selten negativ
- QT-Dauer verlängert
- Sinusbradykardie, relativ geringer Frequenzanstieg bei Belastungen
- Respiratorische Arrhythmie-Abflachung von P in Ruhe
- PQ-Verlängerung (gelegentlich Wenckebach-Periodik).

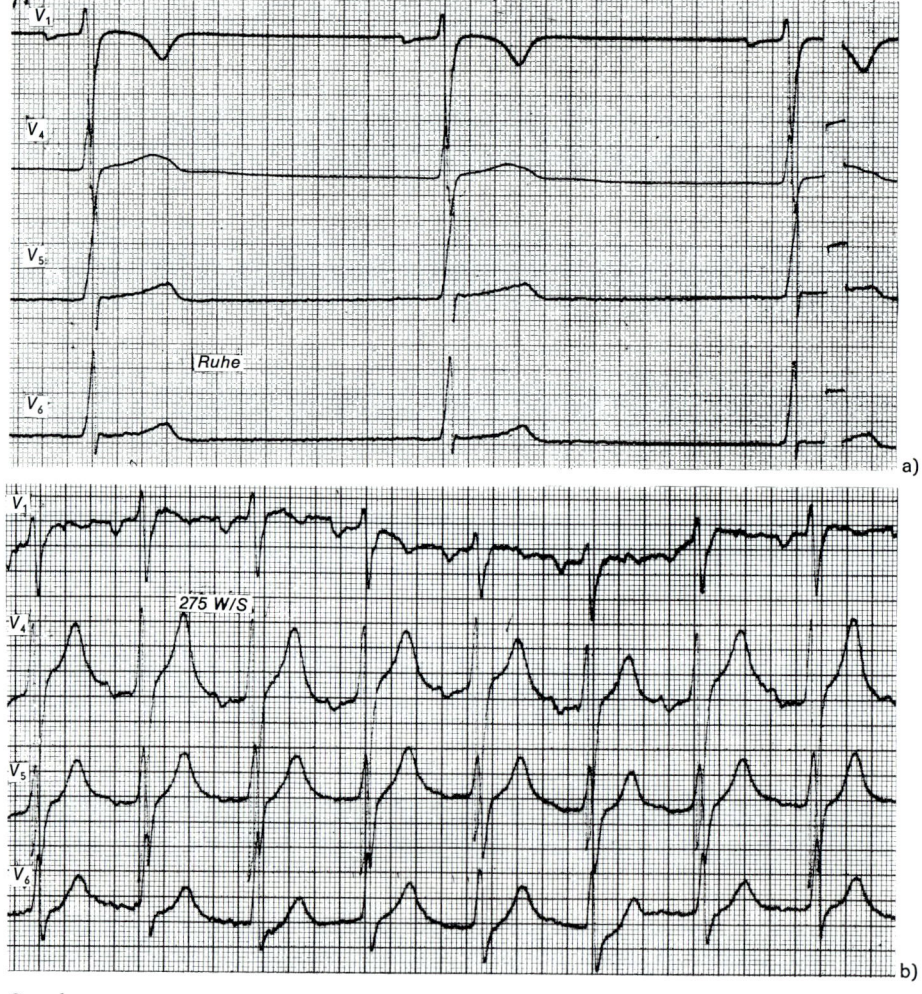

Sportherz

a) Ruhe-EKG eines Marathonläufers. Sinusbradykardie, Frequenz 43/min.
b) Unter stufenweiser Belastung bis 275 Watt Frequenz 135/min. Geringfügige aszendierende ST-Senkung in V_6 mit diagonalem Anstieg in ein hoch positives T (Volumen-T)

D. Hypertonie

Nicht selten gewinnt der Kliniker bei Betrachtung des EKG Aufschluß über Dauer und Behandlungsbedürftigkeit einer Hypertonie.

Ein jahrelang bestehender Hypertonus hat eine Widerstandshypertrophie des linken Ventrikels zur Folge, die in eine Linksinsuffizienz übergehen kann.

1. Beginnende Widerstandshypertrophie des linken Ventrikels

   a) Beginnender Linkstyp

   b) Leichte ST-Senkung, flaches, präterminal negatives T in Abl. I, aVL, V_5, V_6 und Nehb D

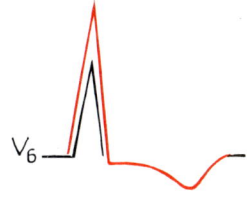

2. Ausgeprägte Widerstandshypertrophie des linken Ventrikels

   a) Ausgeprägter diskordanter Linkstyp (ST in Abl. I gesenkt, konvexbogig mit präterminal negativem T, in Abl. III und aVR ansteigend zu positivem T)

   b) Konvexbogige ST-Senkung in Abl. V_5 und V_6 sowie in Nehb D mit präterminal tief negativem T

     Abflachung von T auch in Abl. II, V_4.

Eine zunehmende hypertoniebedingte Herzschädigung kann das Bild eines Linksschenkelblocks hervorrufen.

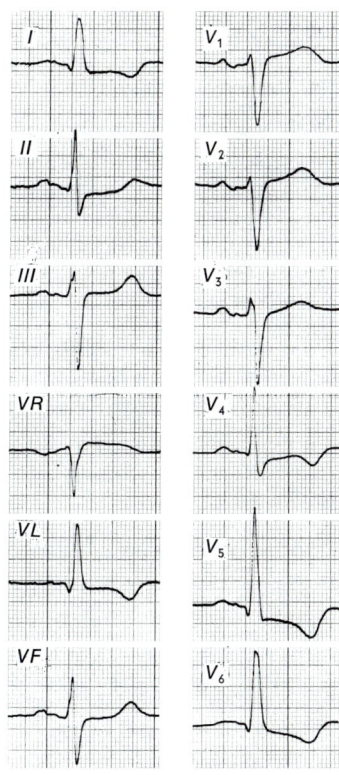

Essentielle Hypertonie. 75jährige Patientin: Seit 12 Jahren Hypertension bekannt. Ausgeprägter diskordanter Linkstyp, Linksherzhypertrophie, bereits Hinweise auf eine Überlastung des linken Vorhofs

133

E. Koronare Herzerkrankung

Die Diagnose koronare Herzerkrankung ist ohne Kenntnis der Anamnese nicht möglich. Etwa 70% der Patienten mit Angina-pectoris-Anfällen zeigen im Ruhe-EKG keine nennenswerten Veränderungen. In den übrigen Fällen findet man unspezifische Zeichen, welche nur im Zusammenhang mit entsprechenden stenokardischen Beschwerden als Ausdruck einer Koronarinsuffizienz gedeutet werden können, besonders dann, wenn das EKG während des Anfalls geschrieben worden ist.

Die Hypoxie manifestiert sich zuerst in den subendokardialen Bezirken, vorwiegend des linken Ventrikels, sozusagen im Bereiche der „letzten Wiesen". In dem Augenblick, da im gesunden Herzen keine Potentialdifferenz mehr besteht (ST-Strecke isoelektrisch), verhält sich der verletzte subendokardiale Bezirk noch elektropositiv, so daß der ST-Vektor in Richtung der Läsion abweicht und die ST-Strecke gesenkt wird.

Häufige Veränderungen:

Deszendierende, horizontale oder muldenförmige ST-Senkung, besonders in Abl. V_5, V_6, Nehb D, je nach Herzlage in Abl. I, II oder II und III
Abflachung von T, gleichschenklig negatives T
Negative U-Wellen
Extrasystolen in Kombination mit ST-Senkung

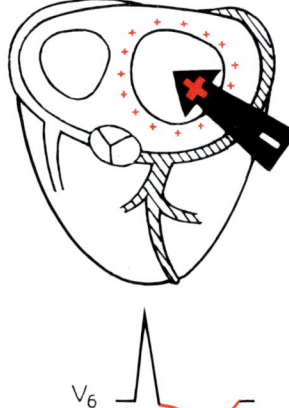

V_6

Differentialdiagnose:

ST-Senkung bei Digitalismedikation, ferner bei Sympathikotonie und Tachykardie, Hypertrophie

---

*Nur **vorübergehende** EKG-Veränderungen können als Ausdruck eines Angina-pectoris-Anfalls gewertet werden.*

Bei gestörter Koronardurchblutung können unter körperlicher Belastung Endteilveränderungen auftreten. Bei normalem Ruhe-EKG wird daher zur Erfassung einer Koronarinsuffizienz ein Belastungs-EKG geschrieben, falls keine Kontraindikationen bestehen (Belastungs-EKG S. 136).

Sonderform:

Prinzmetal-(Variant-)Angina

Pektanginöser Anfall in Ruhe mit monophasischen, z.T. extremen ST-Elevationen. Häufig verbunden mit ventrikulären Arrhythmien. Nach Ende des meist wenige Minuten dauernden Anfalls Rückgang der EKG-Veränderungen. Infarktspezifische Enzyme nicht erhöht. Belastungs-EKG nicht selten negativ.

Ursache: Koronarspasmus bei meist arteriosklerotisch veränderten, aber auch bei normalen Koronararterien.

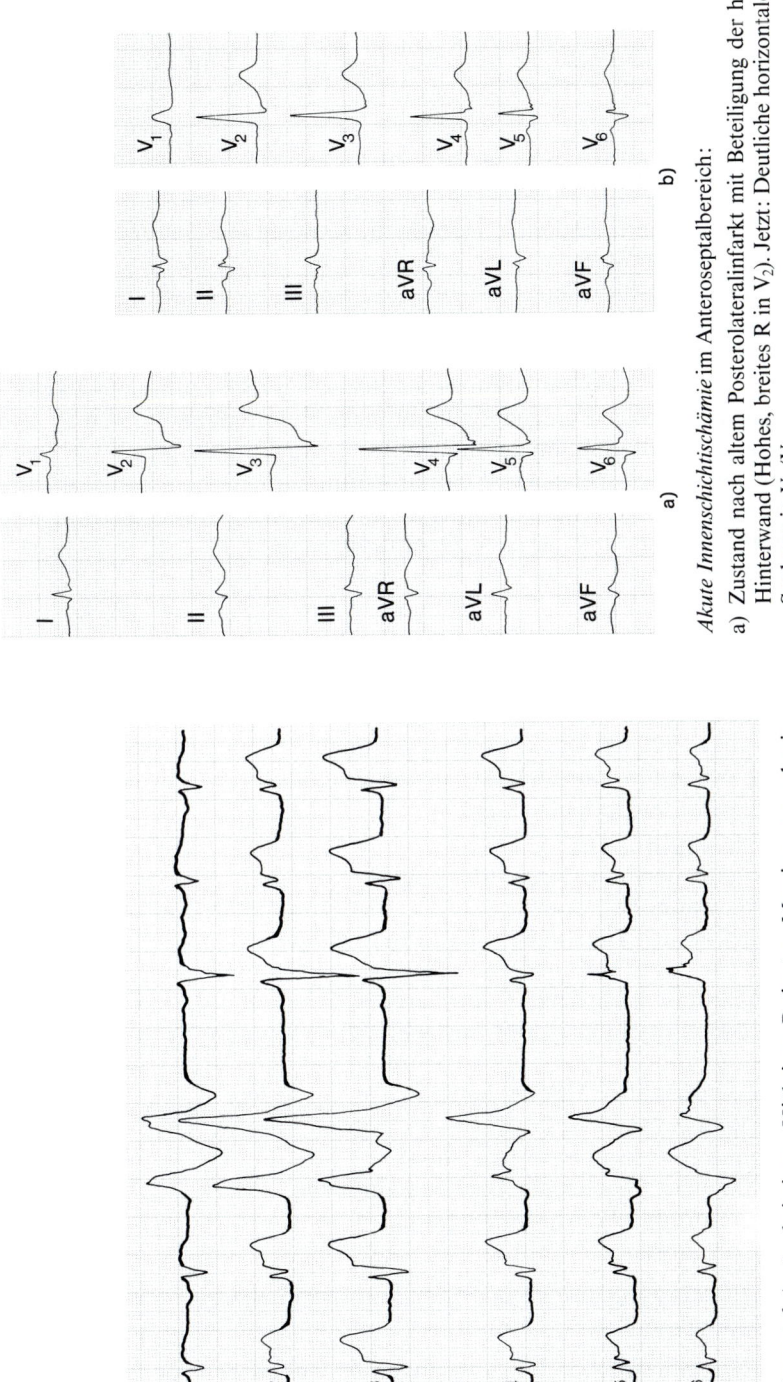

Akute Innenschichtischämie im Anteroseptalbereich:

a) Zustand nach altem Posterolateralinfarkt mit Beteiligung der hohen Hinterwand (Hohes, breites R in V_2). Jetzt: Deutliche horizontale ST-Senkung in V_2/V_3

b) 20 min nach i. v. Gabe von Glyceroltrinitrat: Normalisierung der ST-Strecke im Anteroseptalbereich. Rückgang der pektanginösen Beschwerden. Im Verlauf keine CK-Erhöhung. Angiographisch: Verschluß der RCA, hochgradige RIVA-Stenose

Prinzmetal-Angina bei einem 55jährigen Patienten. Massive monophasische ST-Elevationen in fast allen Brustwandableitungen. Ein ventrikuläres Couplet. Rückgang des Anfalls und der EKG-Veränderungen innerhalb von 5 min. Infarktspezifische Enzyme normal. Koronarangiographie: Maximal 50%ige proximale Stenose des RIVA.

F. Belastungs-EKG

1. Indikationen

- Abklärung koronare Herzerkrankung (Symptomatik, EKG-Veränderungen, Schweregrad)
- Erfassung belastungsinduzierter Herzrhythmusstörungen (supraventrikuläre/ ventrikuläre Extrasystolen)
- Erfassung belastungsinduzierter sa-, av- und faszikulärer Blockierungen
- Verhalten schon in Ruhe vorhandener ventrikulärer Extrasystolen unter Belastung
- Beurteilung der Kreislaufregulation unter Belastung (Belastungshypertonie, Sinusbradykardie, vagotone Gegenregulation nach Belastung)
- Beurteilung der kardiopulmonalen Leistungsreserve
- Abklärung vagotoniebedingter av-Leitungsstörungen
- Überprüfung therapeutischer Maßnahmen (körperliches Training, medikamentöse Therapie, Zustand nach Bypass-Operation).

2. Kontraindikationen

Grundsätzlich sind in der Praxis strengere Kriterien für die Kontraindikationen anzuwenden als in der Klinik. Die Kontraindikationen werden auch beeinflußt durch die Erfahrung des untersuchenden Arztes sowie durch die Möglichkeit, bei Komplikationen adäquat eingreifen zu können.

- Manifeste Herzinsuffizienz
- Instabile Angina pectoris, Crescendo-Angina
- Akuter Myokardinfarkt
- Zeichen einer akuten Ischämie im EKG (neu aufgetretene ST-Senkungen/-Hebungen)
- Akute Myokarditis/Perikarditis/Endokarditis, fieberhafter Infekt
- Bedrohliche Herzrhythmusstörungen (zahlreiche Couplets, ventrikuläre Tachykardie)
- Ausgangsblutdruck über 220/120 mmHg
- Frische thromboembolische Prozesse
- Hämodynamisch wirksame Aortenstenose
- Schwere pulmonale Hypertonie mit Cor pulmonale
- Schwere hypertrophische Kardiomyopathie
- Aneurysma dissecans

Eine vorsichtige Belastung mit strenger Indikationsstellung ist bei Patienten mit folgender Erkrankung möglich:

- Erhebliche Erregungsrückbildungsstörungen im Ruhe-EKG
- Erste Belastung nach Infarkt ($\geq$ 3 Wochen)

- Pektanginöse Beschwerden schon bei geringer täglicher Belastung
- Intraventrikuläre Leitungsstörungen (RSB, LSB, LAH, LPH, bifaszikuläre Blöckc)
- Hohes Alter, schlechter Trainingszustand
- Implantierter Schrittmacher
- Herzwandaneurysma, Zustand nach ausgedehntem Myokardinfarkt.

3. Personelle, technische und praktische Voraussetzungen

Der Untersucher

Da das Belastungs-EKG nicht risikofrei ist (Mortalität 0,1‰), sollte es nur in Anwesenheit eines Arztes, der mit Notfallmaßnahmen vertraut ist, angefertigt werden. Der Belastung muß eine Anamnese (frühere und jetzige Beschwerden, Belastungstoleranz, Alter, Risikofaktoren, bekannte kardiale Erkrankungen usw.) und klinische Untersuchung (Herz-, Lungenbefund, Blutdruck etc.) vorausgehen. Der erhobene Befund (u.a. Röntgen, Echokardiographie, Ruhe-EKG), die Vormedikation (Digitalis, Betablocker, Nitrate, Antiarrhythmika) sowie die Fragestellung müssen dem Untersucher bekannt sein.

Der Patient

Er sollte ausgeruht sein, 2 Std vor der Untersuchung mäßig gefrühstückt haben (Nikotin-, Kaffee-, Tee-Verbot) und über den Untersuchungsvorgang aufgeklärt werden. Kleidung: möglichst Turnhose und Sportschuhe.

Der Ergometrie-Meßplatz

Möglichst 6-fach-Schreiber:
- Fahrrad-Ergometer
- Oszilloskop zur fortlaufenden Registrierung von Ableitung V5, besser fortlaufende Registrierung bei langsamem Papiervorschub zur Dokumentation von Arrhythmien
- Herzfrequenzanzeiger
- Stoppuhr
- Blutdruckmeßgerät
- Liege
- EKG-Lineal
- Tabelle zur Bestimmung der gewünschten Herzfrequenz und des tolerierbaren Blutdrucks
- Medikamente zur Funktionsdiagnostik (Nitroglycerin, Beta-Blocker, Atropin)
- Notfallmedikation und Intubationsbesteck
- Möglichkeiten zur elektrischen Defibrillation und Schrittmachertherapie
- Raumtemperatur 18–22 °C; sie sollte 16 °C nicht unterschreiten.

Ableitungen

Vor und nach der Belastung werden alle zwölf Ableitungen registriert.

Während der Belastung erhält man aus den Brustwandableitungen ausreichende Informationen; bei Sechsfachschreiber Abl. V_1–V_6, evtl. bei Verdacht auf Hinterwandischämie V_4–V_8; bei Dreifachschreiber Abl. V_2, V_4 und V_5; falls größte R-Amplitude in V_6, statt V_5 Ableitung V_6 wählen; bei Einfachschreiber hintereinander Registrierung von Abl. V_4 und V_6, oder Abl. MC_5 (s. S. 27).

Im Sitzen werden die Extremitäten-Elektroden mit dem gleichen Gummigurt, welcher die Brustwand-Ableitungen hält, in einem kleinen Viereck auf dem Rücken plaziert (siehe Skizze).

Sämtliche Kabel werden geordnet ohne Zug über dem Patienten aufgehängt. Dieses Verfahren ermöglicht eine saubere Registrierung sämtlicher Brustwandableitungen während der Fahrradergometerbelastung im Sitzen.

Im Liegen können die Extremitäten-Kabel mit Einmal-Klebeelektroden rumpfnah plaziert werden (siehe Skizze).

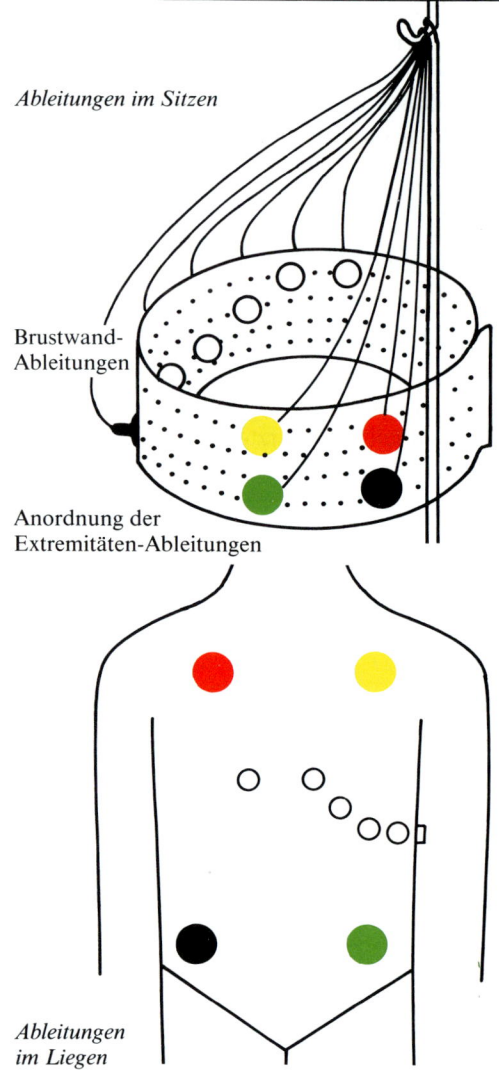

Ableitungen im Sitzen

Brustwand-Ableitungen

Anordnung der Extremitäten-Ableitungen

Ableitungen im Liegen

EKG-Registrierung: Möglichst laufende Monitor-Überwachung (Ableitung V_5) oder laufende EKG-Registrierung mit 10 mm/s Papiervorschub (Dokumentation von Arrhythmien!). In Ruhe, im Liegen, bzw. auf dem Fahrrad im Sitzen vor der Belastung jeweils ein Ausgangs-EKG.

Während der Belastung Registrierung der Brustwandableitungen jede Minute; am Ende jeder Belastungsstufe sollten auch die Extremitätenableitungen registriert werden. In der Erholungsphase für 5–10 min jede Minute Extremitäten und Brustwandableitungen, bis der Ausgangszustand wieder erreicht ist.

Blutdruckmessung: Blutdruckmessung vor Beginn der Belastung und am Ende jeder Belastungsstufe. Ablesen des diastolischen Druckes in Ruhe beim Verschwinden der Korotkoff Töne, während der Belastung beim Leiserwerden der Korotkoff Töne. Als Faustregel für eine hypertone Blutdruckregulation unter Belastung gilt: bei 100 Watt sollte der arterielle Blutdruck 200/100 mmHg (Sitzen) und 210/105 mmHg (Liegen) bei einem 30–50jährigen nicht überschreiten. Für 50jährige gilt ein Grenzwert von 215/105 mmHg (Sitzen).

4. Belastungsarten

Kniebeugen gelten als unphysiologische Belastungsmethode, welche bei älteren Patienten zu einer Überbelastung führen kann, im Vergleich zur Ergometrie eine wesentlich geringere Aussagekraft hat und keine exakt reproduzierbaren Resultate liefert.

Treppensteigen (Haustreppe, Mastertreppe, Kletterstufe nach Kaltenbach). Wesentlicher Nachteil: Eine EKG-Registrierung ist meist erst nach der Belastung durchführbar, so daß die oft bereits nach 30 s verschwindenden ST-Senkungen nicht registriert werden können. Weiterer Nachteil: Blutdruckkontrolle erschwert.

Fahrradergometrie: Gestattet kontinuierlich eine technisch einwandfreie EKG- und RR-Registrierung, so daß nach Auftreten pathologischer Veränderungen die Untersuchung sofort beendet werden kann. Ferner erlaubt diese Methode eine bessere individuelle Dosierung und genaue Festlegung derjenigen Belastungsstufe, welche eine Koronarinsuffizienz aufdeckt. Die Fahrradergometerbelastung läßt sich durch Variieren der Bremsung leicht einstellen. Dabei sollte, falls das Gerät nicht drehzahlunabhängig ist, eine Drehzahl von 50–60/min eingehalten werden.

5. Belastungsstufen

Um die Belastungsstufen grob abzuschätzen, ergeben sich folgende Analogien zu Tätigkeiten im Beruf oder in der Freizeit:

25–30 Watt etwa Spaziergang in der Ebene. 75–125 Watt etwa Gartenarbeit, Schaufeln, Treppensteigen, Radfahren mit mäßigen Steigungen. 150 Watt etwa Dauerlauf, Radfahren bei Gegenwind oder bergan.

Solleistung: Männer: 3 W/kg Körpergewicht für 20–30jährige, Abzug von 10% pro Lebensdekade. Frauen: 2,5 W/kg Körpergewicht, Abzug von 10% pro Lebensdekade. Der zuverlässige Ausschluß einer koronaren Herzerkrankung ist nur möglich, wenn der Patient mindestens submaximal ausbelastet wird. Falls kein Grund besteht, die Belastung vorzeitig abzubrechen, kann sie nach Erreichen der altersabhängigen submaximalen Herzfrequenz (= 85% der maximalen Herzfrequenz) für 1–3 min fortgesetzt werden.

Maximale und submaximale Herzfrequenz für verschiedene Altersgruppen (nach Löllgen und Ulmer)

	Altersdekade (Jahre)				
	20–29	30–39	40–49	50–59	60–69
Maximale Herzfrequenz	190	182	179	171	164
85% der maximalen Herzfrequenz	162	155	152	145	139

> Faustregel: Ausbelastungsherzfrequenz = max. Herzfrequenz = 220 minus Lebensalter

Herzkranke werden grundsätzlich nur submaximal belastet. Man beginnt bei Patienten mit pectanginösen Beschwerden bei geringer Belastung sowie bei Patienten unmittelbar nach Infarkt (nicht vor der 3. Woche) mit 25 Watt. Bei jugendlichen und trainierten Patienten kann man mit 75 Watt, bei älteren Patienten ohne wesentliche Herzerkrankung mit 50 Watt beginnen. Die Belastung wird in Abständen von 2 min um jeweils 25 Watt gesteigert bis zum Erreichen der submaximalen Ausbelastungsfrequenz, falls keine Abbruchkriterien eintreten. Bei Patienten, die die Belastung anfangs mühelos tolerieren, kann die Belastungsstufe im Einzelfall auch um 50 Watt gesteigert werden. Da die meisten Patienten zu Belastungsende ermüden, sollte man durch Zureden ihre Leistung steigern, ohne die Abbruchkriterien dabei aus den Augen zu lassen. Die letzte Belastungsstufe, bei der die submaximale Herzfrequenz erreicht werden sollte, sollte für 2–3 min durchgehalten werden.

6. Belastungsdauer und Nachphase in Ruhe

Schon nach 2 min pendeln sich Pulsfrequenz und Blutdruck auf ein Niveau ein, das dem relativen Steady-state einer 6 min Belastung entspricht. Es genügt daher im allgemeinen zur Beurteilung der Anpassungsfähigkeit des Kreislaufs auf jeder Belastungsstufe eine Beobachtungsdauer von 2 min. Die gesamte Belastungsdauer richtet sich nach dem Erreichen der submaximalen Ausbelastungsfrequenz. Es schließt sich eine Beobachtung der Erholungsphase von etwa 5 min an (auch nach Belastung können noch Ischämiereaktionen und Rhythmusstörungen auftreten).

7. Abbruchkriterien

Die Belastung muß abgebrochen werden, wenn folgende Bedingungen eintreten:
- Angina pectoris (trotz normalem Belastungs-EKG).
- Pathologische ST-Senkung ≥ 0,2 mV (auch ohne Stenokardien)
- ST-Strecken-Hebung ≥ 0,1 mV
- Neu aufgetretener bifaszikulärer bzw. Linksschenkelblock

- av-Block II/III, Vorhofflimmern, Vorhofflattern
- Zahlreiche Couplets, ventrikuläre Tachykardie
- Starke Dyspnoe, Husten, Blässe, Cyanose, Kaltschweißigkeit
- Muskuläre Erschöpfung, Schwindel, Kopfschmerz
- Claudicatio intermittens
- Blutdruckanstieg bis 250 mmHg (bei älteren Patienten bis 220 mmHg), diastolischer Blutdruck 120 mmHg
- Unzureichender RR-Anstieg (< 5 mmHg pro Belastungsstufe),
- Extremer Pulsanstieg bzw. Pulsabfall

8. Belastungsreaktionen im EKG

Normale Belastungsreaktionen

- P betont (bei Sportlern selten), gelegentlich verbreitert
- PQ gering verkürzt (um 0,01–0,02 s)
- QRS-Zeit gering verkürzt, Achsendrehung nach rechts
- ST-Beginn unter dem PQ-Niveau mit aszendierendem Verlauf (junctional depression, Sympathikotoniefolge)
- T betont oder flach bis isoelektrisch
- U betont und verlängert.

Pathologische Belastungsreaktionen

Typische, während der Belastung auftretende *pektanginöse Beschwerden,* die nach Gabe von Nitrospray umgehend reversibel sind, sprechen für eine koronare Herzerkrankung, auch wenn das Belastungs-EKG keine Veränderungen der ST-Strecke zeigt (positiver Belastungsversuch).

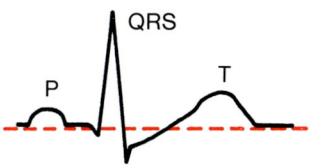

Aszendierende ST-Strecke

Horizontale oder deszendierende ST-Senkung in den Brustwandableitungen gegenüber der Isoelektrischen (PQ-Strecke):

- J-Punkt-Senkung > 0,1 mV und
- ST-Strecken-Senkung > 0,1 mV 60–80 ms nach dem J-Punkt
- Messung in der am stärksten veränderten Ableitung

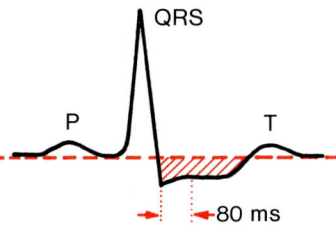

Horizontale ST-Streckensenkung

141

– Eine ST-Strecken-Senkung von 0,1 mV in den Brustwandableitungen ist ein Grenzbefund. Fortsetzung der Belastung, falls keine Angina pectoris. In den Extremitätenableitungen I, II sollte eine pathologische ST-Senkung mindestens 0,1 mV betragen. Veränderungen in den Ableitungen aVF und III sind sehr variabel und allein nicht verwertbar.

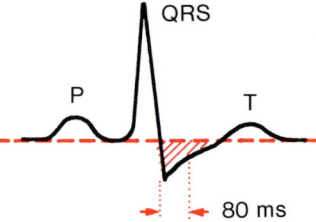

Langsam aszendierende ST-Strecke

Langsam aszendierende ST-Senkung in den Brustwandableitungen: J-Punkt > 0,2 mV gesenkt und ST-Strecke 60–80 ms nach dem J-Punkt > 0,1 mV unter der Isoelektrischen.

ST-Hebung > 0,1 mV: Selten, Verdacht auf proximale RIVA-Stenose. DD: Prinzmetal-Angina. Bei abgelaufenem Infarkt Hinweis auf segmentale Wandbewegungsstörungen (A-, Hypo-, Dyskinesie, Aneurysma).

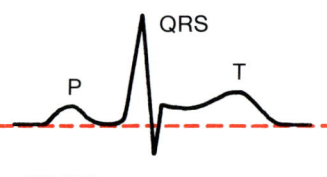

ST-Hebung

T-Abflachung oder Negativierung (selten): allein kein Hinweis auf koronare Herzerkrankung, unspezifisches Zeichen.

T-Positivierung schwer zu deuten: Zustand nach Peri-Myokarditis? Bei abruptem Aufrichten mit Angina pectoris: Verdacht auf koronare Herzerkrankung. Bei Positivierung eines Infarktfolge-T Verdacht auf Dyskinesie oder Aneurysma.

U-Negativierung (selten isoliert, häufiger kombiniert mit ST-Senkung, meistens in Abl. V_3, V_4.)

QRS-Verbreiterung (uncharakteristische Verbreiterung, Hemiblock, Rechtsschenkelblock, Linksschenkelblock). Ein Rechtsschenkelblockbild kann Ausdruck einer *aberrierenden Erregung* sein, da der rechte Tawara-Schenkel eine längere Refraktärzeit als der linke Tawara-Schenkel aufweist. Gelegentliches Vorkommen bei Sportlern. Hinweis auf eine Koronarinsuffizienz nur bei Angina pectoris und patholog. ST-Senkung linkspräkordial unter Belastung. Hemiblock und Linksschenkelblock meistens organisch bedingt (KHK, Kardiomyopathie, Karditis).

Arrhythmie:

– av-Blockierung (u. a. relative Verlängerung der PQ-Zeit, fehlende Verkürzung einer in Ruhe verlängerten PQ-Zeit).
– Vorhofflattern, Vorhofflimmern
– Ventrikuläre Extrasystolen, Bigeminus, Couplets: Bedeutung sicher geringer als ST-Strecken-Senkung. Schlecht reproduzierbar. Häufiger bei Zustand nach Infarkt, Mehr-Gefäß-Erkrankung, schlechter LV-Funktion. (Sowohl funktionell als auch organisch bedingte Extrasystolen können unter der Belastung verschwinden)
– paroxysmale ventrikuläre Tachykardie
– Kammerflattern, Kammerflimmern.

9. Falsch positive Reaktion („Pseudoischämie")

Folgende Faktoren können eine Ischämiereaktion vortäuschen:

- Pharmaka: Digitalis (s. S. 106), Antiarrhythmika, Antidepressiva (Trizyklika, Lithium).
- Hypokaliämie
- Veränderte Atemlage, Thoraxdeformierung
- Orthostatische Regulationsstörung (vorher Stehbelastung).
- Bei jüngeren Frauen relativ häufig falsch positive Reaktionen. Ursache unklar.
- Linkshypertrophie, Kardiomyopathie, Herzklappenfehler, Linksschenkelblock, WPW-Syndrom, Mitralklappenprolaps, Vorhofflimmern. Bei Rechtsschenkelblock Beurteilung in V_5/V_6 meist möglich
- Hypoxie des Myokards, welche nicht primär koronarbedingt ist (z. B. Anämie, Herzklappenfehler).

10. Falsch negative Reaktion

- Ein unauffälliges Belastungs-EKG schließt eine Koronarinsuffizienz nicht sicher aus (z. B. bei ausreichender Kollateralversorgung, bei Stenose nur eines Koronargefäßes, insbesondere der rechten Koronararterie)
- Zu geringe Belastung
- Unzureichendes Ableitungsprogramm
- Ungenügende Beobachtung der Nachphase
- Tagesschwankungen: Zu verschiedenen Tageszeiten und auch an verschiedenen Tagen kann das Ausmaß der ST-Senkung beim gleichen Patienten unter gleichen Belastungsbedingungen schwanken. Bei klinischem Verdacht auf eine Koronarinsuffizienz und negativer Belastungsreaktion Kontrolluntersuchung an verschiedenen Tagen angezeigt
- Betablocker und Nitro-Präparate können die Ischämiereaktion verhindern. Betarezeptoren-Blocker sollten je nach Wirkungsdauer 6–48 Std, Nitro-Präparate 2–4 Std vor der Belastung abgesetzt werden.

11. Beurteilung bei pathologischem Vor-EKG

- Beim *Linksschenkelblock* oder *WPW-Syndrom* ist eine Zunahme der ST-Senkung unter Belastung nicht zu verwerten.
- Beim *Rechtsschenkelblock* kann eine pathologische ST-Senkung in den Abl. V_5, V_6 als Ischämiereaktion gewertet werden
- Bei *Linksherzhypertrophie* nehmen die ST-Senkungen unter der Belastungstachykardie zu (Verkürzung des QT-Intervalls). Rückschlüsse auf eine Koronarinsuffizienz sind daher unzuverlässig. Evtl. negative U-Welle

- Unter *Digitalisierung* kann das ST-Segment im Belastungstest gesenkt werden, ohne daß eine Koronarinsuffizienz vorliegt.
- Falls vertretbar, wird der Belastungstest erst nach einer Glykosidpause durchgeführt (Digoxin-Präparate 14 Tage, Digitoxin drei Wochen).
- Bei einem Zustand nach *Myokardinfarkt* kann man unter Belastungsbedingungen im nekrotischen und vernarbten Infarktareal selbst keine Ischämiereaktion provozieren
- Eine Ischämiereaktion in Ableitungen ohne Infarktabgriff spricht für eine Stenose eines weiteren oder mehrerer Koronargefäße.

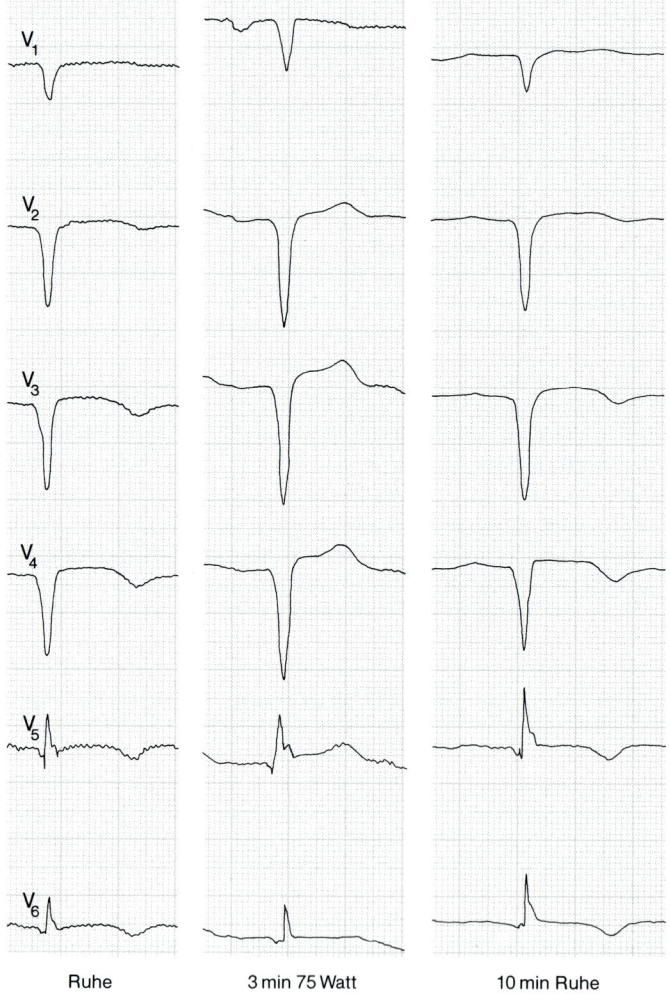

Ruhe   3 min 75 Watt   10 min Ruhe

ST-Elevation und T-Umkehr unter Belastung. 42jähriger Patient mit Zustand nach Vorderwandinfarkt vor 3 Jahren

Belastungs-EKG-Veränderungen in Ableitungen mit Infarktabgriff:

- Negativierung eines normalisierten T (fraglich pathologisch)
- Anhebung des ST-Segmentes, T-Positivierung (Verdacht auf Dyskinesie oder Myokardaneurysma).

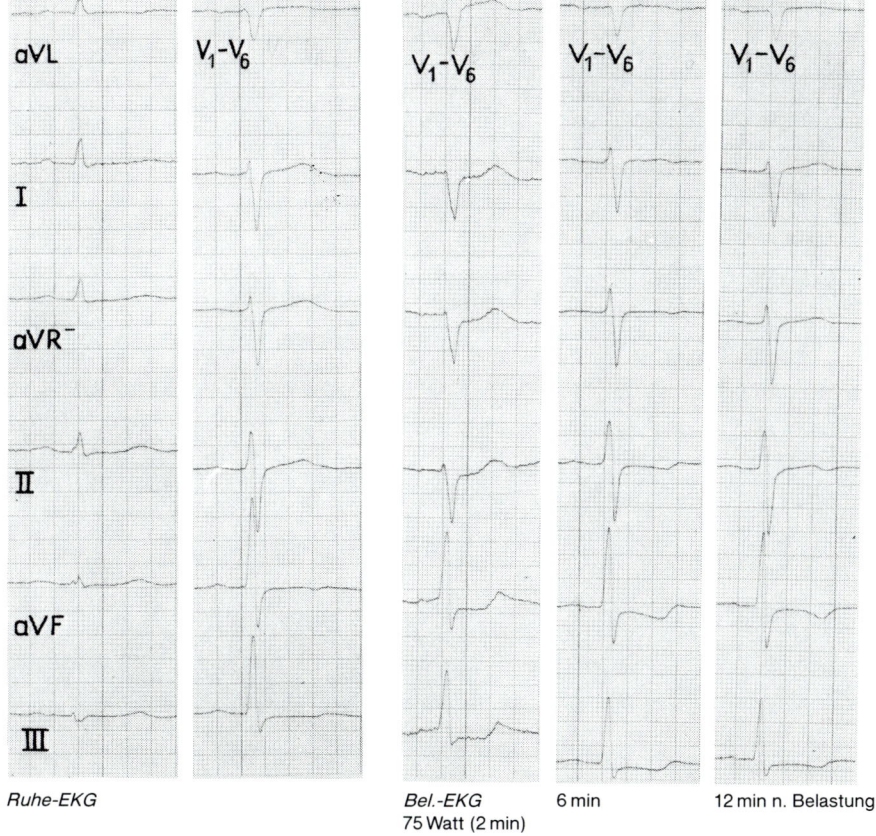

Ruhe-EKG
Bel.-EKG   6 min   12 min n. Belastung
75 Watt (2 min)

55jähriger Patient, stabile Angina pectoris. Unspezifische Repolarisationsstörungen in Ruhe. Unter geringer Belastung am Fahrradergometer (2 min 75 Watt) Angina-pectoris-Anfall und Ischämiereaktion im EKG

145

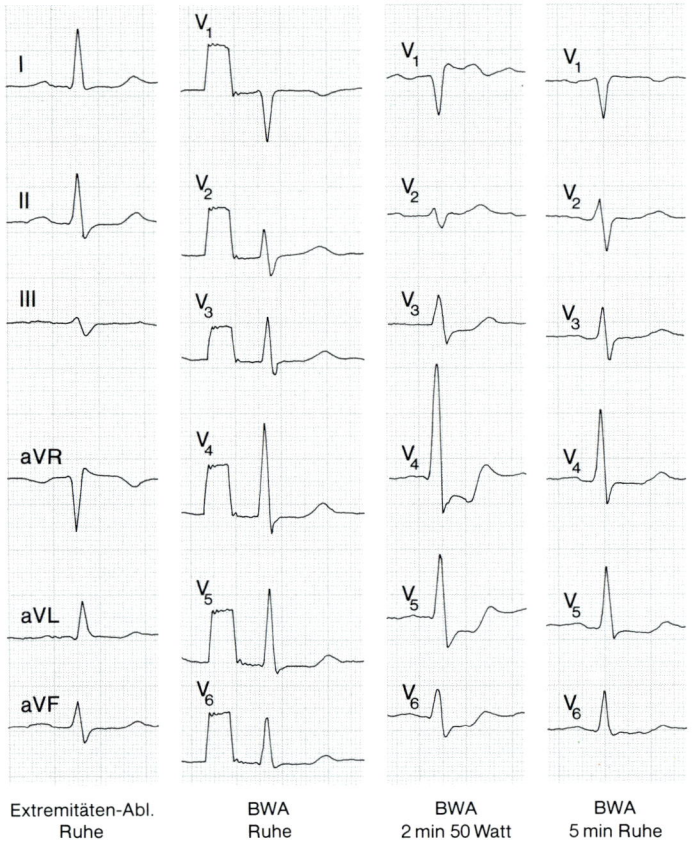

| Extremitäten-Abl.
Ruhe | BWA
Ruhe | BWA
2 min 50 Watt | BWA
5 min Ruhe |

Positives Belastungs-EKG. 2 min 50 Watt. Im Angiogramm proximale subtotale RIVA-Stenose

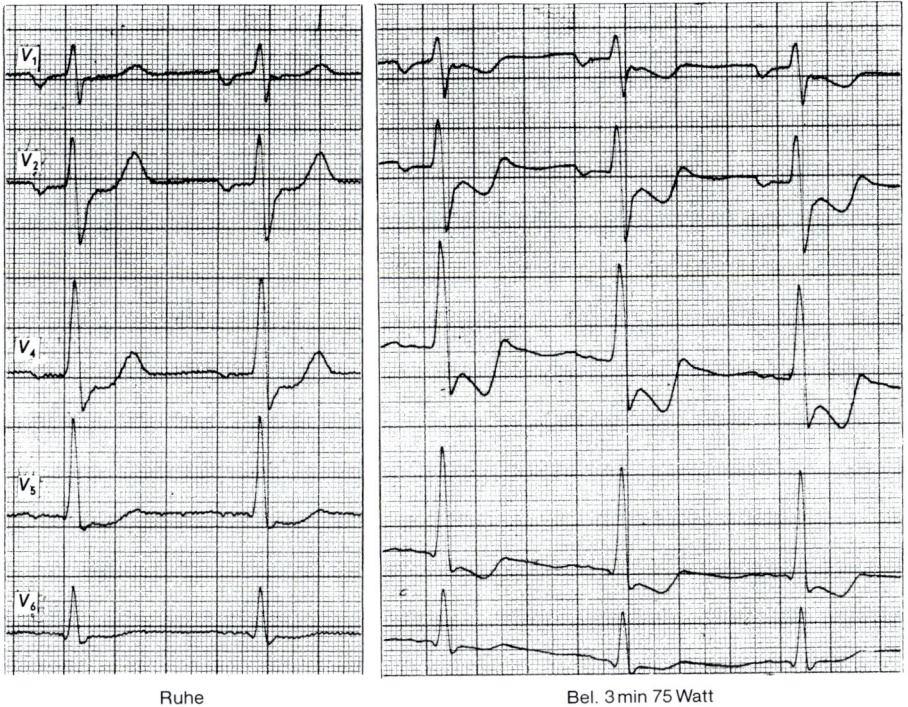

Ruhe   Bel. 3 min 75 Watt

Hochgradige deszendierende ST-Senkung in den Brustwandableitungen bereits nach 3 min 75 Watt. 55jähriger Mann mit schwerer Zweigefäßerkrankung (RIVA und RCx)

G. Steh-EKG (Orthostase-Versuch)

Das Steh-EKG erlaubt keine sicheren Rückschlüsse auf primär-kardiale Schädigungen. EKG-Veränderungen des Steh-EKG sind deshalb früher oft überbewertet worden. Die Ursache dieser Veränderungen ist nicht ganz geklärt: Sympathikotone Gegenregulation? Koronare Minderperfusion durch Versacken des Blutes in die Gefäßperipherie?

Im klinischen Routinebetrieb hat das Steh-EKG heute seinen Platz verloren.

Orthostatische EKG-Veränderungen findet man vor allem bei
- Asthenikern
- Vegetativer Dysregulation
- Trainingsmangel
- Essentieller oder symptomatischer Hypotonie

Normale orthostatische Veränderungen:
- Geringe Drehung der elektrischen Herzachse nach rechts
- Frequenzzunahme
- P in den Abl. II, III, V_5, V_6 betont
- T in Abl. II, III, V_5, V_6 flacher, in Abl. III evtl. negativ.

Die Grenzen zwischen normalem und pathologischem Steh-EKG sind fließend. Eine abnorme Steh-Reaktion als Hinweis auf eine orthostatische Regulationsstörung wird bei folgenden EKG-Veränderungen angenommen:

- P betont, T deutlich abgeflacht, isoelektrisch oder negativ.
- ST-Senkung um mindestens 1 mm (nicht selten erst Spätreaktion nach 5–10 min Stehen).
- Zwischen den EKG-Veränderungen und dem Ausmaß der orthostatischen Regulationsstörung bestehen keine quantitativen Beziehungen. Durch ein Sympathikolytikum (Beta-Blocker, Ergotamin, Hydergin) lassen sich häufig die EKG-Veränderungen der Steh-Reaktion beseitigen.

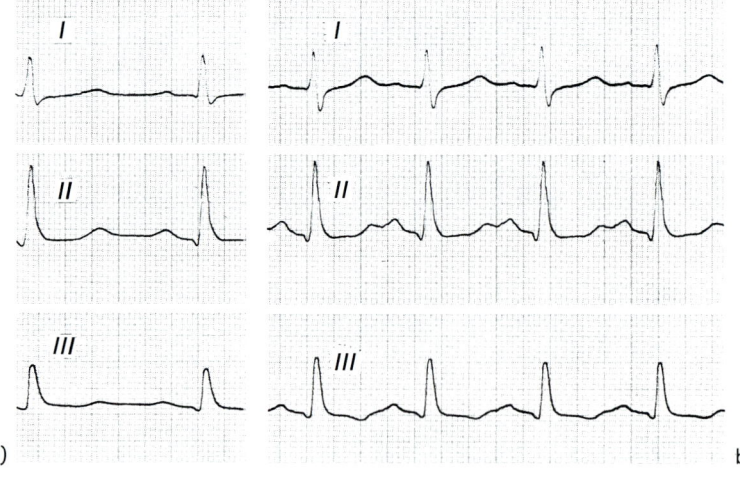

a)   b)

Abnorme Stehbelastung. 40jähriger Patient. Orthostatische Dysregulation nach Pneumonie.

a) In Ruhe, im Liegen.
b) Nach 3 min Stehen: P deutlich betont, Tachykardie, ST-Senkung mit präterminal negativem T.

148

H. Myokardinfarkt

1. Definition

Nekrose mit nachfolgender Vernarbung des Myokards

2. Ätiologie

1. Überwiegend Thrombose einer sklerosierten Koronararterie
2. Hochgradige Sklerose oder Intimaquellung ohne Thrombose
3. Langdauernder Gefäßspasmus bei meist vorgeschädigtem Gefäß (selten)
4. Verlagerung der Koronarien infolge einer Entzündung mit nachfolgender Thrombose sowie durch eine Koronarembolie (selten).

3. Typische Veränderungen im EKG (Ablauf)

QRS, ST und T werden im Verlauf eines Myokardinfarktes auf typische Weise verändert. Die elektrophysiologischen Vorgänge, die zu derartigen charakteristischen Abweichungen führen, wurden bereits eingehend besprochen.

Die Veränderungen hängen jedoch ab von dem *Ausmaß der Nekrose.* Kleine Infarkte finden sich daher manchmal gar nicht im EKG oder erst später, nach etwa 24 Stunden, wenn sie sich ausgedehnt haben.

Man muß ferner wissen, daß Infarkte in *„stummen Bezirken"* auftreten können, vor allem hoch an der Hinterwand, so daß die Diagnose trotz der gravierenden klinischen Symptome in Frage steht.

T hoch positiv: In den ersten Minuten bis Stunden kann als Ausdruck der subendokardialen Ischämie eine flüchtige Überhöhung von T auftreten (Erstikkungs-T). ST ist in diesem Stadium meistens etwas eleviert oder aber gesenkt. Diese Veränderungen werden selten erfaßt.

ST-Elevation: In dem anoxischen Bezirk entsteht ein „Verletzungsstrom", welcher ständig fließt. Während der ST-Phase wird das Verletzungsstrompotential kompensiert, so daß die ST-Hebung das Negativbild des Verletzungsstroms darstellt.

Die ST-Hebung verdeckt oft die ischämische Reaktion der T-Welle. Sie bildet sich nach etwa einer Woche zurück. (Eine Persistenz der ST-Elevation wird bei einem Wandaneurysma beobachtet).

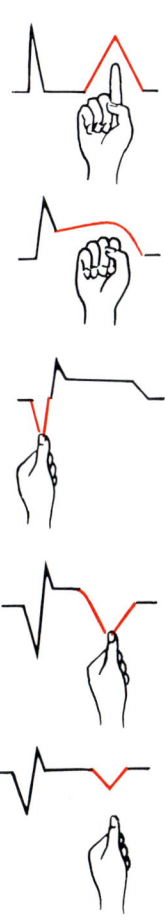

Infarktstadien modifiziert nach E. Cabrera

149

T-Inversion: Mit der Rückbildung der ST-Verlagerung wird T gleichschenkelig, spitz negativ. Die T-Inversion ist gewöhnlich noch 2 bis 3 Wochen voll ausgeprägt und bildet sich meistens bis nach ca. 5 Monaten zurück.

Pathologisches Q (Pardee-Q): QRS erfährt erst im Stadium der Muskelnekrose Veränderungen, welche im Vergleich zu ST-T am längsten andauern. Die Muskelnekrose verhält sich elektrisch inaktiv. Die Vektoren des umgebenden Gewebes überwiegen, so daß der Summationsvektor zum Nullpunkt abweicht. Über der nekrotischen Zone werden Q Zacken oder QS-Komplexe abgeleitet. Q ist noch sichtbar, wenn die T-Welle sich bereits wieder normalisiert hat. Der Nekrosevektor bleibt oft als einziger Hinweis auf einen früheren Infarkt zurück. Selten nimmt der QRS-Komplex nach einem Infarkt wieder eine normale Form an.

Vorderwandinfarkt: Abnahme oder Verlust von R, Bildung eines path. Q in Abl. I, aVL, V_1 bis V_5

Hinterwandinfarkt: Pathologisches Q in Abl. II, aVF, III Nehb D.

Im akuten Stadium können die beschriebenen Veränderungen von QRS, ST und T gleichzeitig auftreten. Das Alter des Infarktes kann nur mit Vorbehalt aus dem EKG abgelesen werden.

4. Infarktrezidive

Infarktrezidive im Bereiche eines früheren Infarktes zeigen entweder keine Veränderungen oder Veränderungen bzw. den Ablauf des früheren Infarktes. Der Verschluß eines anderen Gefäßes führt zum Mischbild der Infarktresiduen (z. B. path. Q in Abl. II und III sowie aVF) mit frischen Veränderungen (ST-Elevation, T-Negativität).

5. Rudimentäre (nicht-transmurale) Infarkte

Üblicherweise versteht man unter einem Myokardinfarkt einen „transmuralen" Infarkt, dessen Nekrose die gesamte Dicke der Ventrikelwand erfaßt hat. Sogenannte „rudimentäre" Infarkte weisen dagegen ein inkomplettes Infarktbild im EKG auf. Es fehlen vor allem stärkere Veränderungen des QRS-Komplexes (kein pathologisches Q, R-Zacke erhalten), da in vielen Fällen der Ausfall der Muskulatur so gering ist (intramuraler Infarkt), daß er von den Vektoren der Umgebung neutralisiert wird. Sorgfältige neuere pathologisch-anatomische Untersuchungen belegen jedoch, daß ein fehlendes pathologisches Q einen transmuralen Infarkt nicht ausschließt. Beim rudimentären Infarkt findet man Zeichen der „Ischämie" (ST-Senkung in den BWA, = Innenschichtinfarkt = subendokardialer Infarkt, s. S. 157) und der „Verletzung" (flüchtige ST-Elevation (selten!), terminale T-Negativierung) besonders über der Vorderwand, welche sich nach einigen Wochen bis Monaten normalisieren. Ein intramuraler Infarkt kann nur bei gleichzeitigem Anstieg der infarktspezifischen Enzyme (CK, CK-MB, SGOT) als gesichert gelten. Prognose eher ungünstig, da häufig von Infarktrezidiv gefolgt. Meist koronarangiographische Abklärung erforderlich!

6. Infarkt und apoplektischer Insult

Eine Apoplexie mit Halbseitenparese und Blutdruckabfall kann das klinische Bild eines Herzinfarktes ganz überlagern (sog. „primär-kardiogener Insult"). Erst das routinemäßig angefertigte EKG deckt den Myokardinfarkt als Ursache der zerebralen Symptomatik auf.

Gelegentlich werden jedoch auch infarktähnliche EKG-Veränderungen durch einen zerebralen Insult (insbesondere durch Subarachnoidalblutungen und durch Massenblutungen mit Einbruch in den Hirnventrikel) imitiert. Beispiel siehe S. 116.

Vereinzelt beobachtet man dabei sogar einen Anstieg der SGOT und der CK. Durch Obduktion konnte in zahlreichen Fällen sowohl makroskopisch als auch mikroskopisch ein Herzinfarkt ausgeschlossen werden. Steht der apoplektische Insult im Hintergrund und der EKG-Befund im Vordergrund, so kann eine vorzeitig eingeleitete Antikoagulatientherapie zu einer deletären Zunahme der Hirnblutung führen.

7. Infarktlokalisation (Übersicht)

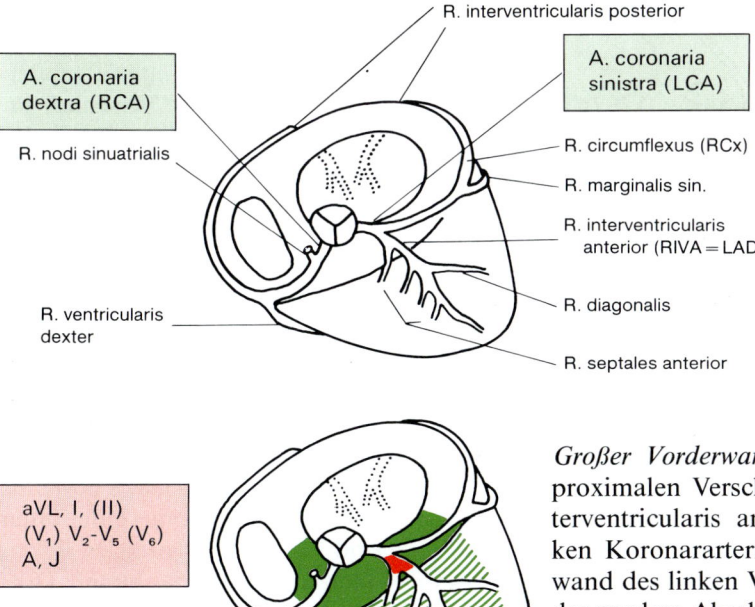

R. interventricularis posterior

A. coronaria dextra (RCA)

A. coronaria sinistra (LCA)

R. nodi sinuatrialis

R. circumflexus (RCx)

R. marginalis sin.

R. interventricularis anterior (RIVA = LAD)

R. ventricularis dexter

R. diagonalis

R. septales anterior

aVL, I, (II)
(V₁) V₂-V₅ (V₆)
A, J

Großer Vorderwandinfarkt durch proximalen Verschluß des R. interventricularis anterior der linken Koronararterie. Die Vorderwand des linken Ventrikels sowie der vordere Abschnitt des Ventrikelseptums sind bis zur Herzspitze betroffen.

151

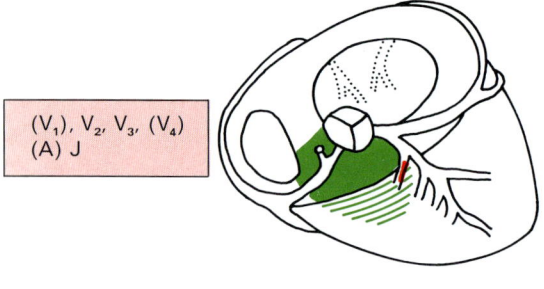

(V_1), V_2, V_3, (V_4)
(A) J

Vorderer Septuminfarkt (supra-apikaler oder anteroseptaler Infarkt) durch Verschluß septaler Äste des R. interventricularis anterior der linken Koronararterie.

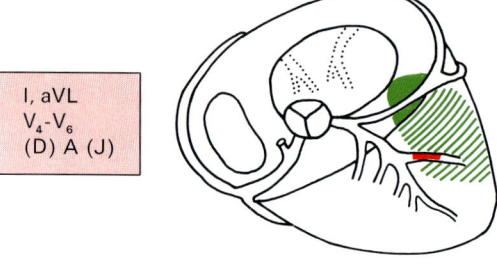

I, aVL
V_4-V_6
(D) A (J)

Vorderer Lateralinfarkt (anterolateraler Infarkt) durch Verschluß des R. diagonalis des R. interventricularis anterior der linken Koronararterie.

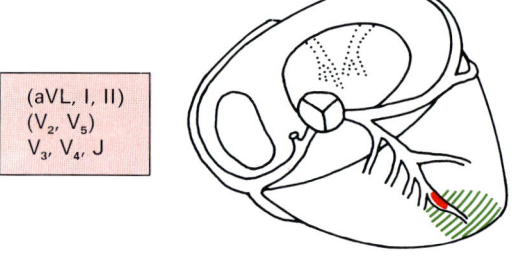

(aVL, I, II)
(V_2, V_5)
V_3, V_4, J

Vorderwandspitzeninfarkt (apikaler Infarkt) durch Verschluß im mittleren bis distalen Anteil des R. interventricularis anterior der linken Koronararterie.

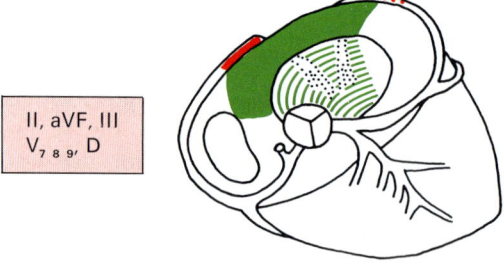

II, aVF, III
$V_{7\,8\,9}$, D

Großer Hinterwandinfarkt durch Verschluß der rechten Koronararterie oder des R. circumflexus sinister, falls der R. circumflexus den R. interventricularis posterior abgibt (Linksversorger). Betroffen sind die Hinterwand des linken Ventrikels sowie das hintere Drittel des Septums, evtl. auch die Hinterwand des rechten Ventrikels.

152

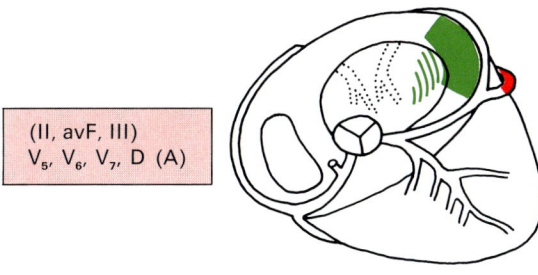

(II, avF, III)
V₅, V₆, V₇, D (A)

Hinterer Lateralinfarkt (Postero-lateral-Infarkt) durch Verschluß des R. marginalis des R. circumflexus. Bei kaliberstarkem R. marginalis können diaphragmale Anteile der Hinterwand zusätzlich betroffen sein.

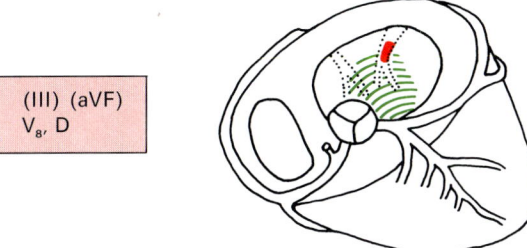

(III) (aVF)
V₈, D

Strikt posteriorer Infarkt (basaler Infarkt) durch distalen Verschluß des R. circumflexus sinister oder eines peripheren Seitenastes.

Die große Variabilität des Koronararterienverlaufes wie auch die Unkenntnis, ob ein Rechts- oder Linksversorgungstypus vorliegt, machen es unmöglich, aus den betroffenen EKG-Ableitungen exakt auf die Infarktlokalisation und das verschlossene Gefäß zu schließen. Außerdem gibt es fließende Übergänge zwischen den einzelnen Vorderwand- und Hinterwandinfarkten. Auch eine Kombination verschiedener Infarktbilder ist denkbar. Zusätzlich können Veränderungen der Herztopographie (z. B. Zwerchfellhochstand, Drehungstendenzen infolge Hypertrophie und Dilatation) die Beziehung zwischen Infarktlokalisation und den einzelnen EKG-Ableitungen verändern. Erst die Koronarangiographie ist in der Lage, eine exakte Lokalisation des Gefäßverschlusses anzugeben. Diese invasive Untersuchung hat in den letzten Jahren gezeigt, daß man nicht allzu eng mit den Bezeichnungen der Infarkttypen umgehen sollte.

Vorderwandinfarkt

Der ausgedehnte Vorderwandinfarkt

Betroffen ist die ganze Vorder- sowie die Seitenwand der linken Kammer:

Vorderer Septuminfarkt *(1)*+
vorderer Lateralinfarkt *(2)*

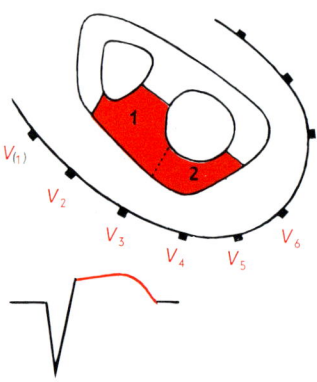

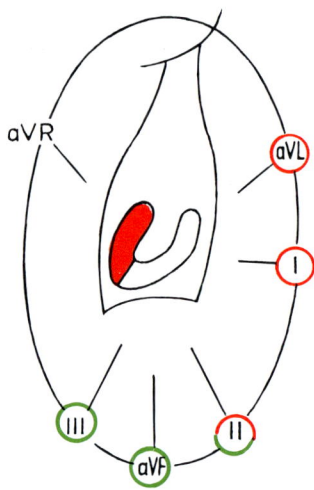

Nicht selten entwickelt sich das Vollbild in zwei Schüben; zunächst zeigt sich das Bild des vorderen Septuminfarktes *(1),* dann des vorderen Lateralinfarktes *(2)*.

Direkte Infarktzeichen (pathologisches Q, ST-Elevation, T-Negativierung): Ableitungen I (II), aVL, (V$_1$), V$_2$–V$_5$, (V$_6$). Nehb A, I.

Indirekte Infarktzeichen (ST gesenkt, T positiv): Ableitungen III, aVF.

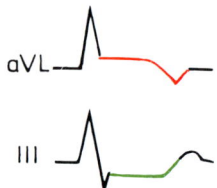

Der vordere Septuminfarkt (supraapikaler Vorderwandinfarkt, anteroseptaler Infarkt) projiziert sich in der horizontalen Ebene und wird daher allein aus den Brustwandableitungen diagnostiziert.

Direkte Zeichen: Abl. V$_2$, V$_3$, (V$_4$), Nehb I, (A), selten Abl. I und aVL.

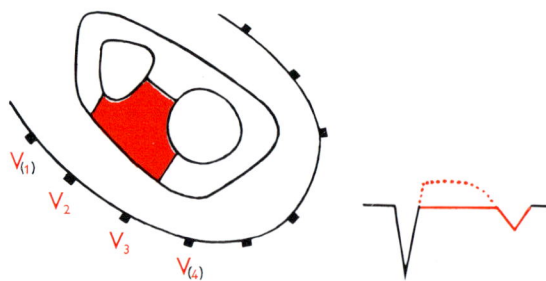

Der vordere Lateralinfarkt (Anterolateral-Infarkt) projiziert sich ebenfalls vorwiegend in der horizontalen Ebene und wird daher auch aus den Brustwandableitungen diagnostiziert.

Direkte Zeichen: Abl. V_4, V_5, V_6, Nehb A, (I, D), selten auch Abl. I und aVL.

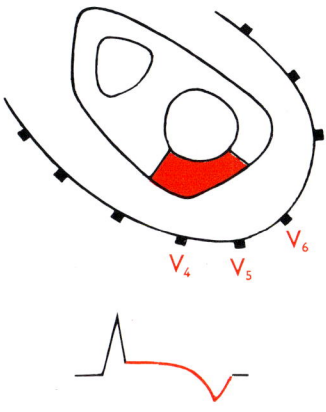

Hinterwandinfarkt

Der große Hinterwandinfarkt (inferior, diaphragmal) projiziert sich wegen seiner entgegengesetzten Lage nicht direkt in die Brustwandableitungen V_1 bis V_6.

Direkte Zeichen: Abl. II, III, aVF, Nehb D, V_7, V_8, V_9

Indirekte Zeichen: Abl. I, aVL, seltener V_1 bis V_4 (V_5)

Die indirekten Infarktzeichen (ST-Senkung) in den diametralen Ableitungen sind, da sie in den Routine-Ableitungen auftreten, ein wertvoller Hinweis. Sie werden irrtümlich als Ischämie der Vorderwand gedeutet. Oft dehnt sich der große Hinterwandinfarkt in den inferolateralen Bereich aus.

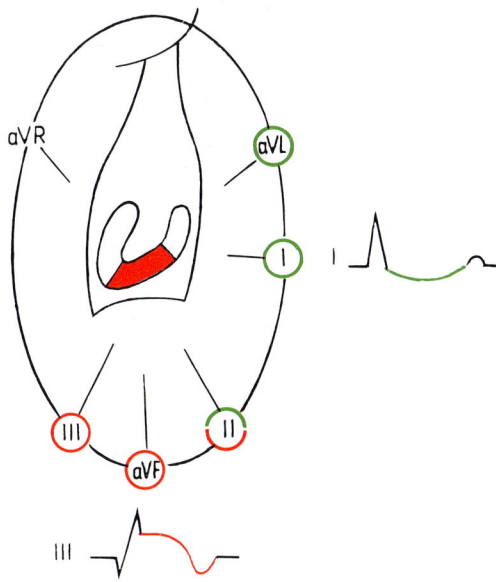

155

Der hintere Lateralinfarkt
(Posterolateral-Infarkt)

Direkte Zeichen: Abl. II, III, aVF, V_5, V_6, V_7
und Nehb D (A).

Indirekte Zeichen in V_1, V_2, V_3.

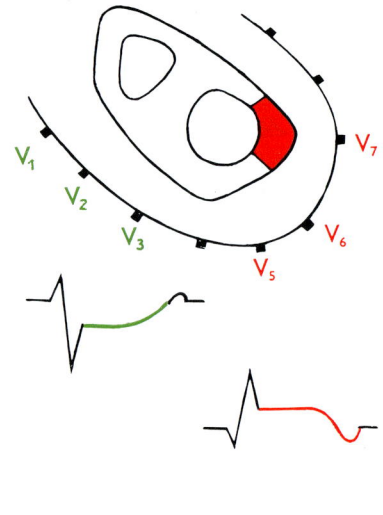

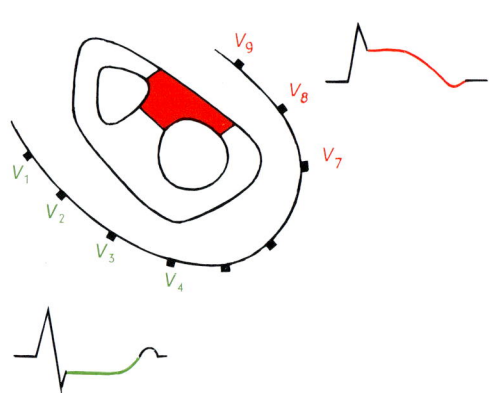

Der strikt posteriore Infarkt

Der strikt posteriore Infarkt ist relativ selten, er ist bedingt durch den Verschluß eines hinteren Seitenastes der linken Koronararterie; im 12-Kanal-EKG schwierig zu erkennen, da keine echten „posterioren" Ableitungen vorhanden sind. Die Diagnose gelingt am ehesten durch Beachtung der indirekten Infarktzeichen in den rechtspräkordialen Ableitungen V_1/V_2. Voraussetzung ist das Fehlen eines Rechtsschenkelblocks sowie der Ausschluß einer rechtsventrikulären Hypertrophie (ansonsten Diagnose unmöglich!).

Indirekte Zeichen:

- R/S-Relation $> 1,0$ in V_1/V_2
- R-Zacke $\geq 0,040\,s$
- Verschiebung der Übergangszone nach rechts, „Amplitudensturz", d.h. R-Reduktion um 50% zwischen V_4/V_5 oder V_5/V_6
- Gesenktes ST und hohe spitzpositive T-Wellen in V_1/V_2

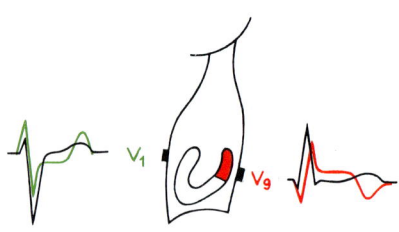

Direkte Zeichen:

- Pathologisches Q in V_8/V_9
- ST-Elevation und abgeflachtes bis negatives T in V_8/V_9 (V_7, Nehb D).

Hinterwandinfarkt mit rechtsventrikulärer Beteiligung

Etwa 30% aller Hinterwandinfarkte zeigen zusätzlich eine rechtsventrikuläre Beteiligung. Eine frühzeitige, schon bei Aufnahme erfolgende Diagnose ermöglicht die adäquate Intensivtherapie: Ausreichende Volumenzufuhr, bei av-Block II/III evtl. sequentielle Vorhof-Kammer-Stimulation.

Direkte Zeichen: Monophasische ST-Elevation, pathologisches Q in II, III, aVF (Hinterwandinfarkt). Zusätzlich jedoch ST-Elevation $\geq 0,1$ mV, pathologisches Q in $V_{r3} - V_{r6}$ (rechtsventrikuläre Ableitungen).

Selten: ST-Elevation $\geq 0,05$ mV in V_1 bei abnehmender ST-Elevation in den Ableitungen $V_2 - V_6$.

Die Beteiligung des rechten Ventrikels bei Hinterwandinfarkt sollte zusätzlich echokardiographisch gesichert werden.

Innenschichtinfarkt

Die Zeichen des auf subendokardiale Myokardzonen begrenzten Infarktes ($=$ rudimentärer, nichttransmuraler Infarkt) haben Ähnlichkeit mit den EKG-Veränderungen eines akuten Angina-pectoris-Anfalles (s.S.134) und auch mit denen einer Digitalis-Imprägnation. Daher darf die Diagnose eines Innenschichtinfarktes nur in Übereinstimmung mit klinischen Befunden gestellt werden.

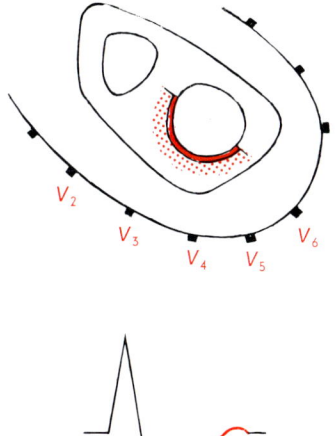

Merkmale:

1. Da die Verletzung der Innenschicht nur sehr gering ist, wird der QRS-Komplex kaum betroffen. Man findet allenfalls kleine Q-Zacken in den Ableitungen über der Infarktzone.
2. ST ist beim reinen Vorderwandinfarkt in den Brustwandableitungen gesenkt ($\geq 0,2$ mV). Bei Beteiligung der Seitenwand ist ST auch in Abl. I und aVL gesenkt.
3. T abgeflacht oder präterminal negativ.

Differentialdiagnose:

1. *Zum Angina-pectoris-Anfall:* Die ST-Senkung bildet sich bei Innenschichtinfarkt nur sehr langsam zurück (manchmal erst nach 2 Wochen). Anstieg der infarktspezifischen Enzyme! Prognose problematisch, Koronarangiographie erwägen.
2. *Zur Digitalisimprägnation:* Beim Innenschichtinfarkt kann die QT-Zeit verlängert sein, bei Digitalistherapie verkürzt.

8. Infarkt und Schenkelblock

Bei ca. 15% aller Myokardinfarkte wird ein Schenkelblock beobachtet, der z. T. schon vorbestanden hat. Häufig ist in derartigen Fällen das Kammerseptum beteiligt. 40% aller Septuminfarkte gehen mit einem Schenkelblockbild einher. Oft ist das Schenkelblockbild irreversibel. Man beobachtet jedoch auch als Folge eines Infarktes einen temporären Schenkelblock. Hierfür werden folgende Ursachen diskutiert:

1. Ödem des betreffenden Tawara-Schenkels
2. Entzündung in der Infarktzone
3. Funktionelle Insuffizienz der septalen Äste

Die Infarktprognose wird vor allem bei einem bifaszikulären Block beeinträchtigt. Bei Auftreten eines Rechtsschenkelblocks mit linksanteriorem Hemiblock beträgt die Letalität des Infarktes ca. 80%.

Die Erkennung eines Infarktes bietet bei einem Schenkelblock große Schwierigkeiten. Häufig ist der Infarkt hierbei nicht zu diagnostizieren. In Zweifelsfällen entscheiden der klinische Befund, das Verhalten der infarktspezifischen Enzyme sowie der zweidimensionale echokardiographische Befund (lokale Akinesie!).

Allgemeine Merkmale:
- Abnorme Q-Zacken
- Monophasischer ST-Verlauf
- Koronares T
- Intermittierender Block (Verlaufsbeobachtung)
- Atypische Blockformen ohne genaue Seitenlokalisation.

Vorderwandinfarkt und Rechtsschenkelblock

Da der rechte Tawara-Schenkel von der linken A. coronaria versorgt wird, führt ein Vorderwand-Septuminfarkt relativ häufig zu einem Rechtsschenkelblock.

Standardableitungen: Infarkt-Q in Abl. aVL, I.

Brustwandableitungen:

Infarkt-Q in Abl. V_1 bis V_4 (qR-Zacke)
q manchmal noch linkspräkordial
ST-Hebung in V_2 bis V_4
Später koronares T über der Vorderwand
Linkspräkordial kann die typische plumpe S-Zacke fehlen.

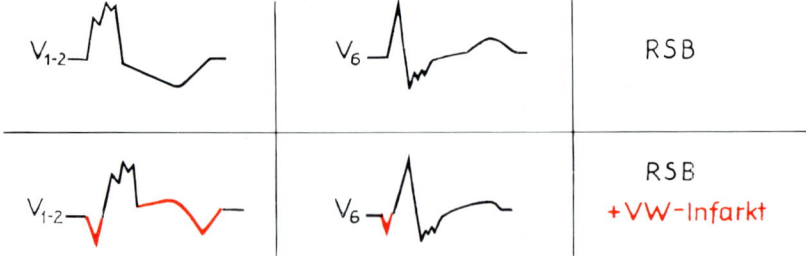

Vorderwandinfarkt und Linksschenkelblock

Bei einem Linksschenkelblock stößt die Diagnose eines Vorderwandinfarktes auf Schwierigkeiten. Kleine Infarkte führen nicht zu Veränderungen des Linksschenkelblockbildes, da das Septum von links nach rechts erregt wird. Durch den Infarkt ändern sich diese Erregungsverhältnisse in der linken Kammer kaum.

Verdachtsmomente:

- Breites Q in Abl. I und aVL
- Evtl. atypische ST-Hebung (im frischen Stadium)
- Selten koronares T in Abl. V_2 und V_3
- R-Reduktion linkspräkardial oder breites Q mit Knotung des aufsteigenden R-Schenkels.

Hinterwandinfarkt und Linksschenkelblock

Ein Hinterwandinfarkt mit Ausdehnung in den linken basalen Bereich des Septums führt zu einem ausgeprägten Linksschenkelblock, der die EKG-Diagnose eines Infarktes unmöglich machen kann.

Verdachtsmomente:

- Erhebliche konvexbogige ST-Hebung in Abl. II, III, aVF (V_5 und V_6)
- ST-Senkung in Abl. V_1 bis V_3 (V_4)
- Gelegentlich W-Form von QRS in Abl. II und aVF
- T in Abl. I, V_5, V_6, Nehb D positiv
- Selten koronares T in Abl. II, III, aVF im Folgestadium.

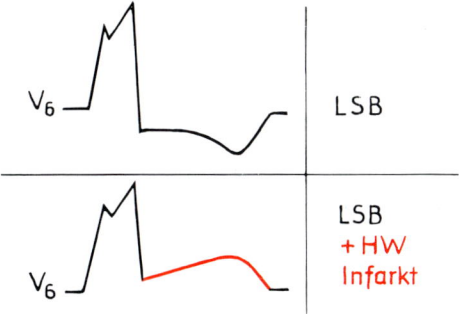

9. Infarkt und Schrittmacher-EKG

Elektrosystolen maskieren wie Schenkelblockbilder EKG-Veränderungen im Falle eines Infarktes. Bei Infarktverdacht kann man aus diagnostischen Gründen folgendermaßen kurzfristig die Aktivität des Schrittmachers abstellen: Über dem Aggregat des Schrittmachers werden Elektroden angebracht, welche mit einem externen Schrittmacher verbunden sind, dessen höhere Frequenz den internen Schrittmacher überspielt. Während dieses Manövers können Eigenaktionen des Herzens im EKG registriert werden.

159

10. Differentialdiagnose infarkttypischer EKG-Veränderungen

Eine Reihe von Erkrankungen kann im EKG zu Veränderungen im Sinne eines „Pseudoinfarktes" führen, die zu Fehldiagnosen Anlaß geben können. Sie seien deshalb abschließend noch einmal zusammengefaßt:

1. Eine R-Zacken-Reduktion in den rechtspräkordialen Brustwandableitungen wird auch gefunden bei:

   - chronischer Lungenerkrankung
   - Spontanpneumothorax
   - linksventrikulärer Hypertrophie

2. Eine Q-Zacke findet sich bei folgenden Erkrankungen:

   - Hypertrophe Kardiomyopathie
   - dilatative (kongestive) Kardiomyopathie
   - sekundäre Kardiomyopathien, wie z. B. bei Amyloidose, Sklerodermie, Friedreich'sche Ataxie, progressive Muskeldystrophie
   - kompletter Linksschenkelblock
   - Präexzitationssyndrom
   - akute Lungenembolie

3. Erkrankungen, bei denen ST-Segment- und T-Wellen-Veränderungen (intramurale) Infarkte vortäuschen können:

   - Hyperkaliämie
   - Intrazerebrale Blutung
   - Perikarditis
   - traumatische Myokardverletzung wie z. B. Myokardkontusion.

Bei der Differentialdiagnose infarkttypischer EKG-Veränderungen sind auch Veränderungen der Herzachse zu beachten:

4. Die Entwicklung eines Hinterwandinfarktes ist häufig verbunden mit der gleichzeitigen Entwicklung eines überdrehten Linkstyps. Differentialdiagnostisch ist hiervon der linksanteriore Hemiblock durch noch vorhandene kleine R-Zacken in II, III abzugrenzen.

5. Die Entwicklung eines Anterolateralinfarktes ist häufig verbunden mit der Entwicklung eines überdrehten Rechtstyps. Dies ist eine Folge des Myokardverlustes im Rahmen des Infarktes und ist kein Hinweis auf die Entwicklung eines linksposterioren Hemiblockes.

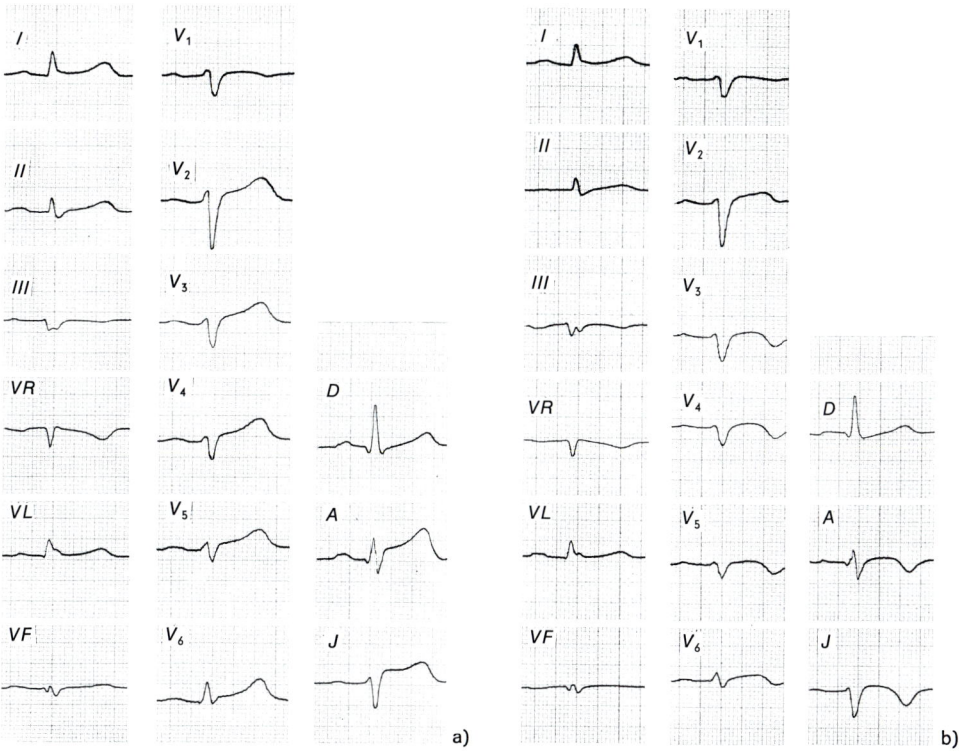

Anterolateralinfarkt. 33jähriger Patient. Starker Raucher, essentielle Hypertonie:
a) Geringe ST-Elevation in Abl. I, aVL, V₂–V₆, Nehb A und I.
b) Ausbildung eines koronaren T nach einer Woche, fehlende R-Progression V₂–V₅.

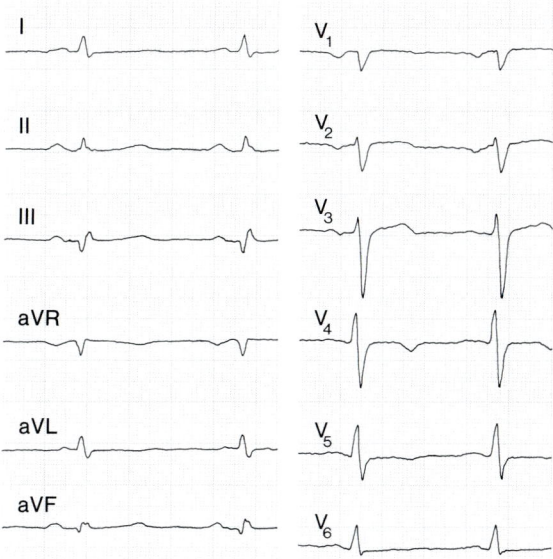

Zustand nach altem Hinterwandinfarkt (Q in III, angedeutet in aVF) und *nicht-transmuralem Vorderwandinfarkt* (Außenschichtinfarkt): QRS-Komplex erhalten, gleichschenklig negatives T in V₄ und V₅. 60jähriger Patient mit schwerer 3-Gefäßerkrankung; kurze geringe CK-Erhöhung mit 10% CK-MB Anteil

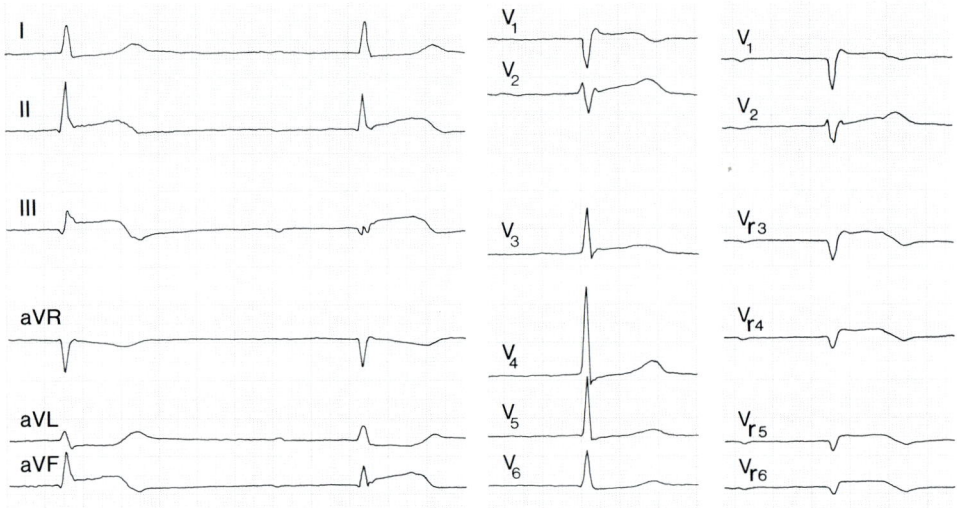

Akuter Hinterwandinfarkt mit Rechtsherzbeteiligung und av-Block III: Monophasische ST-Hebung und angedeutetes Q in II, III, aVF. In den rechtspräkordialen Ableitungen V_{r3}–V_{r6} deutliche monophasische ST-Hebung als Zeichen der rechtsventrikulären Beteiligung. Als seltener Hinweis auf die rechtsventrikuläre Beteiligung: Monophasische ST-Hebung in V_1

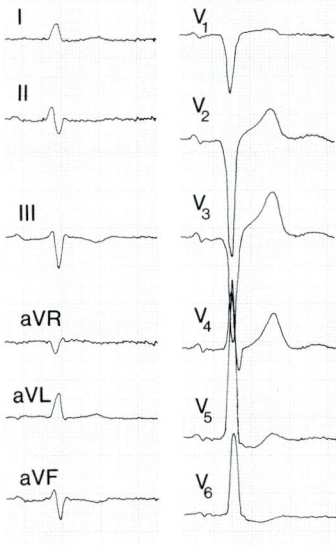

Endstadium eines Anteroseptalinfarktes. Linkstyp, Linkshypertrophie, Q in V_1–V_3. Muldenförmige ST-Senkung V_5/V_6

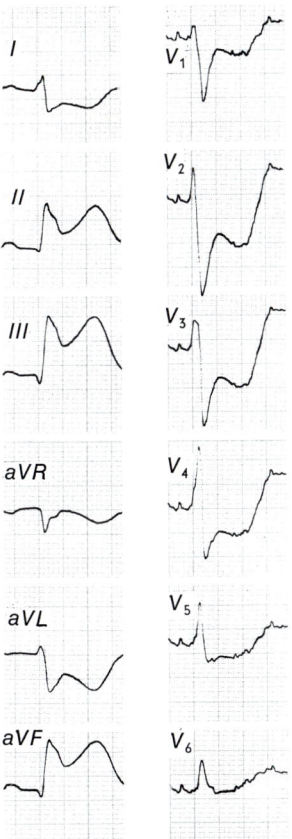

Akuter großer Hinterwandinfarkt. 60jähriger
Patient: Direkte Zeichen: ST-Elevation in
Abl. II, III, aVF. Indirekte Zeichen in den
diametralen Abl. I, aVL, V_1–V_5

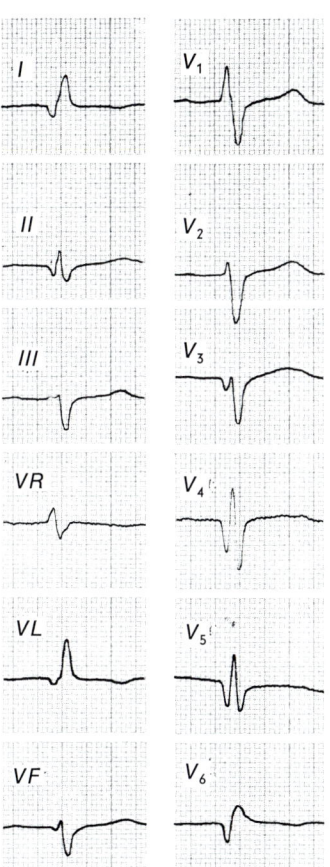

*Residuen eines drei Jahre alten Anterolate-
ral-Infarktes.* 78jähriger Patient: Pathologisches Q in Abl. I, II, aVL, aVF, V_3–V_6

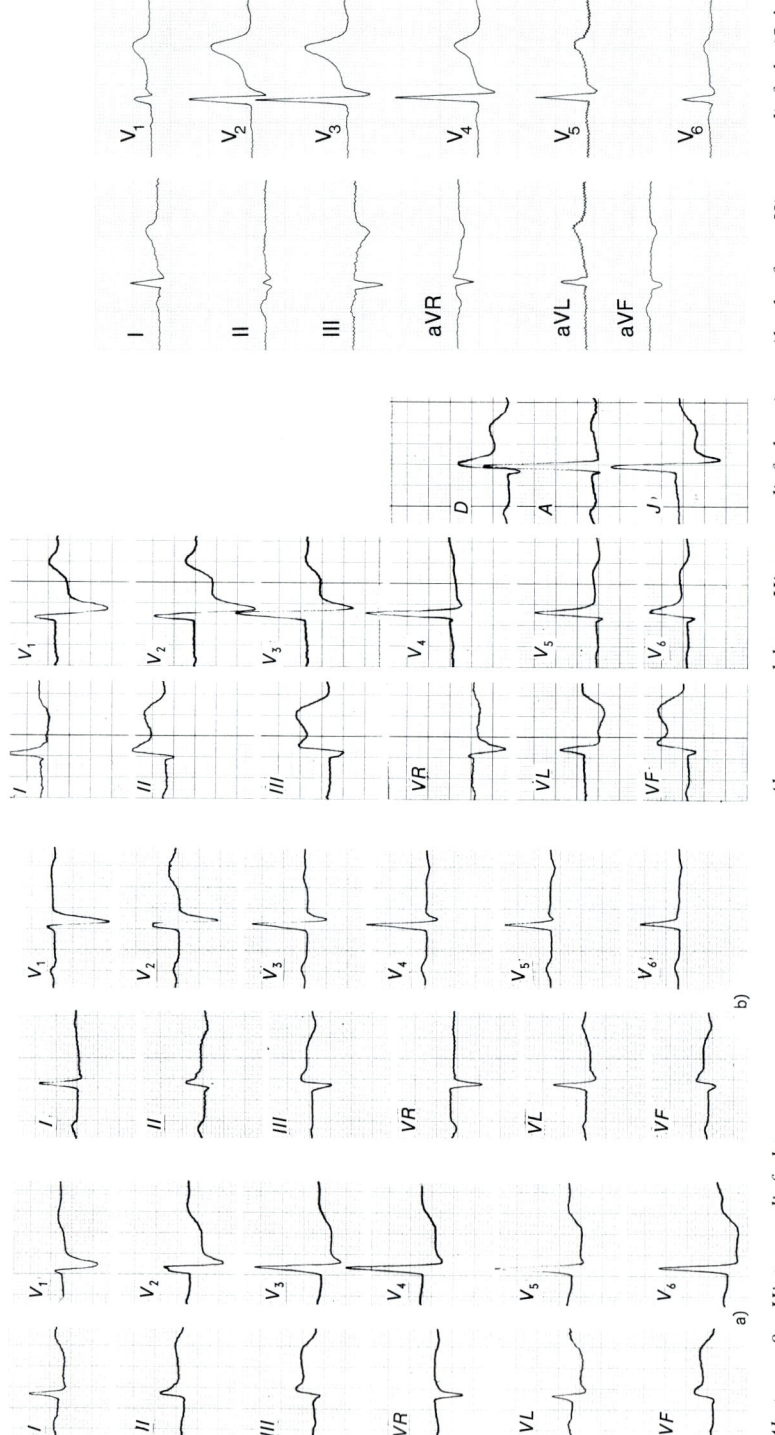

Abgelaufener Hinterwandinfarkt (Q in II, III, aVF) mit Beteiligung der hohen Hinterwand (strikt posteriorer Infarkt: R/S-Relation > 1,0 in V₂, R-Zacke ≥ 40 ms in V₂, „R-Amplitudensturz" V₄–V₆).

Akuter ausgedehnter Hinterwandinfarkt mit Ausdehnung in den Lateralbereich. 76jähriger Patient: Pathologisches Q, ST-Elevation in Abl. II, III, aVF, V₆, Nehb D. Indirekte Infarktzeichen: ST-Senkung in Abl. I, V₁–V₃, Nehb I

Akuter großer Hinterwandinfarkt.
a) Direkte Zeichen: ST-Elevation in Abl. II, III, aVF, indirekte Zeichen: ST-Senkung in V₁ bis V₆.
b) 11 Tage später Q in II, III, aVF, koronares T in II, III, aVF, V₅–V₆

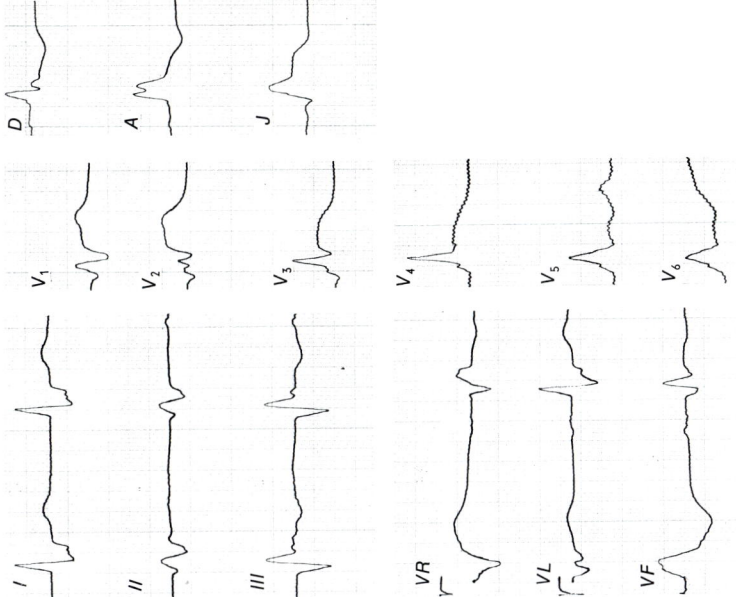

Frischer Vorderwandinfarkt und Rechtsschenkelblock. Abnorme Q-Zacken, besonders in Abl. V_1–V_3, ST-Hebung in Abl. V_1–V_4, Nehb I. Pathologisches Q in Abl. II und III als Residuen eines alten Hinterwandinfarktes

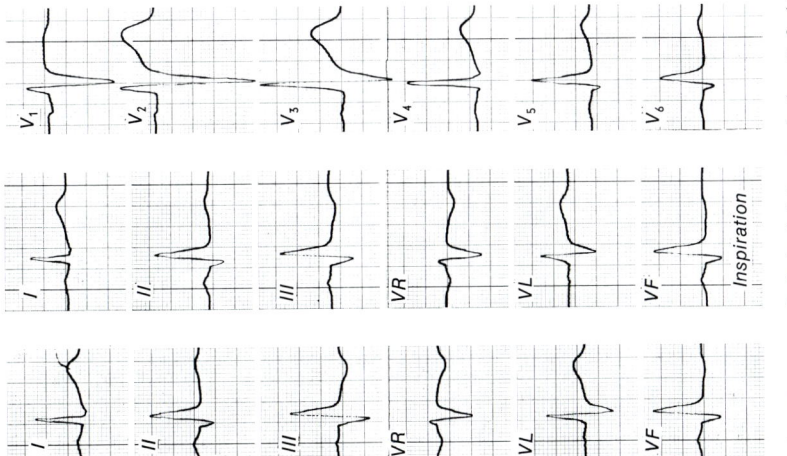

Alter Hinterwandinfarkt. 5 Jahre nach dem Infarkt pathologisches Q in Abl. II, III, aVF

165

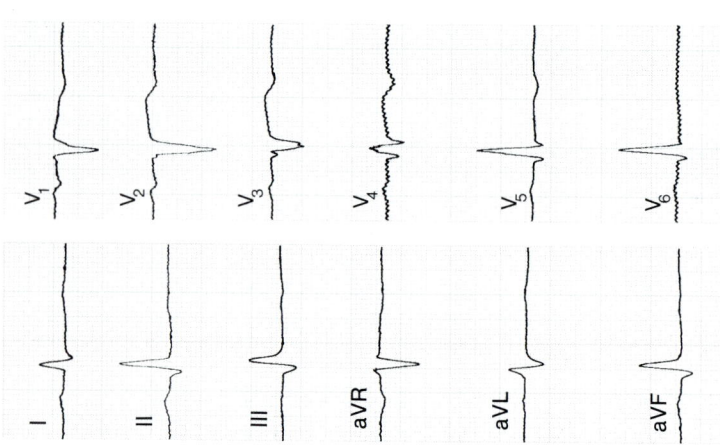

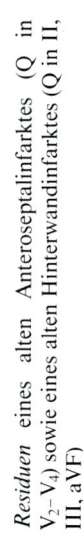

Residuen eines alten Anteroseptalinfarktes (Q in V₂–V₄) sowie eines alten Hinterwandinfarktes (Q in II, III, aVF)

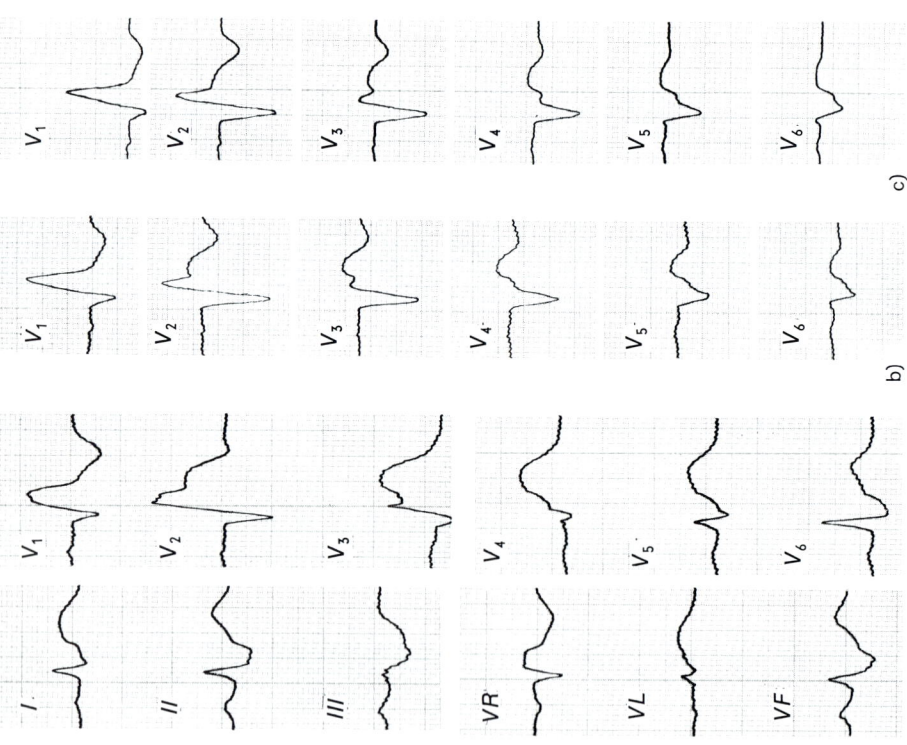

Frischer Vorderwandinfarkt und Rechtsschenkelblock
a) Abnormes Q in Abl. V₁–V₄, ST-Elevation in Abl. I, aVL und Abl. V₂–V₅,
b) 4 Wochen später,
c) 4 Monate später

I. Herzwandaneurysma

Ein Ventrikelaneurysma ist Folge eines vorausgegangenen, meist ausgedehnten Infarktes. In etwa 80% der angiographisch nachgewiesenen Aneurysmen findet man typische EKG-Veränderungen. Das Fehlen dieser EKG-Veränderungen schließt jedoch ein Aneurysma nicht aus.

Merkmale: Persistenz der ST-Elevation 3–4 Wochen nach dem akuten Infarktereignis. Bei großen Aneurysmen breite, tiefe Q-Zacken sowie QS-Komplexe in mehreren Ableitungen über dem Aneurysma. Evtl. Provokation der ST-Elevation unter Belastung. T negativ, unter Belastung T-Umkehr. Pathologische Q-Zacken in den Abl. II, aVF, III bei Hinterwandaneurysma. Nach der Resektion des Aneurysmas können sich die EKG-Veränderungen zurückbilden. Komplikationen der Aneurysmen: Tachykarde (ventrikuläre) Herzrhythmusstörungen, Linksherzdekompensation, periphere Embolien (evtl. Antikoagulation).

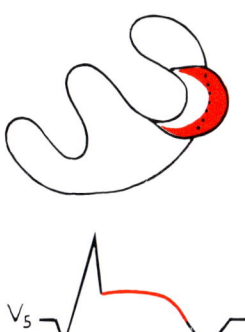

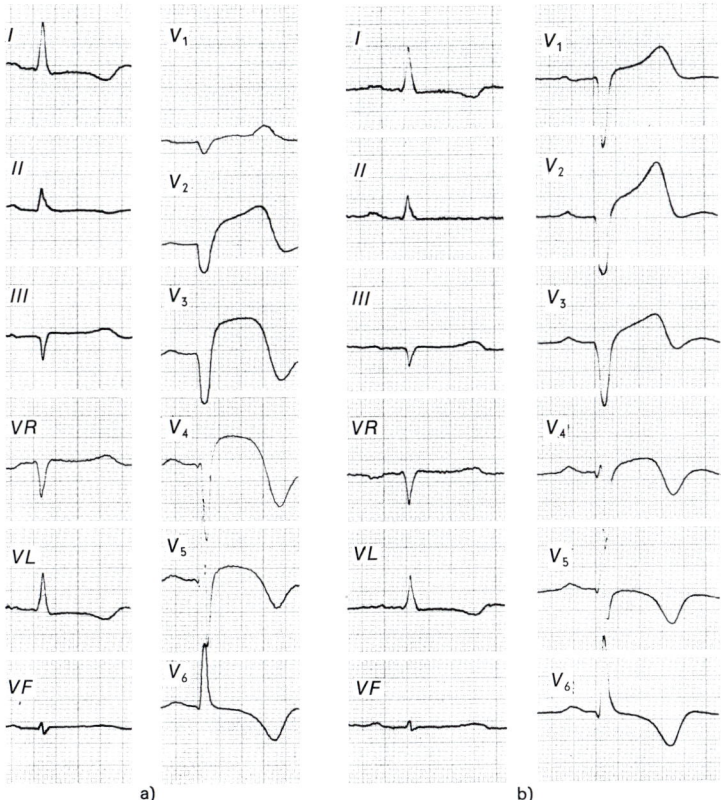

Aneurysma im Vorderwandspitzenbereich. 54jähriger Patient:

a) Akuter ausgedehnter Vorderwandinfarkt,

b) persistierende ST-Elevation mit Übergang in terminal negatives T (nach 2 Jahren)

167

K. Akutes Cor pulmonale

Ursachen:

- Am häufigsten Lungenembolie
- Seltener Fett-Luftembolie
- Schwere Pneumonic
- Status asthmaticus, Spontanpneu u. a.

Pathogenese: Akute, erhebliche Drucksteigerung im kleinen Kreislauf führt zu einer sofortigen Dilatation des rechten Ventrikels und daher zu einer Rotation des Herzens um die Längsachse im Uhrzeigersinn:

- S_I-Q_{III}-Typ
- Verschiebung der Übergangszone nach links (V_4, V_5).

Gleichzeitig Ischämie des rechten Ventrikels durch subendokardiale oder transmurale Kompression:

- Läsions- und Ischämievektoren rechtspräkordial
- Durch Verminderung des Schlagvolumens, besonders bei koronarer Herzerkrankung, auch linksventrikulär subendokardiale Ischämie möglich.

Selten (da im wesentlichen nur der rechte Ventrikel dilatiert) auch akute Überlastung des rechten Vorhofes:

- P dextro-atriale.

Differentialdiagnose	
Akuter Hinterwandinfarkt	**Akutes Cor pulmonale**
Abl. II und III identisch, Q in aVF breit und tief, aVR rS-Typ	Flüchtiger Ablauf, Abl. I und II identisch, S_I tief
V_1, V_2, V_3 ST-Senkung	Q in Abl. III; aVR ST angehoben, Rechtsverspätung, evtl. kompletter Rechtsschenkelblock.
Übergang in positive spitze T-Welle	Verschiebung der Übergangszone nach links (P dextro-atriale)
	V_1, V_2, V_3 schon frühzeitig ST-Strecken-Hebung und terminale T-Inversion
	QT-Verlängerung
Rudimentärer Vorderwandinfarkt	**Akutes Cor pulmonale**
Vorwiegend T-Negativität in V_3, V_4 Spitzes T	Vorwiegende T-Negativität in V_1 und V_2 weniger spitz

EKG-Veränderungen

Extremitäten-Ableitungen:

Flüchtiges *McGinn-White-Syndrom* (15% der Fälle)

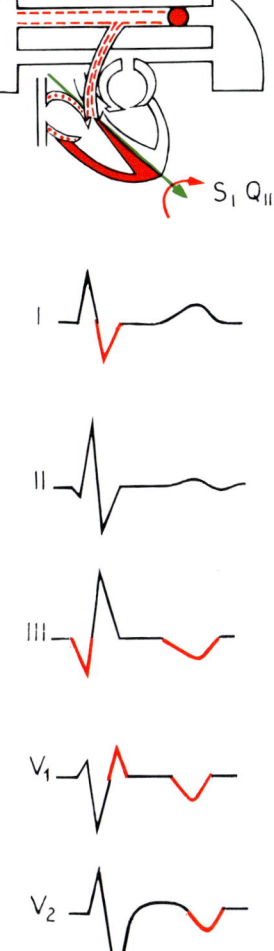

- In Abl. I (Abl. II) deutliches S, ST gesenkt in Abl. III tiefes Q
- Negatives, symmetrisches T in Abl. III
- Bei Fehlen von Q_{III} auch S_I-, S_{II}-, S_{III}-Typ
- QT verlängert
- Selten P dextro-atriale.

Goldberger-Ableitungen:

- aVR ST angehoben
- aVF Q oft weniger deutlich
- ST eventuell angehoben.

Brustwand-Ableitungen:

- Ermöglichen Abgrenzung von Hinterwand-infarkt. V_1, V_2, V_3: zeitweilig geringgradige Rechtsverspätung, selten Rechtsschenkel-block
- T negativ, spitz, symmetrisch
- Oft gehobenes ST (Verletzungsvektor)
- Manchmal QS-Komplex oder hohe R-Zak-ke sowie negative TU-Verschmelzungswelle
- V_5, V_6: Verschiebung der Übergangszone nach links: Tiefe S-Zacken in V_5, V_6 (selten, besonders bei älteren Patienten, Senkung der Endteile, wahrscheinlich durch Innen-schichtinfarkt des linken Ventrikels)

Oft in den ersten Stunden des akuten Stadiums Rhythmusstörungen, häufig *Sinus-tachykardie,* seltener ventrikuläre Extrasystolen oder Vorhofflimmern, Vorhofflat-tern.

Da die Veränderungen, wie S_I-Q_{III}-Typ sowie die ST-Veränderungen, meist flüch-tig sind, werden sie nur selten ganz erfaßt. Am längsten bleiben die Ischämiezeichen des rechten Ventrikels bestehen.

L. Chronisches Cor pulmonale

Eine lang andauernde Hypertonie im kleinen Kreislauf (Mitteldruck in der Arteria pulmonalis über 40 mm Hg) führt zu einer Lageänderung sowie zu einer Hypertrophie des rechten Ventrikels und auch des rechten Vorhofs.

Ursachen:

Emphysem
Chronische Bronchitis
Asthma bronchiale
Silikose
Bronchiektasen
Thoraxdeformierung

Ausgedehnte Lungenfibrose
Rezidivierende Lungenembolien
Pleuraschwarten
Lymphogene Lungenmetastasen
Primär pulmonale Hypertonie
Medikamentös bedingte pulmonale Hypertonie durch Appetitzügler.

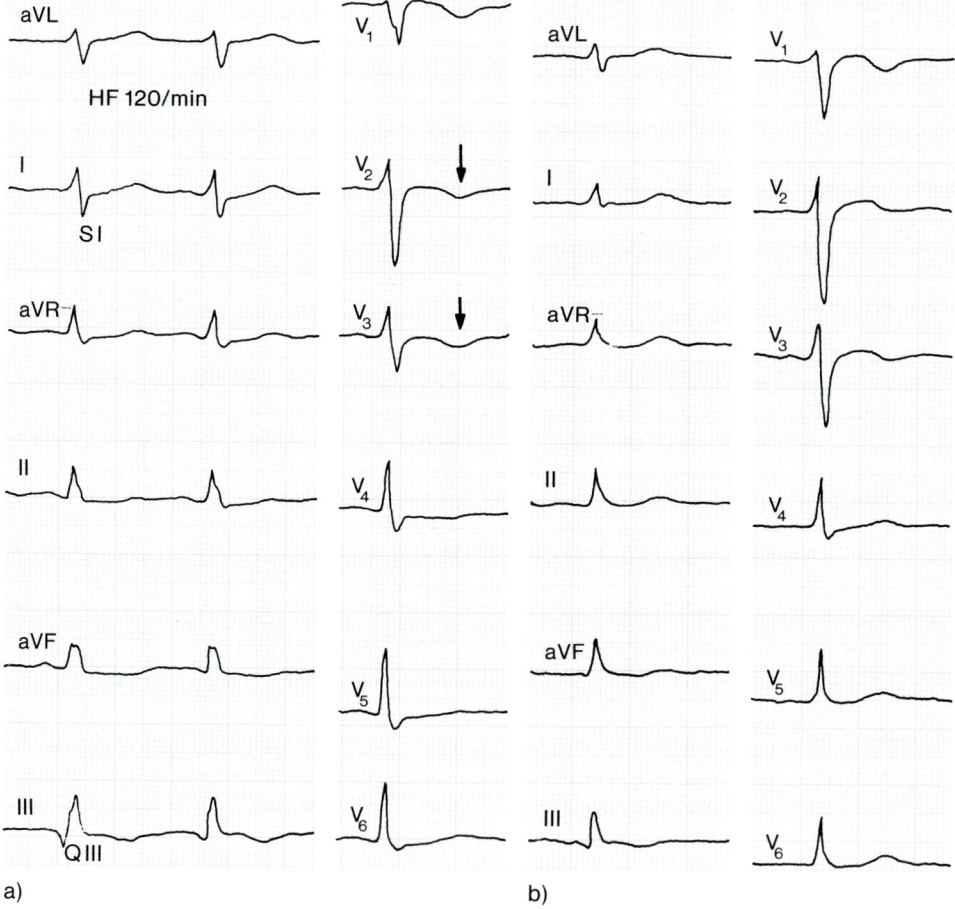

a)   b)

a) Akutes Cor pulmonale: S_I-Q_{III}, symmetrisch negatives T rechtspräkordial, Sinustachykardie.
b) EKG nach 1 Woche

Im *Frühstadium* (Pulmonalarteriendruck bis 40 mm Hg) ist das EKG bei der Hälfte der Patienten noch normal, bei den anderen weist vor allem die ausgeprägte S-Zacke in allen Extremitäten-Ableitungen (durch Drehung um die Herzlängsachse im Uhrzeigersinn) auf das beginnende Cor pulmonale hin.

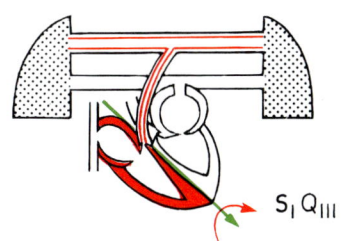

$S_I Q_{III}$

Brustwand-Ableitungen noch indifferent.

Das *ausgeprägte Stadium* (Pulmonalarteriendruck über 40 mm Hg) ist durch folgende Veränderungen gekennzeichnet:

1. *Vektorprojektion nach rechts vorn:*

   Diskordanter Steil- bis Rechtstyp
   Evtl. S_I-Q_{III}-Typ
   R rechtspräkordial hoch, T negativ

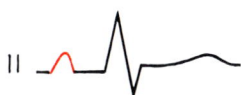

2. *P dextro-atriale:*

   P in Abl. II, III, aVF hoch
   P spitz positiv
   P in V_1 biphasisch mit betont positivem
      ersten Anteil
      Bei reinem Emphysem nur betontes, nicht
      spitzes P

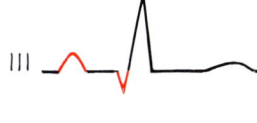

3. *Vektorprojektion nach rechts hinten:*

   Extremitäten-Ableitungen:
   – Amplituden klein
   – Evtl. S_I-, S_{II}-, S_{III}-Typ

   Brustwandableitungen:
   – V_1–V_6 mit rS-Typ
   – DD: Linksposteriorer Hemiblock
   – T positiv

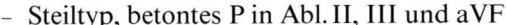

4. *Bei Rechtshypertrophie mit Dilatation* (durch Volumenbelastung): Inkompletter oder kompletter Rechtsschenkelblock

5. *Sinustachykardie*

6. *Besonderheiten beim Emphysem:*

   Durch Lungenblähung und Zwerchfelltiefstand Rotation des Herzens um die Sagittalachse nach rechts und um die Längsachse im Uhrzeigersinn:

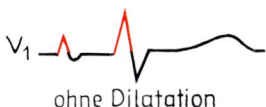

ohne Dilatation

   – Steiltyp, betontes P in Abl. II, III und aVF
   – Verschiebung der Übergangszone nach links
   – Die Amplituden werden durch vermehrten extrakardialen Widerstand kleiner
   – Häufig Rechtsverspätung
   – T-Wellen betont.

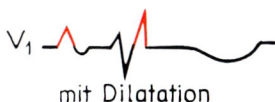

mit Dilatation

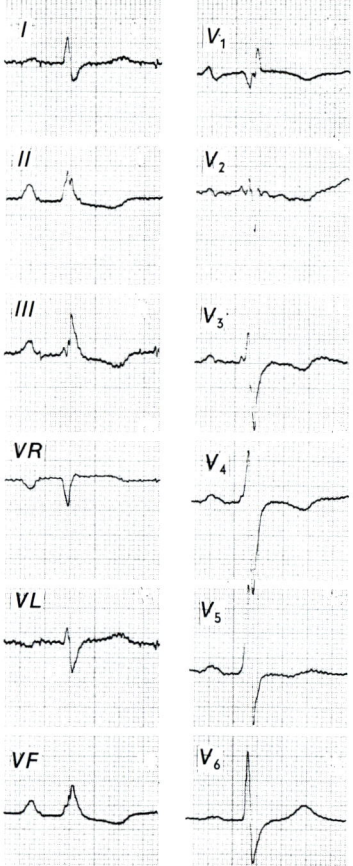

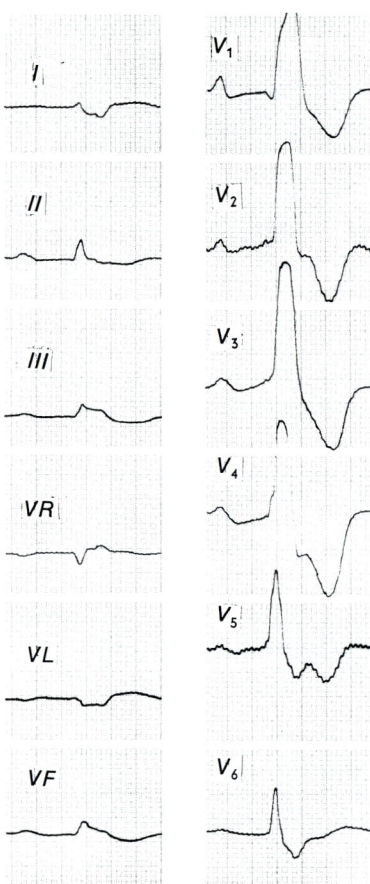

Chronisches Cor pulmonale. 63jähriger Patient mit pulmonaler Hypertonie: P dextro-atriale, Steiltyp, deutliche Rechtsverspätung (Rechtshypertrophie mit Dilatation) persistierende S-Zacken bis V₆

Chronisches Cor pulmonale. 60jähriger Patient mit langjähriger Emphysembronchitis: Rechtsschenkelblock mit Rechtstyp, P dextro-atriale (V₁!), av-Block I. Grades

M. Perikarditis

Da im Verlaufe der Perikarditis meistens nicht nur das Perikard, sondern auch die äußere Myokardschicht (Perimyokarditis) betroffen ist, finden sich in etwa 60 bis 80% der Fälle elektrokardiographische Veränderungen im Sinne einer diffusen *Außenschichtalteration* (monophasische Deformierung der ST-Strecke).

Ein Begleiterguß im Perikard führt zu *Niederspannung* (Echokardiographie!).

172

Erstes Stadium (Stunden bis etwa 3 Wochen):

- Geringe monophasische (jedoch konkavbogige) ST-Elevation in Abl. I, II, (Abl. III), aVL, aVF sowie in den Brustwand-Ableitungen (Läsionsvektor)
- ST geht meistens nicht vom abfallenden R ab, sondern vom angehobenen S
- T meistens abgrenzbar
- ST-Senkung in aVR
- Niederspannung bei begleitendem Erguß
- Gelegentlich bei schwerer Verlaufsform elektrischer Alternans

Zweites Stadium:

- Flach negatives, spitzes T in Abl. I, II, (III), aVL, aVF
- ST isoelektrisch
- QRS-Potential nimmt wieder zu

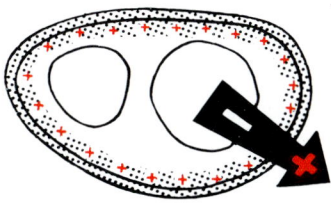

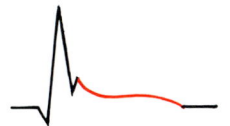

Differentialdiagnose zum Infarkt:

1. nur geringe ST-Elevation
2. konkavbogiger ST-Verlauf, keine ST-Senkung in den gegenüberliegenden Ableitungen
3. häufig angehobenes S mit erhöhtem ST-Abgang
4. Eher generalisierte, nicht lokalisierte ST-Elevation
5. Im zweiten Stadium T weniger tief und spitz negativ
6. Keine R-Veränderung, keine pathologischen Q-Zacken.

Panzerherz (Pericarditis constrictiva): QRS-Niederspannung, T abgeflacht oder negativ, ST-Senkung, P breit und gekerbt (Plateauform).

173

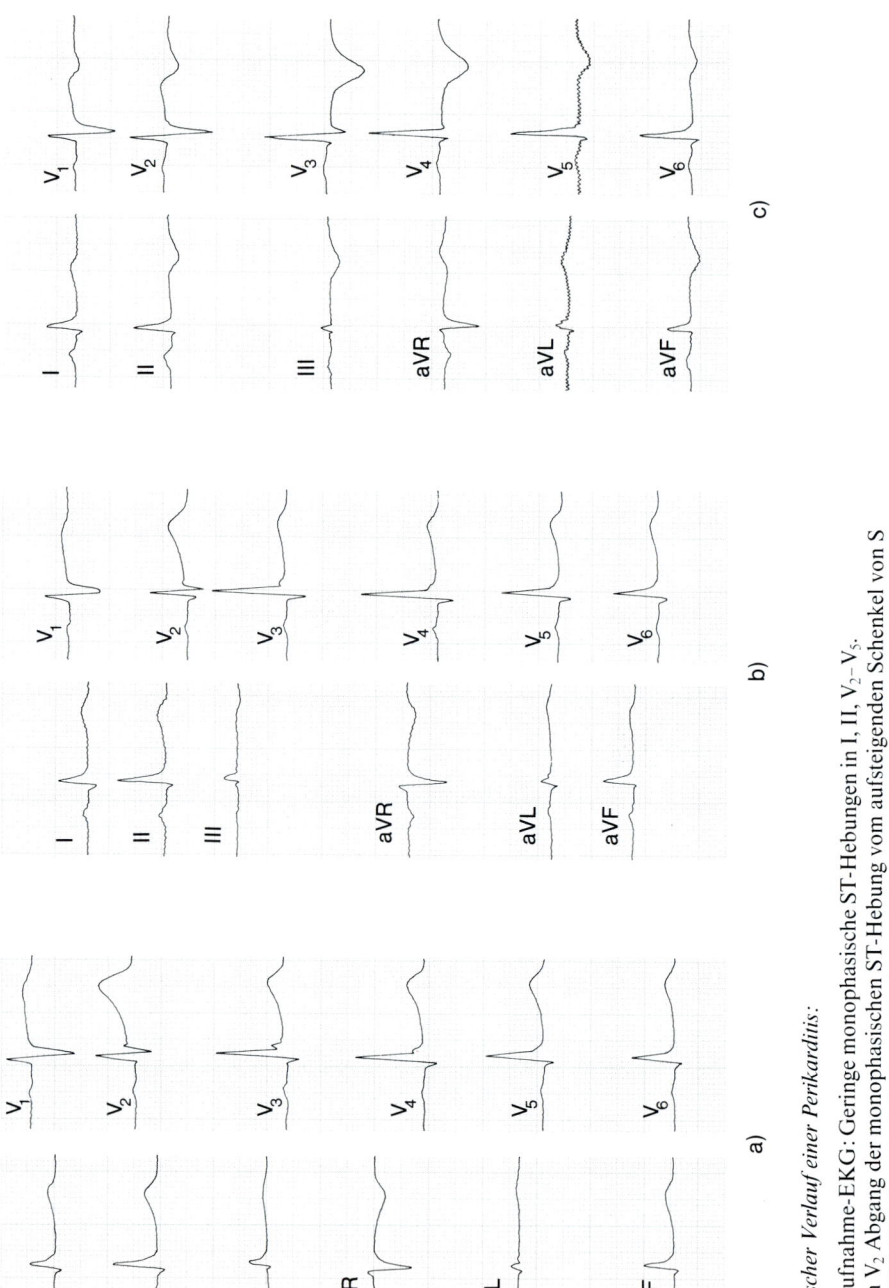

Typischer Verlauf einer Perikarditis:

a) Aufnahme-EKG: Geringe monophasische ST-Hebungen in I, II, V_2–V_5.
   In V_2 Abgang der monophasischen ST-Hebung vom aufsteigenden Schenkel von S
b) EKG 12 Std. nach Aufnahme: Geringer Rückgang der ST-Hebungen in den BWA
c) EKG 60 Std. nach Aufnahme: Jetzt zweites Stadium mit gleichschenklig negativem T in V_2–V_6, II, III, aVF

N. Myokarditis

Die Myokarditis ist ganz überwiegend eine klinische Diagnose. Es gibt keine pathognomonischen EKG-Veränderungen, welche nur bei einer Myokarditis vorkommen können. Andererseits kann ein typischer EKG-Verlauf die Diagnose einer Myokarditis erhärten. Die EKG-Veränderungen sind unspezifisch, sie geben auch keinen Aufschluß darüber, welche Art einer Myokarditis (rheumatisches Fieber, Diphterie, Scharlach, Sepsis, Pneumonie, Mononukleose, Poliomyelitis oder andere Viruserkrankungen) vorliegt. Insgesamt wird die Diagnose „Myokarditis" wohl zu häufig gestellt. Nur bei typischen EKG-Veränderungen und EKG-Verlauf und bei eindeutigem klinischen Korrelat (z.B. av-Blockierungen bei rheumatischem Fieber) sollte deshalb die Diagnose Myokarditis aus dem EKG gestellt werden.

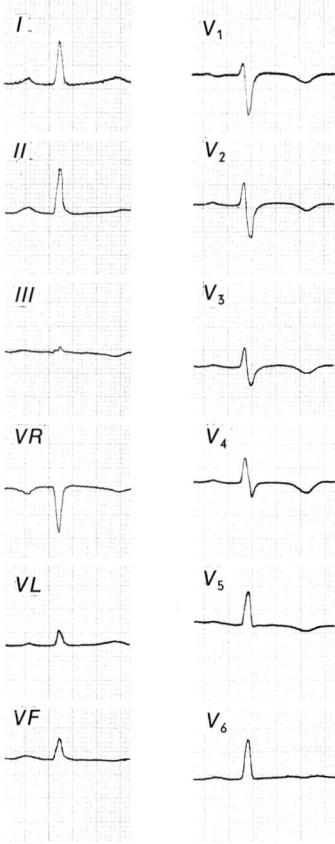

EKG-Hinweise:

- PQ-Veränderungen bis zu partiellem oder totalem av-Block
- QRS-Aufsplitterung
- Passagerer Schenkelblock
- ST-Senkung
- T-Abflachung
- T präterminal oder terminal negativ (infarktähnliche Bilder möglich, evtl. Folgestadium)
- Sinustachykardie bis Sinusbradykardie
- Supraventrikuläre oder ventrikuläre Extrasystolen, oft salvenartig
- Vorhofflattern und Vorhofflimmern
- In sehr seltenen Fällen Kammerflattern, plötzlicher Herztod durch Kammerflimmern.

Endo-Myocarditis rheumatica.
22jährige Patientin: T in Abl. V_1–V_5
terminal negativ

175

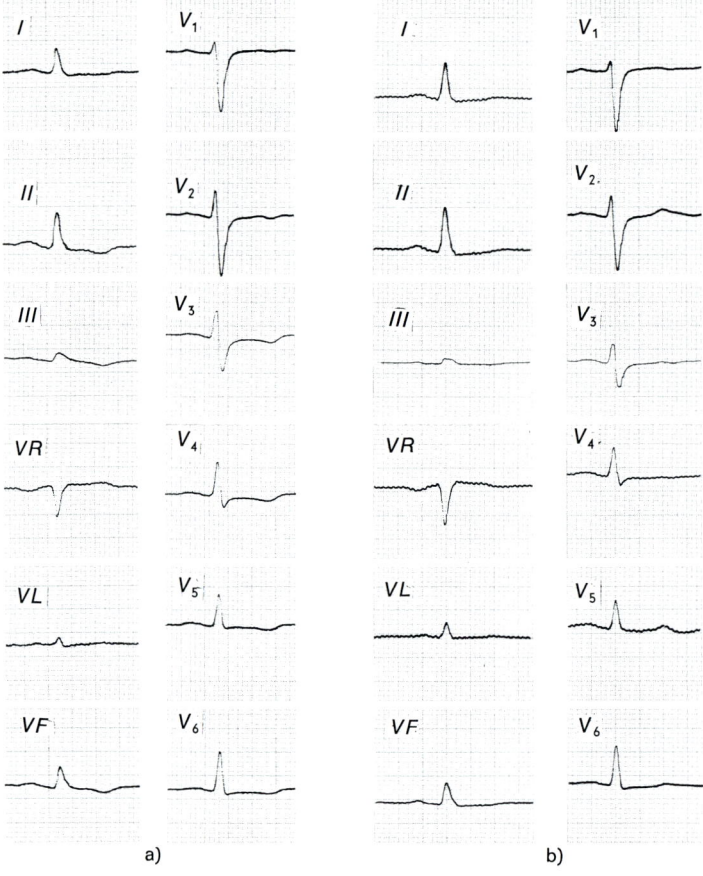

Virus-Myokarditis. Im Verlaufe einer Grippe-Pneumonie mit Meningismus (22jährige Patientin)

a) ST-Senkung in mehreren Ableitungen mit präterminal negativem T
b) Nach 2 Monaten Rückgang des präterminal negativen T

O. Herzinsuffizienz

Die Diagnose einer Herzinsuffizienz wird klinisch gestellt. Das EKG ist kein Maß-
stab für die Leistungsfähigkeit des Herzens. Es ist daher nicht möglich, die operati-
ve Belastbarkeit eines chirurgischen Patienten aus dem EKG abzulesen. Eine klinisch manifeste Herzinsuffizienz kann jedoch mit elektrokardiographischen
Veränderungen einhergehen, und bestimmte elektrokardiographische Veränderungen sind auf Herzinsuffizienz verdächtig. Es darf jedoch niemals – selbst nicht aus
schwersten EKG-Veränderungen – eine Herzinsuffizienz diagnostiziert werden, ohne daß entsprechende klinische Zeichen nachweisbar sind.

Einige Hinweise:

1. *Vorhofveränderungen.* Ein P sinistro-atriale bei Überlastung des linken Herzens
   spricht *für* eine Linksherzinsuffizienz. Das Fehlen eines P sinistro-atriale spricht
   jedoch *nicht gegen* eine Linksinsuffizienz. Das gleiche gilt für ein P dextro-atriale
   unter entsprechenden Bedingungen bzw. für ein P biatriale (P cardiale) als Ausdruck einer Überbelastung beider Vorhöfe.

2. *Niedervoltage*

3. *Bei Rhythmusstörungen,* die mit einer starken Herabsetzung des Herzminutenvolumens einhergehen, wie eine extreme Bradykardie oder Tachykardie, kann indirekt auf eine Herzinsuffizienz geschlossen werden.

4. *Auffällige Sinustachykardie* in Ruhe.

5. *Die Länge der ST-Strecke* nimmt bei jeder „Myokardschädigung" durch eine Verzögerung der Repolarisation zu. Die ST-Strecke ist daher bei einer Herzinsuffizienz oft verlängert. Auch die frequenznormierte QT-Dauer (QT$_c$) ist invers mit
   der linksventrikulären Auswurffraktion korreliert.

P. Hyperkinetisches Herzsyndrom

Definition: Überhöhte Werte des Herzzeitvolumens, der Ruhe-Frequenz und Bela-
stungsfrequenz, der kardialen Kontraktilität, der Muskeldurchblutung bei herabge-
setztem Strömungswiderstand. Ausschlußdiagnose!

Ätiologie: Erhöhte beta-adrenerge Stimulation.

Differentialdiagnose: Hyperzirkulation bei Gravidität, Emphysem, Dumping Syndrom, Alkohol-Kardiomyopathie, Myokarditis, Thyreotoxikose, iatrogen (Atropin,
Alupent), Koffein-, Nikotinkonsum, orthostatische Insuffizienz.

EKG: Ruhe-Tachykardie. Unphysiologischer Frequenzanstieg bei Belastung. Eventuell sympathikotone Veränderungen wie tiefer ST-Abgang mit aszendierendem
ST-Verlauf, P-Überhöhung in II, aVF und III.

Q. Hyperthyreose

Die EKG-Veränderungen beruhen sowohl auf einem erhöhten Sympathikotonus als auch auf der thyreotoxischen Stoffwechselstörung im Herzmuskel selbst.

Merkmale:

- Sinustachykardie (Digitalis führt nicht zu einem Frequenzabfall)
- P-Wellen betont
- ST-Senkung und Abflachung von T
- Manchmal in schweren Fällen negatives T; diese Veränderung ist jedoch nicht selten auch digitalisbedingt
- Auch überhöhte T-Formen (in Abl. II, III sowie linkspräkordial) werden beobachtet, besonders charakteristisch in Abl. II und III, V_5, V_6 und in dorsalen Brustwand-Ableitungen
- Nicht selten Rhythmusstörungen, besonders Vorhofflimmern, supraventrikuläre Extrasystolen. Seltener Vorhofflattern
- Nach einer Operation oder konservativen Behandlung der Hyperthyreose können sich die elektrokardiographischen Zeichen zurückbilden.

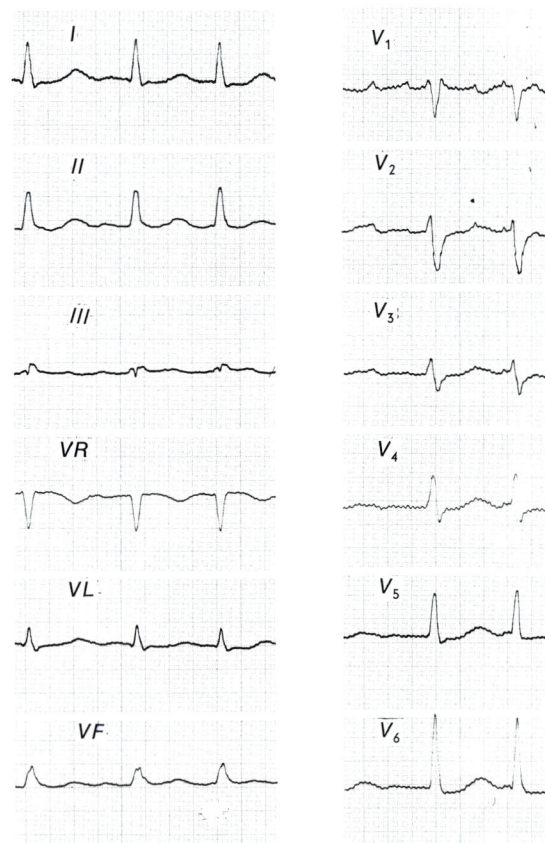

Hyperthyreose. 62jährige Patientin: Vorhofflattern, ST gesenkt

178

R. Hypothyreose

Merkmale (Vollbild):

- Bradykardie
- Niederspannung in allen Ableitungen (durch Myxödem des Myokards, Perikarderguß sowie durch peripheres Ödem und erhöhten Hautwiderstand)
- T abgeflacht oder negativ
- PQ-Dauer und QT-Dauer verlängert, evtl. av-Blockierungen
- Leichte Formen zeigen evtl. nur eine Abflachung von T
- Die Veränderungen sind durch eine ausreichende Hormonsubstitution reversibel.

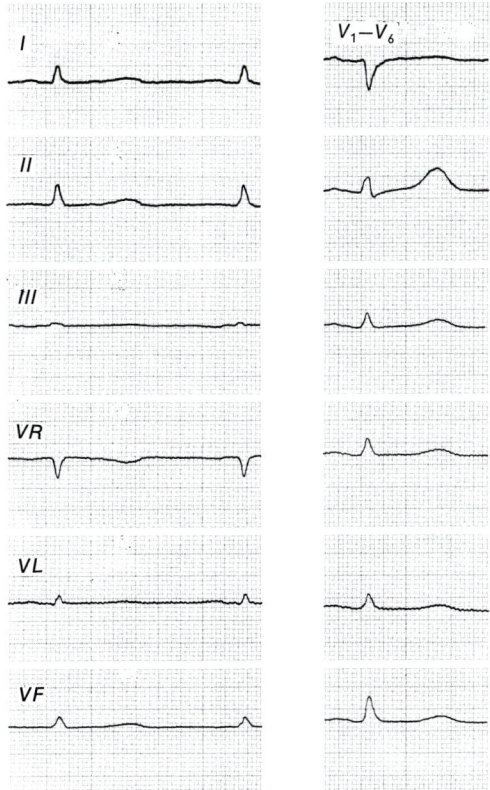

Hypothyreose. 68jährige Patientin: Periphere und zentrale Niederspannung, T abgeflacht

S. Myokardose

Schwere Dysproteinämien und Paraproteinämien führen zu Myokardveränderungen, welche sich im EKG als vorwiegend unspezifische Erregungsrückbildungsstörungen (ST-Senkung, T-Abflachung oder -Negativierung) und Tachykardie darstellen. Gelegentlich sieht man auch Störungen der Erregungsausbreitung sowie eine QT-Verlängerung. Die Veränderungen sind anfangs reversibel.

Ursachen: Nephrose, Sprue, Hungerödem, Amyloidose, Myelom, Makroglobulinämie, Hämochromatose, Leberzirrhose

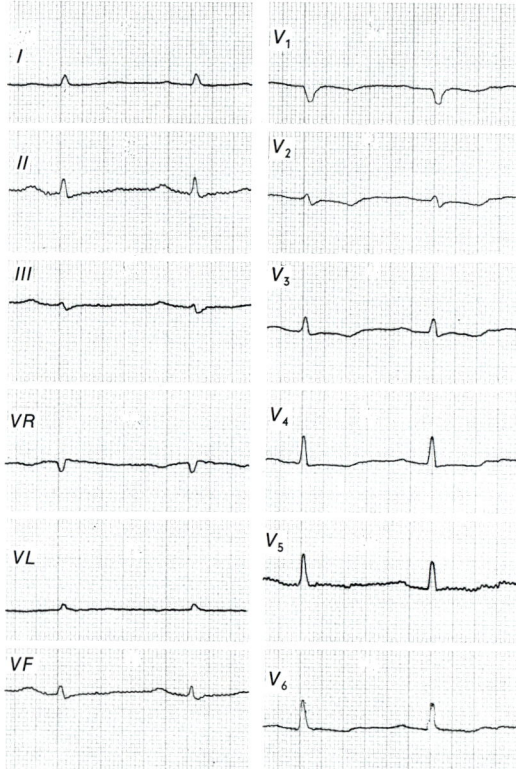

Verdacht auf Myokardose,
51jähriger Patient: Dekompensierte Leberzirrhose, Eiweißmangelödem.
Niederspannung, ST-Senkung, T präterminal negativ

T. Hypokaliämie

Ursachen:

Chronischer Laxantienabusus
Saluretika-Behandlung
Aldosteronismus (Conn-Syndrom, Leberzirrhose, Coma hepaticum)
Coma diabeticum
Chronische Diarrhoe
Häufiges Erbrechen
Idiopathische Hypokaliämie
Kaliumverlustniere

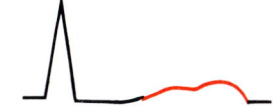

TU-Verschmelzungswelle

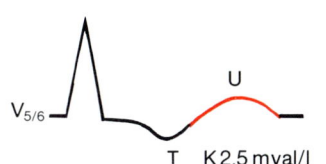

EKG-Veränderungen:

- U deutlich positiv (über 0,1 mV), evtl. TU-Verschmelzungswelle ($-/+$)
- T isoelektrisch bis negativ
- ST horizontal gesenkt, flach deszendierend.
- Neigung zu ventrikulärer Extrasystolie.

Diese Veränderungen sind in den Abl. I und II bei Linkstyp, II und III bei Steil- und Rechtstyp und in den Brustwand-Ableitungen V_2 bis V_5 besonders ausgeprägt.

QT-Dauer normal; durch die TU-Verschmelzungswelle kann eine QT-Verlängerung vorgetäuscht werden. Nur in Kombination mit einer Hypokalzämie besteht eine echte Verlängerung der QT-Dauer.

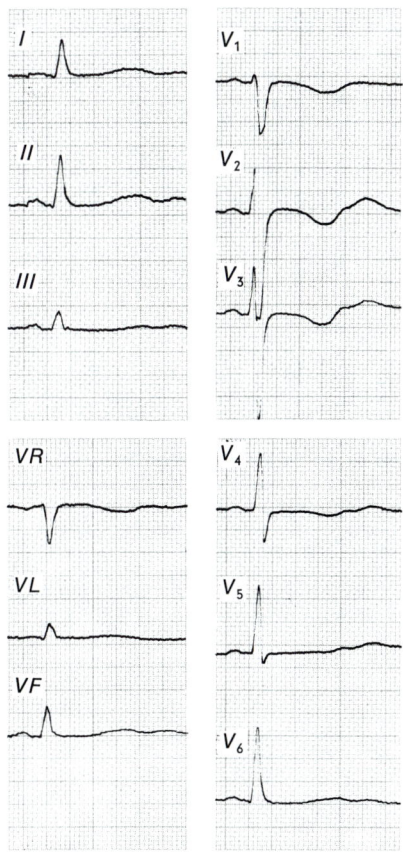

Hypokaliämie. (Kalium im Serum 2,75 mval/l.) 69jährige Patientin, Coma diabeticum. Deutlich positive U-Welle, T negativ (TU-Verschmelzungswellen, besonders in Abl. V_2, V_3)

U. Hyperkaliämie

Ursachen:

Endstadium einer Niereninsuffizienz,
  chronische Hämodialyse
Morbus Addison (und andere Krankheits-
  bilder mit Hypoaldosteronismus)
Hämolyse
Azidose
Unvorsichtige Kaliuminfusionen
Therapie mit kaliumsparenden Diuretika

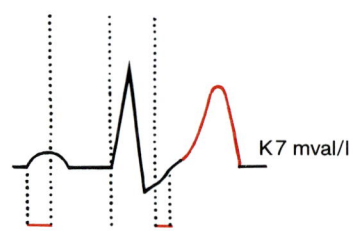

K 7 mval/l

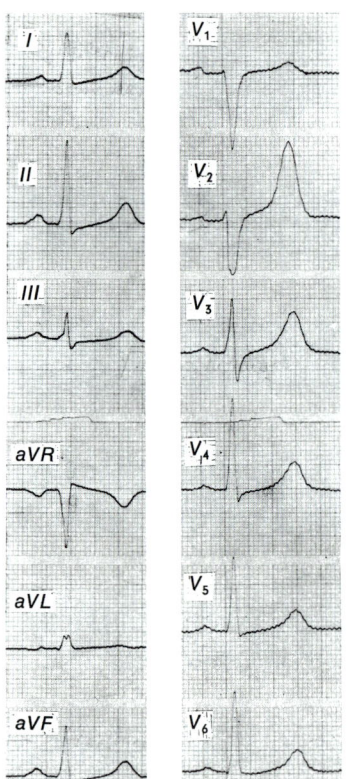

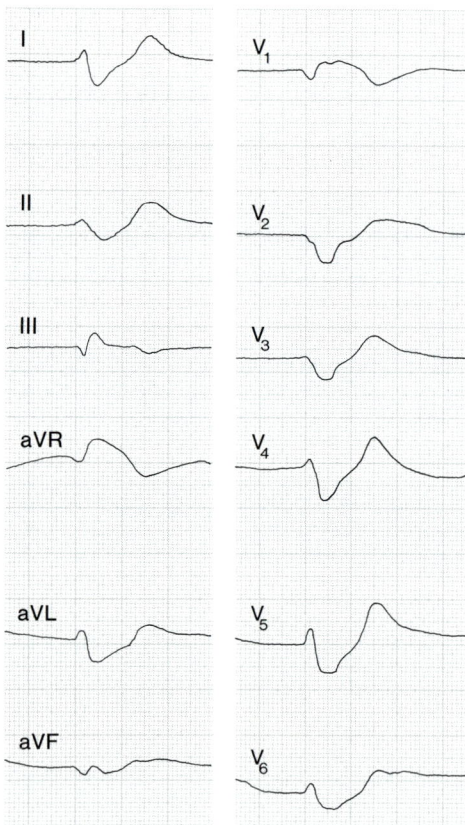

Hyperkaliämie (Kalium im Serum 6,2 mval/l).
22 jähriger Patient: Urämie bei chronischer
Glomerulonephritis. T besonders in V_2 und V_3
schmalbasig, zeltförmig hochpositiv

Hyperkaliämie mit Serumkaliumwert von
9,2 mval/l bei einer 50jährigen Dialysepatientin.
Sinusknotenstillstand, ventrikulärer Ersatzrhythmus mit bizarr verbreiterten QRS-Komplexen

EKG-Veränderungen:

- T hoch, zeltförmig, schmalbasig (besonders in V_2 bis V_5)
- Bei vorausgegangener ST-Senkung und T-Reduktion kommt es zur „Normalisierung" von T
- S-Verbreiterung bei Kaliumwerten von über 7 mval/l, QRS-Verbreiterung, PQ-Verlängerung, Extrasystolen, av-Block, Kammerstillstand (bei Kaliumwerten über 8–9 mval/l)

V. Hypokalzämie

Ursachen:

Hypoparathyreodimus
Sprue, schwere Durchfälle, Erbrechen
Rachitis, Spasmophilie
Urämie
Hepatisches Koma

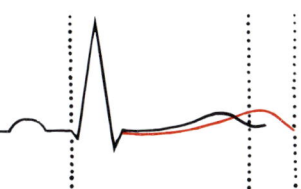

EKG-Veränderungen:

ST-Verlängerung (und somit auch QT-Verlängerung)

W. Hyperkalzämie

Ursachen:

Hyperparathyreoidismus   (Nebenschilddrüsenadenom)
Vitamin-D-Intoxikation
Osteolytische Metastasen oder Knochentumoren (Lymphosarkom, Myelom, Bronchialkarzinom).
Cave: Erhöhte Digitalissensitivität unter Hyperkalzämie.

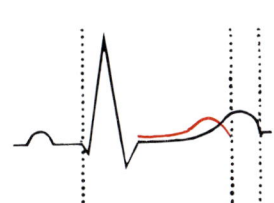

EKG-Veränderungen:

ST-Verkürzung (und somit QT-Verkürzung)
T geht oft aus dem abfallenden Schenkel von QRS hervor
Selten: av-Blockierungen.

X. Intoxikationen

Exogene Vergiftungen führen vor allem zu einer Normabweichung der Repolarisation, d. h. des ST-T-Abschnittes. Man findet besonders über dem linken Ventrikel:
- ST-Senkung – T-Abflachung – T-Inversion (meistens präterminal, selten bei vorgeschädigtem Herzen terminal negativ)
- Abflachung oder Inversion der U-Welle
- Die Veränderungen sind meistens reversibel.

1. *Chronische Alkoholintoxikation*: Veränderungen im Sinne einer dilatativen Kardiomyopathie, die durch chronische Alkoholintoxikation ausgelöst werden kann: P sinistro-atriale, supraventrikuläre Extrasystolen, Vorhofflimmern, Linksschenkelblock, ventrikuläre Arrhythmien.

2. *Chinidin, Chinin und Procainamid* setzen die intraatriale und intraventrikuläre Erregungsleitung herab und können selbst bei normaler Dosierung zu folgenden Veränderungen führen: Betontes P; Verlängerung der PQ-Zeit; av-Block II.–III. Grades; Verlängerung der QRS-Zeit (Verbreiterung durch Aufsplitterung von QRS); T-Welle plateauförmig, doppelgipfelig bis negativ; QT verlängert; ST-Senkung, Ventrikuläre Extrasystolie, Tachykardie (Torsades de pointes), Kammerflimmern (in seltenen Fällen). Die Erscheinungen bilden sich nach Absetzen des Medikamentes zurück.

3. *CO-Vergiftung:* Veränderungen durch direkte toxische Wirkung auf die Herzmuskelzellen sowie durch Hypoxämie: ST-Senkung; präterminal negatives T linkspräkordial; häufig Tachykardie; gelegentlich auch spitz-positive T-Wellen (Erstickungs-T); bei koronarer Herzerkrankung Infarktbilder möglich.

4. *Digitalis*

Therapeutische Wirkung: ST leicht muldenförmig gesenkt, T abgeflacht bis präterminal negativ, besonders bei Linkshypertrophie Zunahme der Endteilveränderungen linkspräkordial, erhöhte Amplitude der U-Welle, mäßige PQ-Verlängerung, QT-Dauer verkürzt, Bradykardie bis zu einer Frequenz von 50/min.

Überdosierung: PQ-Verlängerung über 0,22 s, Sinusbradykardie unter 50–40/min, av-Block II. Grades, Knotenrhythmus, av-Dissoziation, Vorhoftachykardie mit av-Block. (Eine *absolute* Überdosierung liegt nur in einem niedrigen Prozentsatz der Fälle vor. Meistens handelt es sich um eine *relative* Überdosierung infolge eingeschränkter Nierenfunktion. Schließlich muß eine *herabgesetzte Glykosidtoleranz* bei Hypoxie, schwerer Herzinsuffizienz, frischem Infarkt, Hypokaliämie, Hyperkalzämie, Hypothyreose als Ursache berücksichtigt werden.)

Intoxikation: T spitz negativ, totaler av-Block, ventrikulärer Bigeminus, polytope ventrikuläre Extrasystolen, Salven von Extrasystolen, Knotentachykardie, bidirektionale ventrikuläre Tachykardie, Kammerflattern, Kammerflimmern.

Therapie: Digitalis absetzen, Serum-Digitalis-Spiegel kontrollieren. Serum-Kalium-Spiegel kontrollieren, evtl. Kaliumzufuhr; bei Verdacht auf schwere Intoxikation: Klinikeinweisung. Evtl. Digitalis-Antikörper.

5. *Emetin:* Bei Dosierung über 1 g T-Inversion möglich.

6. *Lithium:* EKG-Veränderungen wie bei Hypokaliämie: T-Abflachung; T-Negativierung; intraventrikuläre Blockbilder; Rhythmusstörungen (insbesondere ventrikuläre Extrasystolen). EKG-Verlaufskontrolle unter Lithium-Therapie erforderlich.

7. *Narkotika und Schlafmittel:* ST-Senkung; T-Abflachung, selten auch -Negativierung. PQ-Verlängerung; Kammer-Extrasystolen (bei Chloroform und Äther).

8. *Nikotin:* T-Abflachung oder -Negativierung; Tachykardie; Veränderungen flüchtig.

9. *Pilz- und Schlangengift:* ST-Senkung; T-Inversion präterminal.

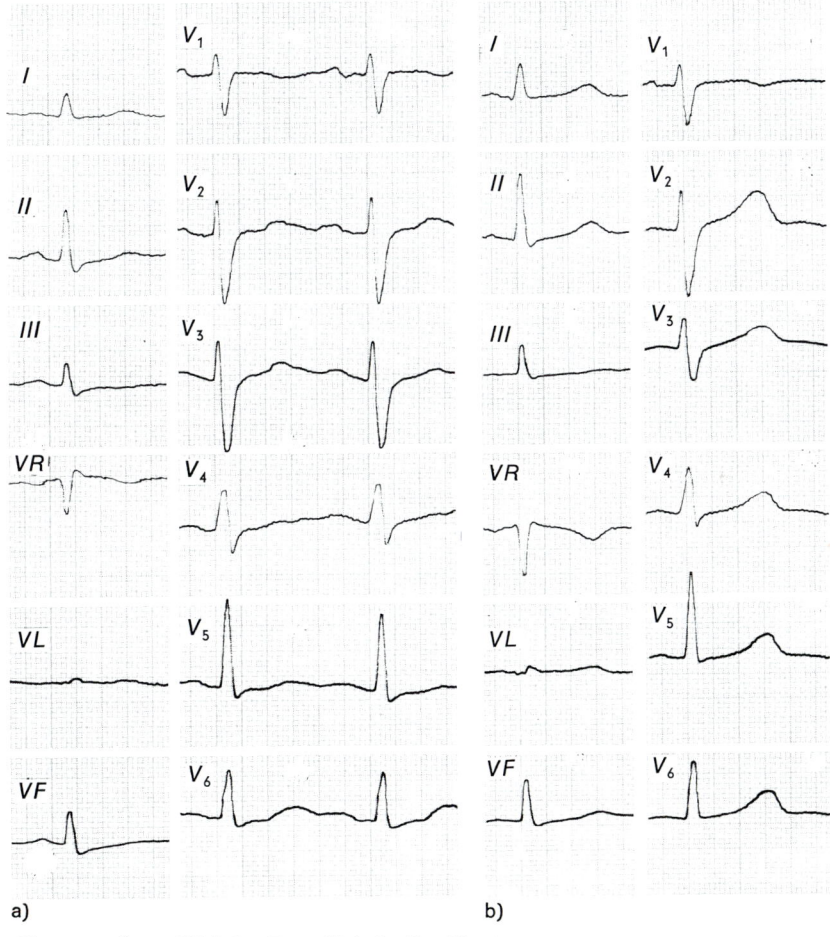

a)   b)

Chininvergiftung. 27jährige Frau: Krimineller Abort
a) T flach, in Abl. V_2–V_4 angedeutet doppelgipfelig
b) Zwei Tage nach der Vergiftung Normalisierung der Veränderungen

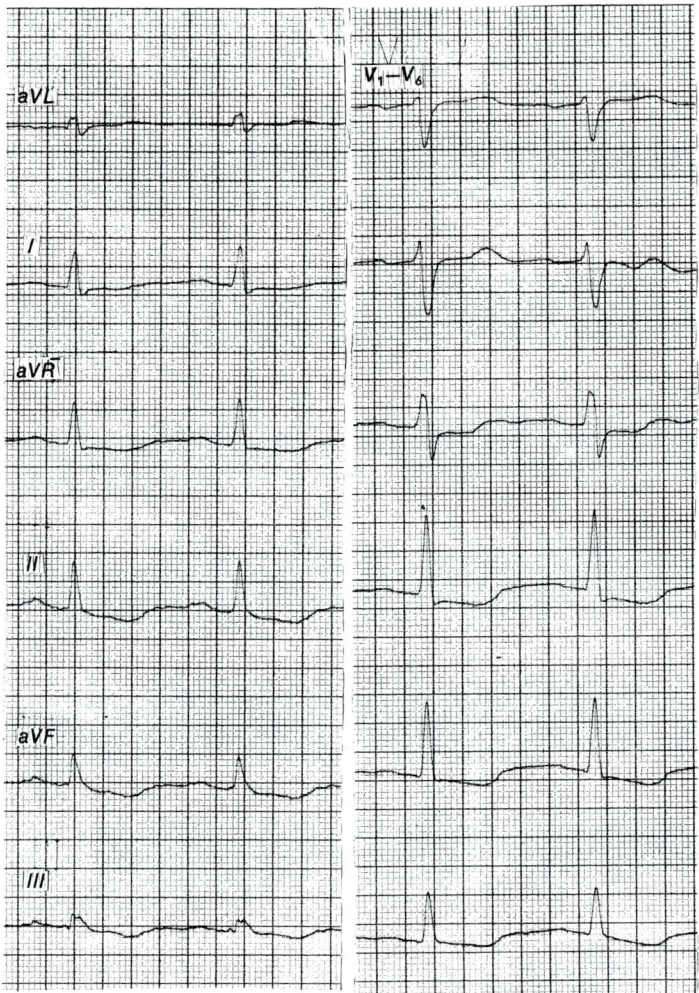

CO-Vergiftung. Tiefe deszendierende ST-Senkung mit
präterminal negativem T

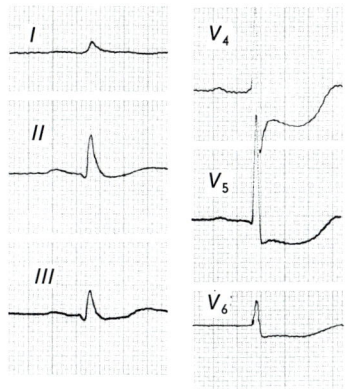

Digitalisüberdosierung.
ST tief, muldenförmig, T-Abflachung

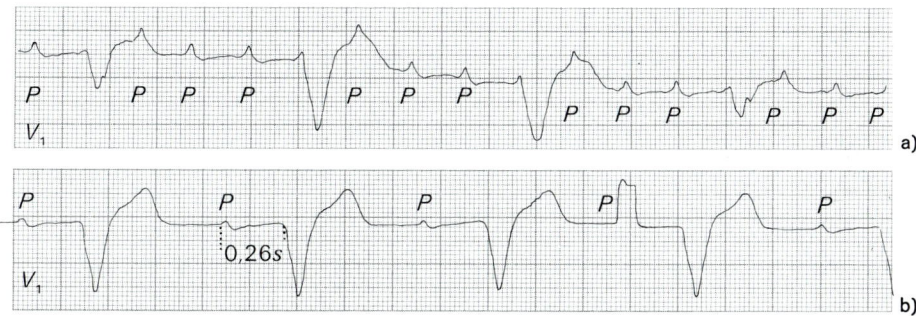

a)

b)

Digitalisintoxikation:
a) Vorhoftachykardie mit av-Block (Digoxin-Serumspiegel 3,5 ng/ml)
b) av-Block I. Grades nach Digitalispause (Digoxin-Serumspiegel 1,1 ng/ml) und Kalium-
   substitution

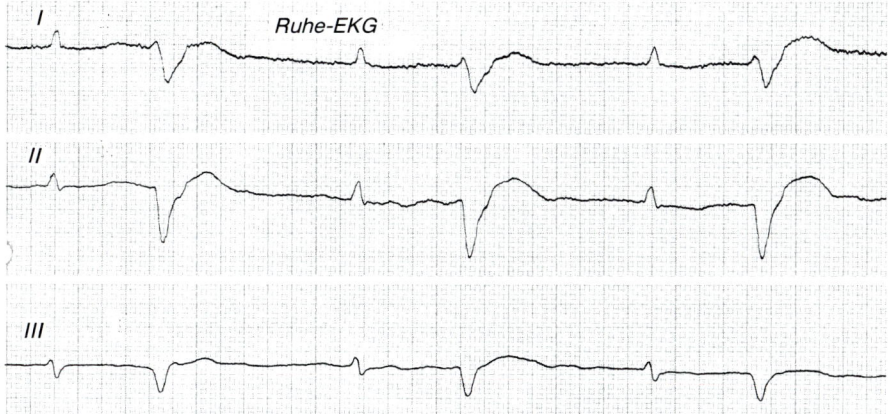

Digitalisintoxikation: Ventikulärer Bigeminus

187

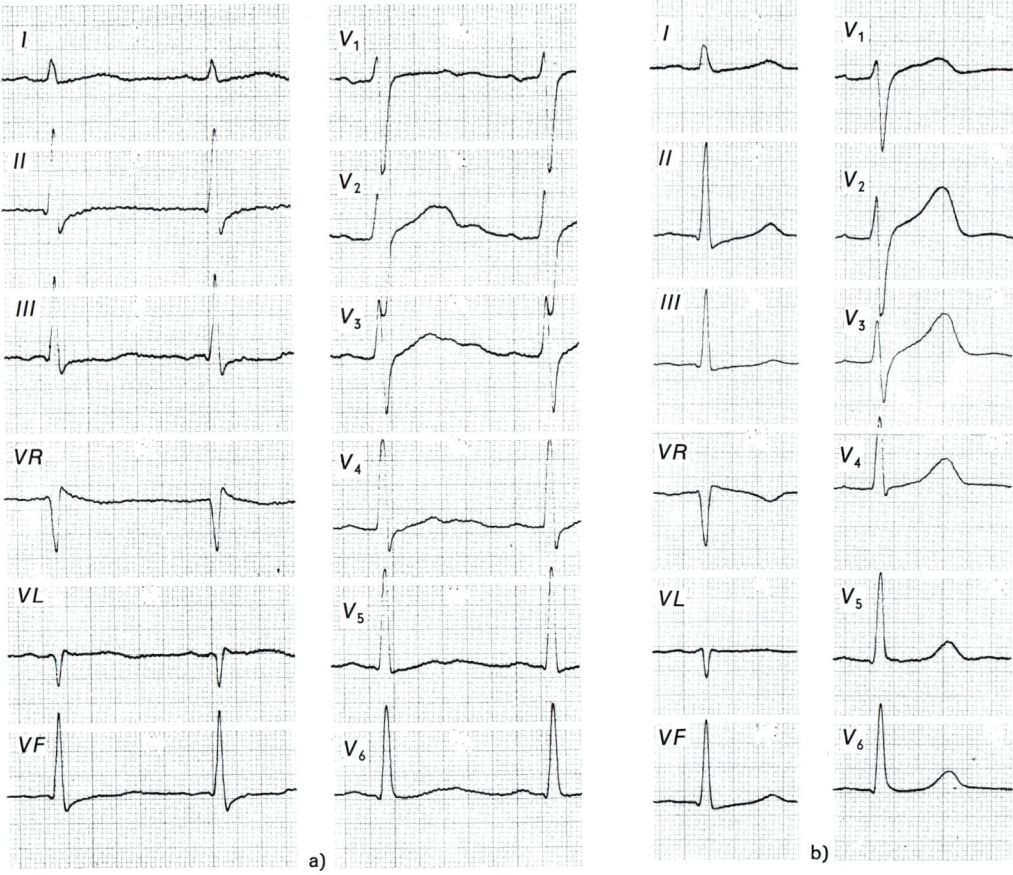

a)   b)

Subakute Thalliumvergiftung. 32jähriger Patient: Obstipation, Sensibilitätsstörungen, Haarausfall, Thalliumnachweis im Urin

a) ST-Senkung, T abgeflacht, in Abl. V_2–V_5 doppelgipfelig
b) Normalisierung nach einer Woche

Y. Traumatische Herzveränderungen

Brustkorbverletzungen führen häufig zu einer mechanischen Irritation des Myokards sowie zu lokalen Myokardblutungen aus geschädigten Kapillaren, besonders wenn bereits eine Koronarsklerose besteht.

Die Veränderungen treten schlagartig nach der Gewalteinwirkung auf und haben eine rasche Rückbildungstendenz. Sie werden daher relativ selten erfaßt.

Vorkommen: Stoß auf den Thorax, besonders Steuerradaufprall, Sturz aus großen Höhen, Überfahrenwerden, Verschüttung, Sportverletzung (Basketball, Tennis u. a.).

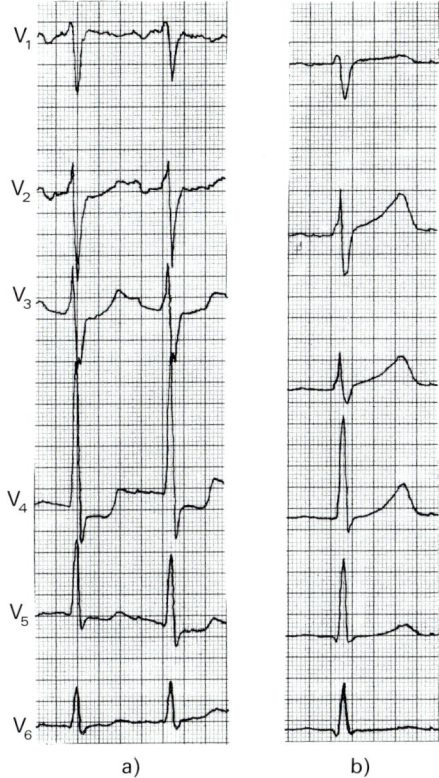

EKG-Veränderungen in abnehmender Häufigkeit:

ST-Veränderungen vom Außenschichttyp („infarktähnlich", bis zu ½ Stunde nach dem Trauma nachweisbar)

Intraventrikuläre Erregungsausbreitungsstörungen (meistens Rechtsschenkelblock)

Sinustachykardie

Extrasystolen (häufig ventrikulär)

ST-Veränderungen vom Innenschichttyp

Absolute Arrhythmie bei Vorhofflattern

av-Block I. Grades; totaler av-Block (selten)

Verletzungen des Perikard zeigen das Bild des akuten Stadiums der Perikarditis. Die T-Negativierung kann noch über Monate bis Jahre persistieren.

a)   b)

Zustand nach Thoraxprellung:
a) Sinustachykardie, ST-Senkung linkspräkordial
b) Nach 2 Tagen Normalisierung

IV. Rhythmusstörungen

A. Normaler Sinusrhythmus

Der Sinusknoten liegt zwischen der Einmündung der oberen Hohlvene und dem rechten Vorhof. Hier entsteht die normale Erregungsbildung des Herzens unter physiologischen Bedingungen mit einer Frequenz von 60 bis 90/min. Die Erregungsimpulse gelangen von hier strahlenförmig zum rechten Vorhof und entlang den Bahnen des Vorhofmuskelsystems zum av-Knoten, von dort über das His-Bündel und die beiden Tawara-Schenkel zu den Purkinje-Fasern und somit zu den Kammermuskelfasern.

Die Erregung des rechten Vorhofs wird auf den linken Vorhof fortgeleitet.

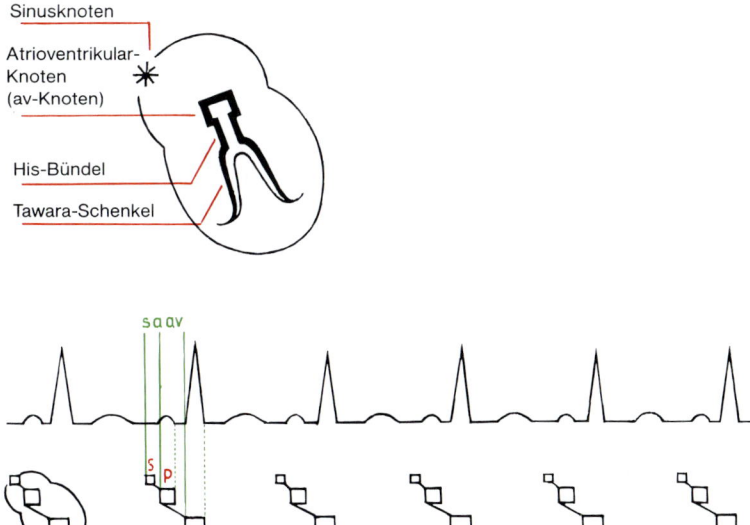

B. Vorbemerkungen zur Nomenklatur der Rhythmusstörungen

Primäres Automatiezentrum: Sinusknoten (Frequenz um 70/min).

Sekundäres Automatiezentrum: av-Knoten (Frequenz 40–60/min).

Tertiäres Automatiezentrum: Kammermyokard (Frequenz 20–40/min).

Nomotope Erregungsbildung: Erregungsbildung im Sinusknoten.

Heterotope (oder ektope) Erregungsbildung: Erregungsbildung außerhalb des Sinusknotens (im Vorhofmyokard, av-Knoten oder Kammermyokard).

Passive Heterotopie: Bei Abfall der Frequenz des primären Schrittmachers oder Ausfall der Sinuserregung bzw. bei sinuatrialem bzw. atrioventrikulärem Block kommt es in einem sekundären oder tertiären Zentrum zur Erregung (Ersatzsystole oder Ersatzrhythmus).

Aktive Heterotopie: Vorzeitige Kammererregungen (Extrasystolen), Tachykardien, Vorhofflattern, Vorhofflimmern, Kammerflattern, Kammerflimmern durch eine heterotope Erregungsbildung, supraventrikulär (im Vorhof oder av-Knoten) oder ventrikulär.

Doppelrhythmen (Pararrhythmie): Gleichzeitige Aktivität zweier Erregungszentren.

Re-entry-Mechanismus (Umkehrerregung, kreisende Erregung): Der Erregungsimpuls durchläuft das Erregungsleitungssystem und kehrt infolge bestimmter funktionell-anatomischer Bedingungen an seinen Ausgangsort zurück, um erneut eine kreisende Erregung auszulösen. Die häufigste Ursache von Rhythmusstörungen.

Absolute Refraktärphase: Phase, in der das Moykard vollständig unerregbar ist. Das Ende der Refraktärphase ist nicht scharf abgegrenzt.

Relative Refraktärphase: Während des Erlöschens der Systole, in der das Myokard oder Teile des Myokards nur schwer oder schwächer erregbar sind. Es sind nur starke Impulse wirksam.

Kompensatorische Pause nach Extrasystole: Grundrhythmus wird durch die Extrasystole in seiner regelmäßigen Erregungsbildung nicht beeinflußt. Summe der RR-Abstände vor und nach der Extrasystole = Summe der RR-Abstände zweier Normalschläge.

C. Schema zur Analyse von Rhythmusstörungen

Um eine Rhythmustörung aufzudecken, ist es ratsam, systematisch vorzugehen und den Erregungsablauf nach folgenden Gesichtspunkten zu betrachten:

Wie verhält sich die Vorhoferregung?

Aufsuchen sämtlicher Vorhoferregungen – Versteckte P-Wellen in QRS oder T? – Schwankungen der P-Form – Flimmer- oder Flatterwellen? – Bestimmung der Vorhoffrequenz (PP-Intervall) – Wechselt die PP-Distanz?

Wie verhält sich der Kammerteil?

Rhythmus (R-R-Intervall) – Allorhythmie? Arrhythmie? – QRS gegenüber den Normalschlägen verbreitert? – Amplitude gegenüber den Normalschlägen verkleinert?

Wie verhalten sich Vorhof- und Kammerteil zueinander?

P-QRS-Verbindung konstant, schwankend, fehlend? – PQ verkürzt, verlängert, zunehmend verlängert? – QRS normal, verbreitert oder verformt ohne vorausgehende P-Welle? – P vor oder hinter QRS auftretend?

D. Die nomotopen Erregungsbildungsstörungen

1. Sinustachykardie

Definition: Überschreiten der Frequenz des Sinusrhythmus über 100/min.

Vorkommen: Bei erhöhtem Sympathikotonus durch körperliche Anstrengung, Emotionen, bei orthostatischem Blutdruckabfall, hyperkinetischem Herzsyndrom.

Toxisch: Atropin, Adrenalin, Ephedrin, Kaffee, Tee, Nikotin, Nitrite, Alkohol, Phenothiazine. – Hyperthyreose. – Bakterientoxine – Schock, Anämie, Anoxie – Herzerkrankungen: Infarkt, Peri-Endo-Myokarditis, Herzinsuffizienz, Klappenerkrankungen, Cor pulmonale – Physiologisch beim Kind.

EKG: Frequenz über 100/min. – TP-Welle (durch Verkürzung der Diastole) – P betont – TP-Strecke verkürzt – QRS-Achse stellt sich steiler – ST aszendierend gesenkt; flaches (oder hohes) T, av-Intervall verkürzt (bis 0,12 s).

Differentialdiagnose: Paroxysmale Sinustachykardie: Seltene Re-entry-Form der Sinustachykardie. Abruptes Auftreten und Sistieren der Tachykardie im Wechsel mit normalem Sinusrhythmus (bei Sinustachykardie allmählicher Frequenzanstieg und -abfall, ferner reflektorische Einflüsse durch Atmung und Belastung).

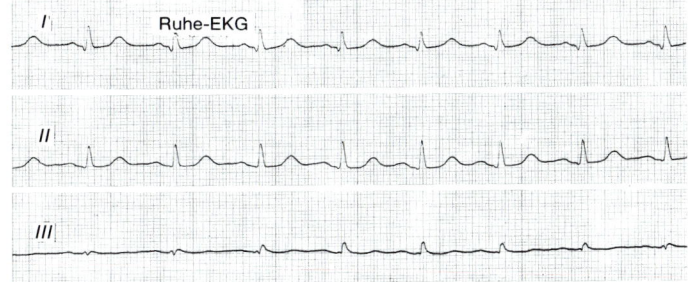

Sinustachykardie. Frequenz 120/min. 14jähriges Mädchen mit einer schweren Anämie bei akuter unreifzelliger Leukose

2. Sinusbradykardie

Definition: Abfall der Frequenz des Sinusrhythmus unter 60/min. Bei Abfall unter 40/min springt meistens ein av-Ersatzrhyhtmus ein.

Vorkommen: Konstitutionell, hereditär. – Erhöhter Vagotonus (Karotis- und Bulbusdruckversuch, erhöhter Liquordruck), vasovagaler Reflex (Bezold-Jarisch-Reflex), Sportler, Schlaf, Schockzustand.

Toxisch: Digitalis, Ikterus, Chinidin, Beriberi-Herz, Myxödem, extrathyreogener Hypometabolismus, Urämie. – Koronare Herzerkrankung, Herzinfarkt, Aortenklappenstenose, Myokarditis. – Sinusknotenerkrankung. – Relative Bradykardie bei Typhus und Morbus Bang. – Psychisch.

EKG: Frequenz unter 60/min. – P flach. – PQ über 0,12 s (bis 0,20 s). – QRS 0,09 bis 0,11 s. – T hoch positiv, ST bei extremer Bradykardie angehoben – TP-Strecke verlängert.

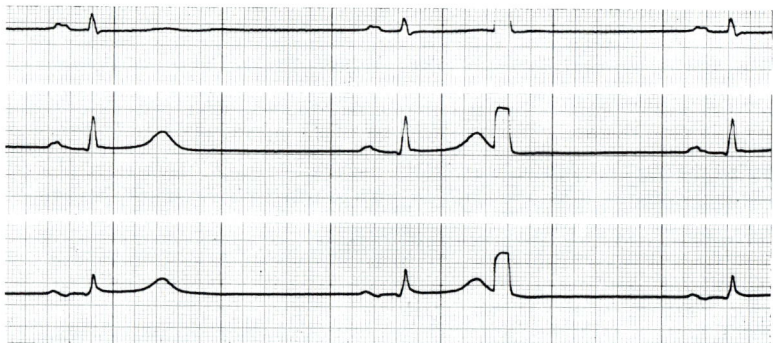

Sinusbradykardie. Frequenz 41/min, PQ 0,18 s, T II und III hoch positiv, ST II und III angehoben (25jähriger Sportler)

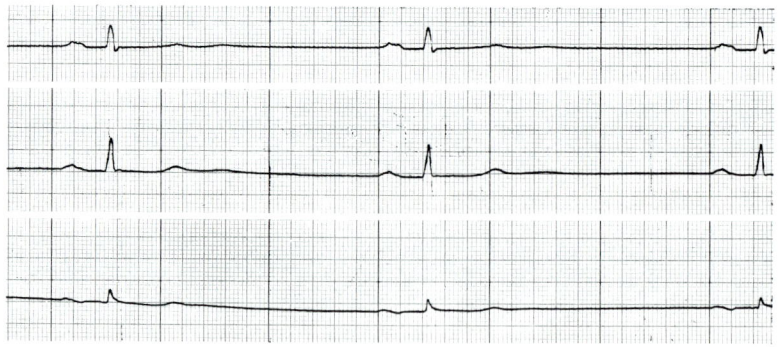

Sinusbradykardie bei koronarer Herzerkrankung: Frequenz 41/min, PQ 0,2 s, Vorhofleitungsstörung, ST II und III angedeutet gesenkt, T abgeflacht, positive U-Wellen

194

3. Sick-Sinus-Syndrom (Abkürzung: SSS)

Synonyma: Lazy Sinus Syndrom – Sinusknotensyndrom – Syndrom des kranken Sinusknotens – Tachykardie-Bradykardie-Syndrom.

Chronische Störung der Sinusknotenfunktion, sowohl der Erregungsbildung als auch der Erregungsleitung. Häufig kombiniert mit atrialen Arrhythmien, gelegentlich im Wechsel zwischen Bradykardie und Tachykardie.

Ursache: Sklerose der Sinusknotenarterie, Infarkt, myopathische, kollagene Herzerkrankung.

EKG: Folgende Störungen werden *isoliert oder kombiniert* beobachtet:

Sinusbradykardie – Sinuatrialer Block – Sinusstillstand – Vorhof- oder av-Knotenersatzrhythmus oder Extrasystolie, oft als tachykarde Episode – Elektrische Instabilität nach Kardioversion (Unfähigkeit des Sinusknotens zur Wiederaufnahme der Schrittmachertätigkeit) – Verlängerte Sinusknotenerholungszeit nach artefizieller Vorhofstimulation – Ungenügende Zunahme der Herzfrequenz nach Atropin oder nach körperlicher Belastung.

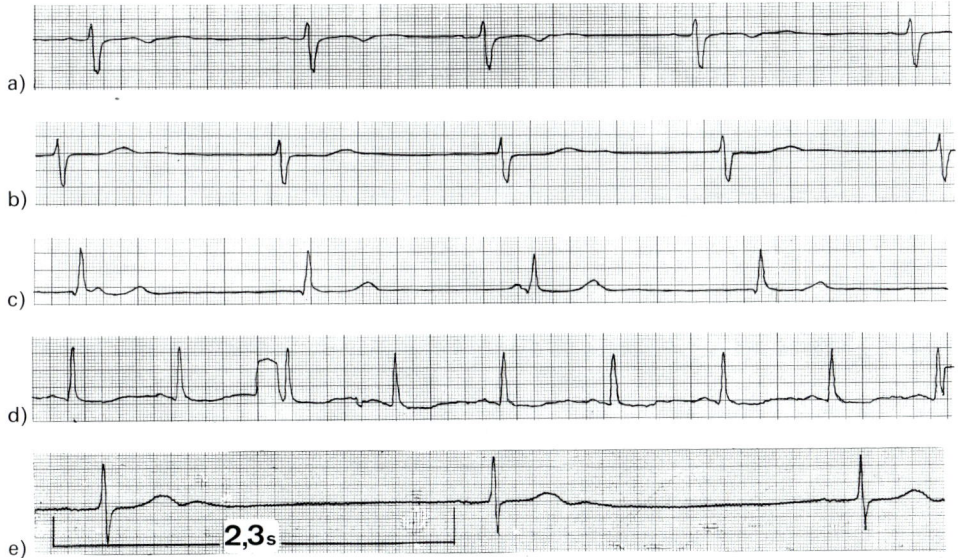

Sick-Sinus-Syndrom. 38jährige Patientin. Beschwerden: Anfallsweise Übelkeit, Schwindel, Synkopen, Palpitationen. EKG-Aufnahmen an verschiedenen Tagen:
a) Regellose Sinusbradyarrhythmie, Frequenz um 53/min (Abl. V_2)
b) av-junktionaler Ersatzrhythmus, Frequenz 47/min (Abl. V_2)
c) Einfache av-Dissoziation (Abl. II) bei Sinusbradykardie
d) Belastungs-EKG: Mangelhafter Frequenzanstieg (100 Watt, Frequenz 95/min) (Abl. V_6)
e) Nächtliche Langzeit-EKG-Aufzeichnung: Extreme Sinusbradykardie, f = 26/min. (präkordiale, bipolare Abl.).

E. Die heterotopen Erregungsbildungsstörungen

1. Sinusarrhythmie

Respiratorische Sinusarrhythmie:

Definition: Schwankung des Sinusrhythmus infolge der Atmung.

Zunahme der Frequenz bei erhöhtem venösen Rückfluß im Inspirium (Bainbridge-Reflex). Durch Druckanstieg im Exspirium Reizung der Karotissinusdepressoren und daher Abnahme der Frequenz.

Es handelt sich um eine „physiologische Rhythmusstörung", da die Herzfrequenz dem wechselnden Blutangebot angeglichen wird.

Vorkommen: Häufig bei Jugendlichen, Sportlern, Vagotonikern, besonders nach Belastung und bei vegetativer Labilität, Rekonvaleszenz.

EKG: Frequenzzunahme (und häufig Rechtsdrehung der QRS-Achse) im Inspirium, Frequenzabnahme im Exspirium, P-Form zeitweise schwankend.

Atmungsunabhängige (regellose) Sinusarrhythmien kommen bei Zerebral- und Koronarsklerose, Hypertension und (selten) bei vegetativer Labilität, ferner nach Scharlach, Diphtherie, fieberhaften Infekten und bei Digitalisintoxikation vor.

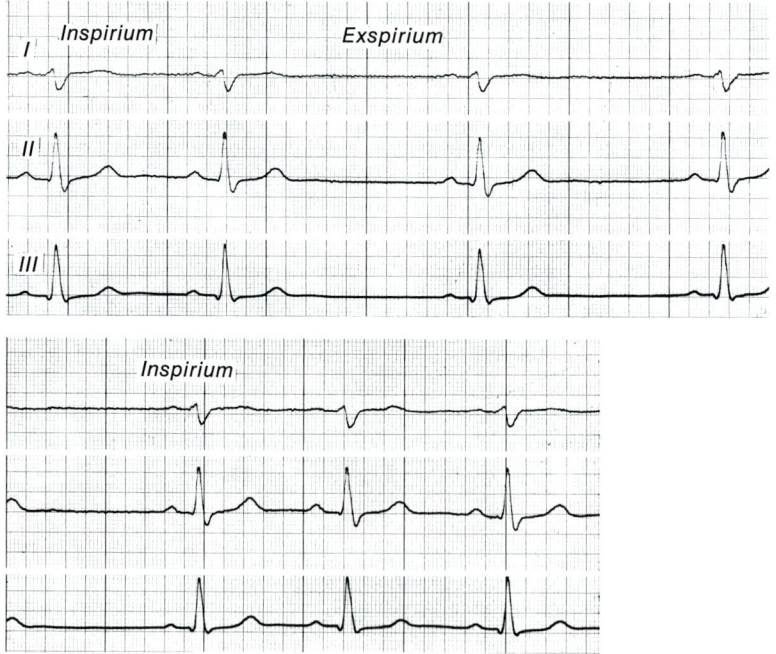

Respiratorische Sinusarrhythmie: Frequenzzunahme im Inspirium, Frequenzabnahme im Exspirium (15jähriger asthenischer junger Mann)

2. Ersatzsystolen

Definition: Bei Verlangsamung der Erregung des vorgeschalteten Automatiezentrums (bei kompensatorischer Pause einer Extrasystole, sa-Block, av-Block II.Grades, bradykarder Phase einer Sinusarrhythmie) oder wenn das vorgeschaltete Automatiezentrum ausfällt, können Ersatzsystolen und auch Ersatzrhythmen auftreten. Sie stammen meistens aus dem unteren Vorhof (proximale Verbindungszone) oder dem His-Bündel, da der av-Knoten selbst keine diastolischen Spontandepolarisationen aufweist. Man spricht deshalb von av-junktionalen Ersatzsystolen. Seltener kommen die Ersatzsystolen aus dem Kammermyokard.

Vorkommen: Bei Infarkt, Infektionskrankheiten (u.U. Hinweis auf eine Herzbeteiligung), nach Vorhofflattern und bei Vagotonie.

EKG: av-junktionale Ersatzsystolen: etwas verspäteter Einfall nach dem Normalschlag. – QRS und T unverändert. – Fehlendes oder negatives P vor oder nach dem QRS-Komplex in II, III, aVF (durch retrograde Erregung der Vorhöfe).

Kammerersatzsystole: Nach längerer Pause einfallender deformierter, verbreiteter Kammerkomplex.

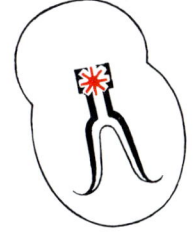

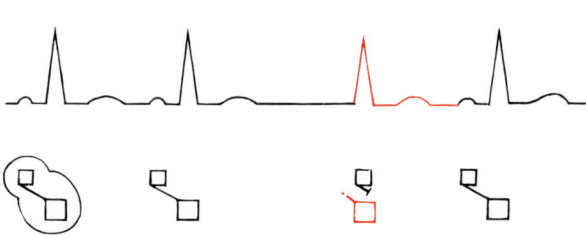

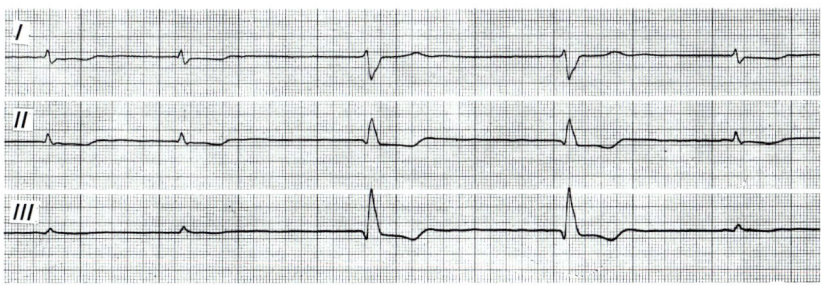

Zwei Kammerersatzsystolen in der bradykarden Phase einer Sinusarrhythmie. 60jähriger Patient mit schwerer Linksherzinsuffizienz

197

3. Supraventrikuläre Extrasystolie

Ursprungsort: Oberhalb der Aufteilung in die Tawara-Schenkel: Vorhof, His-Bündel. Die supraventrikuläre Extrasystolie umfaßt die Vorhof-Extrasystole und die av-junktionale Extrasystole.

Charakteristikum aller supraventrikulären Extrasystolen: Der QRS-Komplex ist nicht deformiert (seltene Ausnahme: Frühzeitiger Einfall der supraventrikulären Extrasystole, während sich die Schenkel teilweise noch refraktär verhalten (aberrierende Leitung, siehe unten)).

Blockierte oder frustrane supraventrikuläre Extrasystole: Bei noch früherem Einfall, während der av-Knoten noch absolut refraktär ist, folgt der Vorhoferregung kein QRS-Komplex.

Aberrierende Leitung: Supraventrikuläre Erregungen treffen auf noch teilweise refraktäre Leitungsbahnen. Der QRS-Komplex ist verbreitert und schenkelblockartig deformiert. Meist ist der rechte Tawara-Schenkel temporär blockiert, da seine Refraktärzeit im Vergleich zum linken Tawara-Schenkel länger ist. Auf eine frühzeitig einfallende P-Welle folgt meist ein rechtsschenkelblockartig deformierter QRS-Komplex.

Vorhof-Extrasystolen

Definition: Vorzeitige Erregung im Vorhof (häufig Vorläufer des Vorhofflatterns bzw. -flimmerns).

Vorkommen: Hyperthyreose, Mitralvitien, koronare Herzerkrankung, Kardiomyopathie.

EKG: P deformiert, oft verbreitert. PQ-Zeit abhängig von der Entfernung vom av-Knoten, meistens verkürzt. – QRS normal geformt. Es folgt im allgemeinen eine *nicht voll kompensierte Pause.* Das postextrasystolische Intervall ist somit größer als die normale Periodendauer.

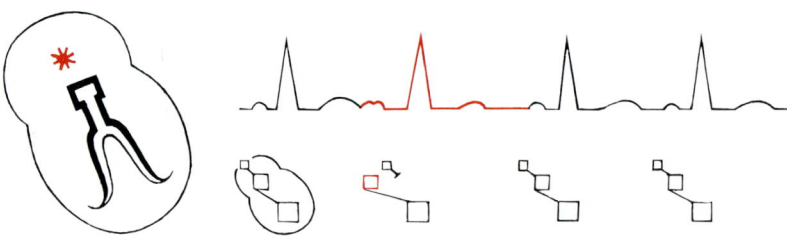

av-junktionale Extrasystolen – av-junktionaler Rhythmus

Definition: Vorzeitige Erregung aus dem unteren Vorhof (proxymale Verbindungs-zone), av-Knoten (Extrasystolen hier nur aufgrund eines Re-entry-Mechanismus) oder His-Bündel. Die Kammern werden auf normalem Wege anterograd, die Vor-höfe retrograd erregt. Der QRS-Komplex ist deshalb nicht deformiert, es sei denn, die Erregung trifft bei sehr frühzeitigem Einfall auf das noch refraktäre spezifische Reizleitungssystem (meist rechtsschenkelblockartige Deformierung). av-Extrasy-stolen gelten bei organischer Herzerkrankung als Vorläufer von paroxysmalen Ta-chykardien oder av-Rhythmen.

Vorkommen: Jugendliche, Vagotonie, Digitalisbehandlung, Linksbelastung (Deh-nung des li. Vorhofs).

EKG: Vorzeitig auftretender, normal geformter QRS-Komplex. Negative P-Welle in II, III und aVF.

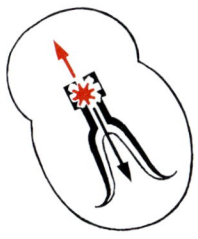

Bei av-junktionalem Rhythmus mit *vorangehender* Vorhoferregung geht die negative P-Welle dem nor-malen QRS-Kompex voraus (PQ ≤ 0,12 s).

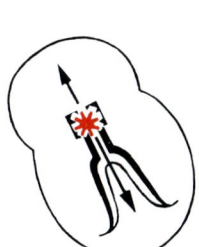

Bei av-junktionalem Rhythmus mit *gleichzeitiger* Vorhoferregung ist die P-Welle im QRS-Komplex versteckt.

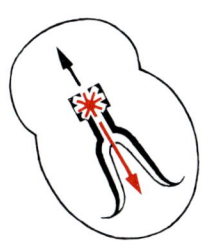

Beim av-junktionalem Rhythmus mit *nachfolgender* Vorhoferregung folgt die negative P-Welle dem QRS-Komplex (selten).

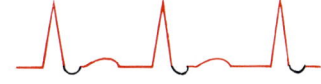

Die frühere Unterteilung des av-Leitungssystems in eine *obere, mittlere* und *untere* Region beruht nur auf anatomischen Vorstellungen. Sie berücksichtigt weder funk-tionelle noch pathophysiologische Erkenntnisse. Die Form der P-Welle und die av-Überleitungszeit sind nicht allein vom Reizentstehungsort, sondern u.a. auch von

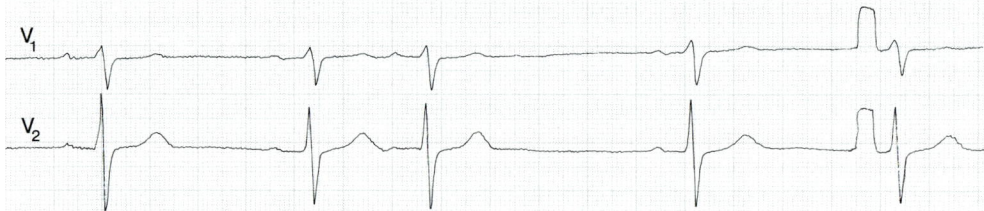

Vorhof-Extrasystole: 3. P-Welle deformiert, verbreitert. QRS normal geformt.
Nicht voll kompensierte Pause

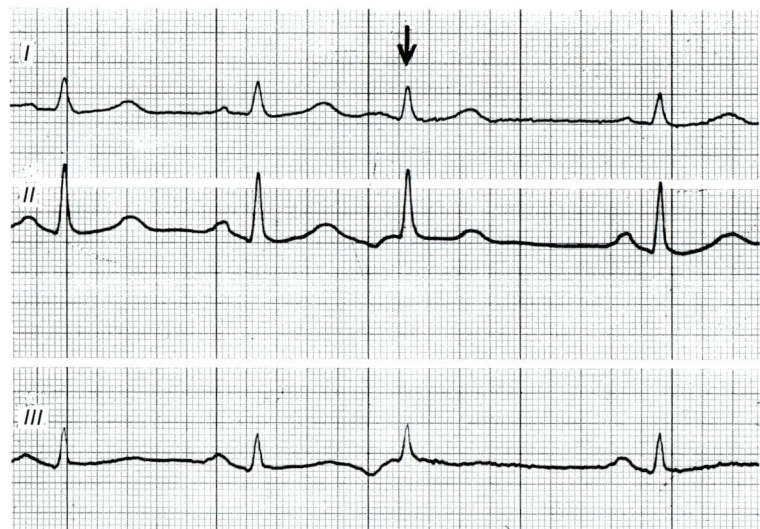

av-junktionale Extrasystole mit vorangehender, retrograder Vorhoferregung.
Nach dem zweiten Normalschlag negatives P in II und III 0,12 s vor QRS.
Nicht voll kompensierte Pause

der Erregungsleitungsgeschwindigkeit abhängig. So kann z. B. ein in der unteren av-Region entspringender Impuls bei verzögerter antegrader und normaler retrograder Leitungsgeschwindigkeit wie ein Impuls aussehen, der im unteren Vorhof entspringt. Die Begriffe „oberer, mittlerer, unterer" av-Knoten-Rhythmus sollten deshalb nicht mehr verwendet werden. Die postextrasystolische Pause ist gewöhnlich nicht voll kompensierend, da die Tätigkeit des Sinusknotens durch die vorzeitige av-junktionale Erregung unterbrochen wird. Bei Extrasystolen aus dem His-Bündel ist die retrograde Aktivierung der Vorhöfe häufig blockiert. Infolgedessen werden sie oft von einer kompensatorischen Pause gefolgt.

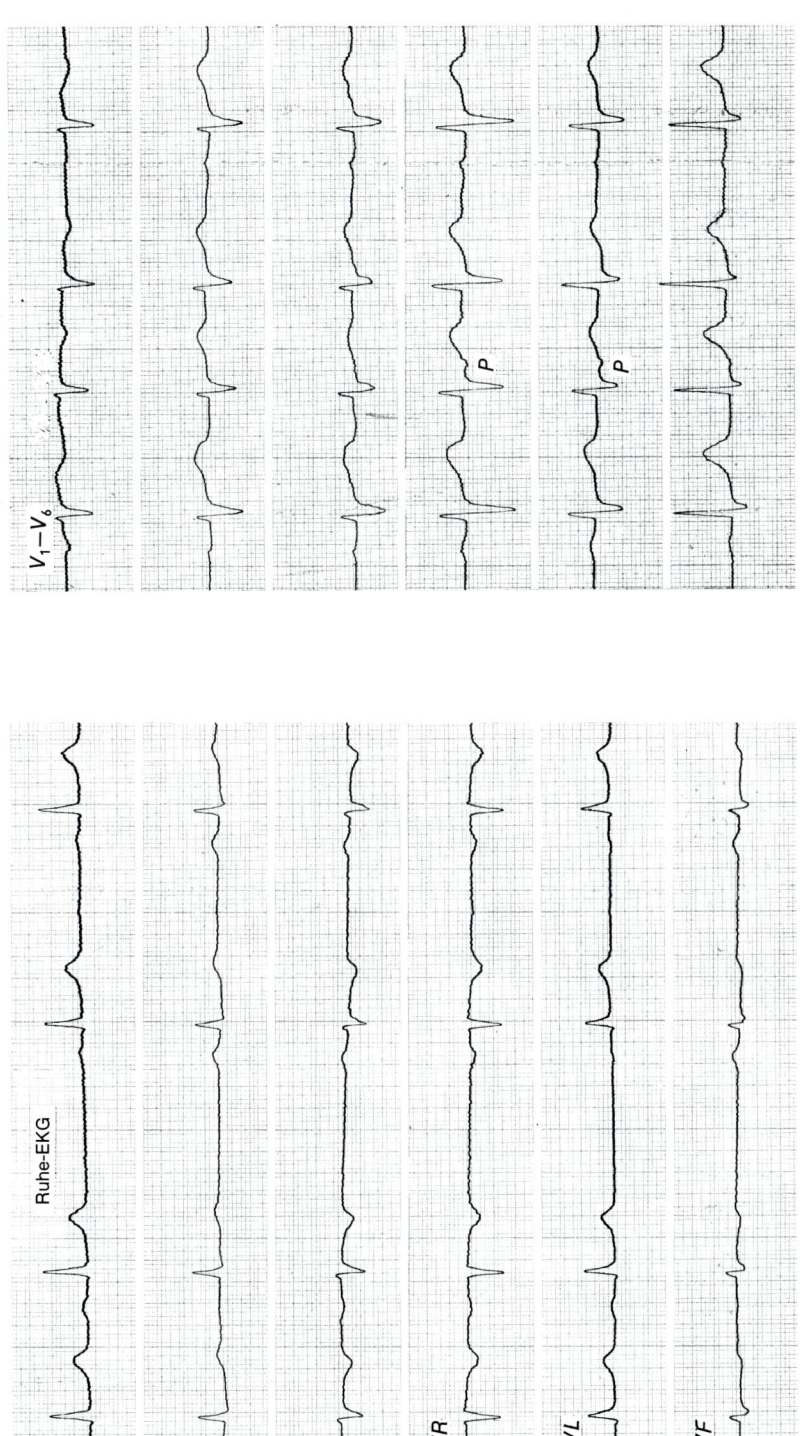

In den Extremitäten-Abteilungen eine *Vorhof-Extrasystole* mit nicht voll kompensierter Pause. In den Brustwand-Ableitungen eine supraventrikuläre Extrasystole mit nachfolgender Vorhoferregung (negatives P folgt dem zweiten QRS-Komplex). In den gleichen Ableitungen folgt eine supraventrikuläre Extrasystole ohne erkennbare P-Welle (P im QRS-Komplex versteckt)

av-junktionaler Rhythmus mit *nachfolgender* Vorhoferregung: Negatives P in Abl. I, aVR-, II, aVF, III

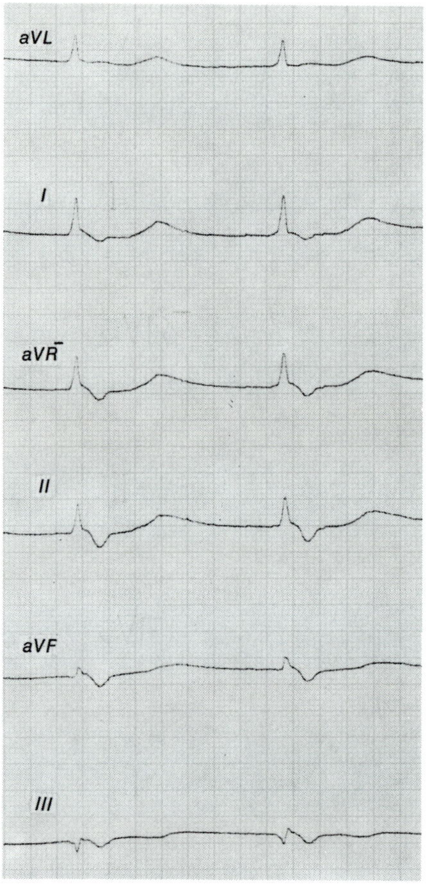

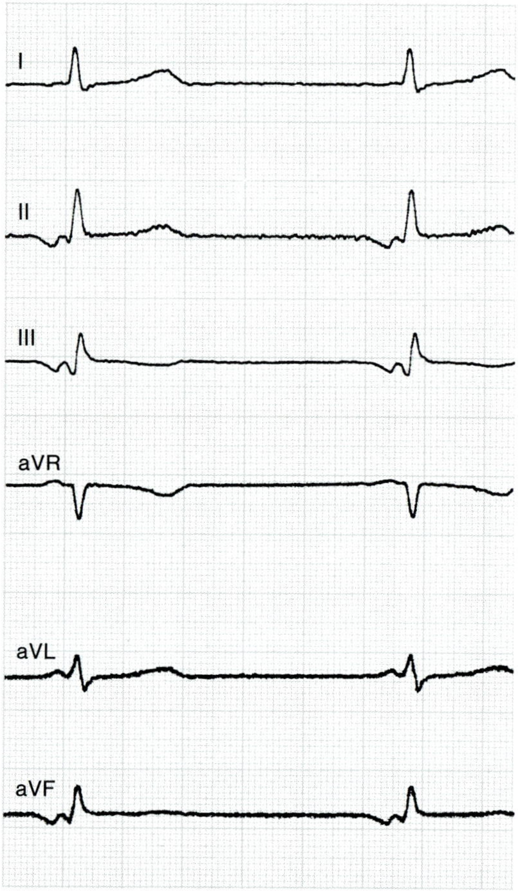

av-junktionaler Rhythmus mit *vorangehender* Vorhoferregung. Negatives P in II, III, aVF

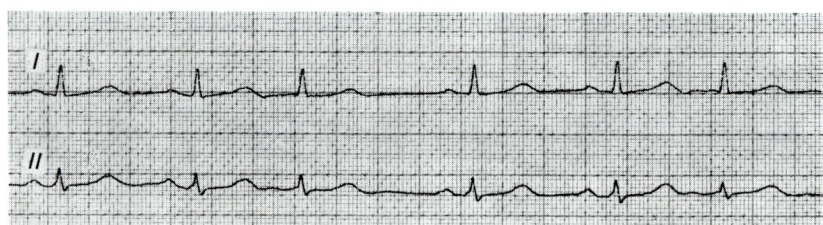

2:1-Extrasystolie: Nach jedem zweiten Normalschlag eine supraventrikuläre Extrasystole

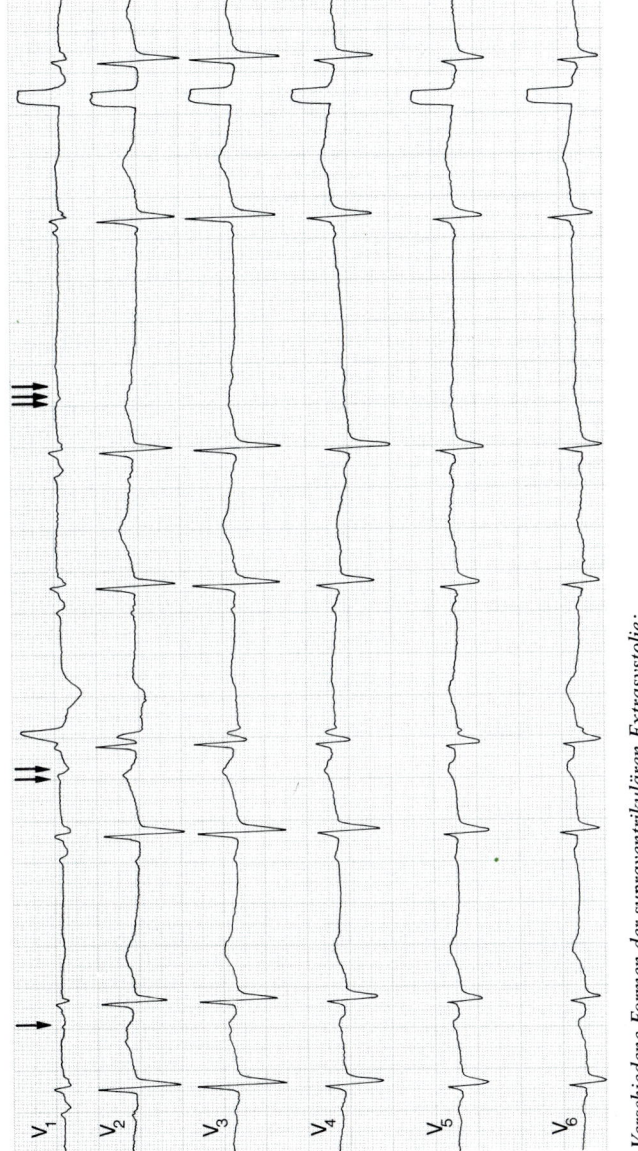

Verschiedene Formen der supraventrikulären Extrasystolie:

↓ = Vorhof-Extrasystole, P deformiert, keine voll kompensierte Pause.

↓↓ = Aberrierende Leitung bei sehr früh einfallender supraventrikulärer Extrasystole.
Rechtsschenkelblockartig deformierter QRS-Komplex.

↓↓↓ = Blockierte (frustrane) supraventrikuläre Extrasystole. Der Vorhoferregung folgt kein
QRS-Komplex

4. Ventrikuläre Extrasystolen (VES)

Definition: Vorzeitiger Einfall einer vom Arbeitsmyokard oder dem spezifischen Reizleitungssystem der Ventrikel ausgehenden ektopen Erregung.

Vorkommen: Bei kardial Gesunden selten (< 100 monotope ventrikuläre Extrasystolen/24 h).

Kardial: Koronare Herzerkrankung, Myokardinfarkt, Kardiomyopathien, Mitralklappenprolaps, allgemein bei schlechter linksventrikulärer Funktion. Myokarditis.

Extrakardial: Infektiös-toxisch, Elektrolytstörung, Digitalis usw.

EKG: Vorzeitig einfallender, von einer P-Welle unabhängiger, über 0,11 s breiter, schenkelblockartig deformierter QRS-Komplex. Sekundäre Störung der Erregungsrückbildung.

Komplette kompensatorische Pause, da die normale, vom Sinusknoten ausgehende Erregung auf die refraktäre Phase nach der Extrasystole trifft.

Nur bei sehr langsamem Grundrhythmus auch interponierte Kammer-Extrasystolen (ohne kompensatorische Pause). Voraussetzung: Retrograder av-Block, evtl. Umkehrsystole bei partieller retrograder av-Blockierung.

P fällt entsprechend dem Sinusrhythmus an normaler Stelle ein (vor, im oder hinter dem QRS-Komplex der Extrasystole), da die vorzeitige Kammererregung im av-Knoten nicht zurückgeleitet wird.

Monotope VES: Gleiche Konfiguration durch gleiches Erregungsbildungszentrum.

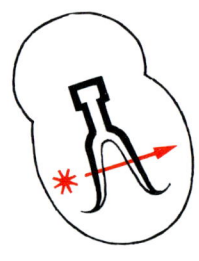

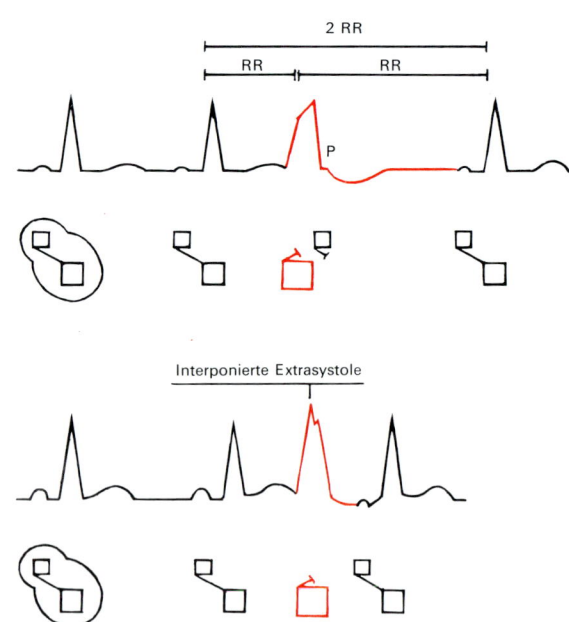

Polymorphe VES: Ungleiche Konfiguration. Bei fixer Kopplung kein Beweis für verschiedenen Erregungsursprung (Teilrefrakterität, Leitungsstörungen).

Polytope (multifokale) VES: Ungleiche Konfiguration, wechselndes Kopplungsintervall = verschiedener Erregungsursprung.

Ursprungsorte der ventrikulären Extrasystolen:

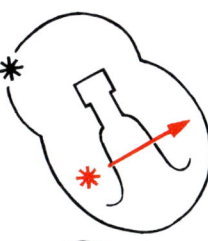

Rechter Ventrikel:

Bild des
Linksschenkelblocks

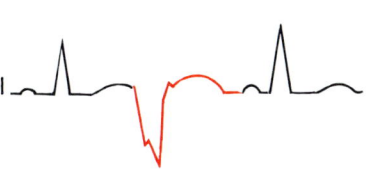

Linker Ventrikel:

Bild des
Rechtsschenkelblocks

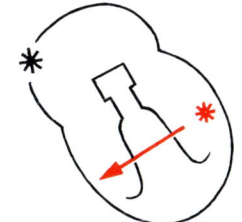

Apikal ausgelöste VES sind in den Abl. I, II, III, aVF überwiegend negativ, *basal* ausgelöste dagegen positiv.

Bei *septal* direkt unter dem His-Bündel ausgelösten VES ist der QRS-Komplex nur gering deformiert (Kammerendteil meistens normal).

Varianten der Erregungsausbreitung (z. B. transseptale Bahnen, einseitige Hypertrophie, Hypoxie, zentrale oder periphere Leitungsblockierung, teilweise Verlängerung der Refraktärzeit) können die normalen Beziehungen der Form der Extrasystole zu ihrem Ursprungsort wesentlich beeinträchtigen.

Eine schwere Myokardfibrose kann eine Niederspannung mit stark verzögerter endgültiger Negativitätsbewegung zur Folge haben.

Differentialdiagnose zur ventrikulären Extrasystolie: supraventrikuläre Extrasystolie mit aberranter Leitung.

Besonders schwierig, wenn die vorausgegangene P-Welle in der T-Welle versteckt ist oder der Patient Vorhofflimmern hat. Folgende, jedoch wenig spezifische Kriterien sprechen eher für eine aberrant übergeleitete supraventrikuläre Erregung als für eine ventrikuläre Extrasystole:

1. QRS-Breite < 0,14 s
2. Das Fehlen einer kompensatorischen Pause
3. Rechtsschenkelblockartige Deformierung des QRS-Komplexes
4. Triphasischer QRS-Komplex in V1
5. Der Initialvektor des aberranten QRS-Komplexes ähnelt dem Normalvektor.
   Vgl. Abb. S. 203 links.

Kombinationssystole: Während sich eine normale Sinuserregung ausbreitet, wird in einem noch unerregten Kammerbezirk eine Extrasystole ausgelöst. Im Anschluß an P bei gewöhnlich verkürztem PQ-Intervall ausgeprägte ventrikuläre Extrasystole.

Salvenextrasystolen: Serie aufeinanderfolgender tachykarder Extrasystolen; so z. B. die seltene, benigne Form der ventrikulären Tachykardie bei Jugendlichen, Typ Gallavardin: Im Wechsel mit Sinusrhythmus ventrikuläre Salven von 3–10 QRS-Komplexen mit einer Frequenz von 120–140/min. Günstige Prognose.

Bigeminus: Nach jedem Normalschlag eine Extrasystole.

Couplet: Zwei ventrikuläre Extrasystolen hintereinander, RR-Abstand < 600 ms.

Triplet: Drei ventrikuläre Extrasystolen hintereinander, Frequenz > 100/min. DD: Akzelerierter ventrikulärer Rhythmus, hier jedoch Frequenz meist < 100/min.

Trigeminus: Nach jedem Normalschlag zwei Extrasystolen.

2:1-Extrasystolie: Eine Extrasystole nach jedem zweiten Normalschlag (anglo-amerikanisch: Trigeminus).

Quadrigeminus: Nach jedem Normalschlag drei Extrasystolen.

3:1-Extrasystolie: Eine Extrasystole nach jedem dritten Normalschlag (angloamerikanisch: Quadrigeminus)

Fixe Kopplung: Konstante Relation der Extrasystolen zu den Normalschlägen.

Gleitende Kopplung: Inkonstante Relation der Extrasystolen zu den Normalschlägen.

Allorhythmie: Mit konstanter Regelmäßigkeit auftretende extrasystolische Arrhythmie, z. B. Bigeminus, 2:1 Extrasystolie.

R-auf-T Phänomen: Frühzeitige, in die vulnerable Phase (ansteigender Schenkel und Spitze der T-Welle = Zeit der größten Inhomogenität während der Repolarisation) des vorausgehenden Kammerkomplexes einfallende ventrikuläre Extrasystole.

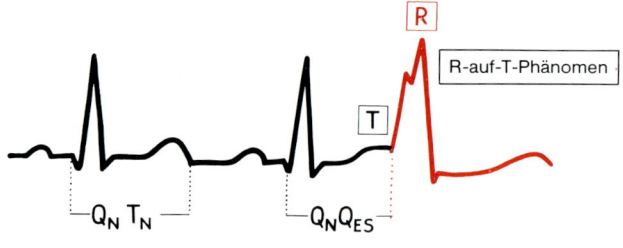

$$\text{Vorzeitigkeitsindex} = \frac{Q_N\,Q_{ES}}{Q_N\,T_N} \left(\begin{array}{l} \text{Ein Vorzeitigkeitsindex von 0,5--0,9} \\ \text{entspricht der vulnerablen Phase} \end{array} \right)$$

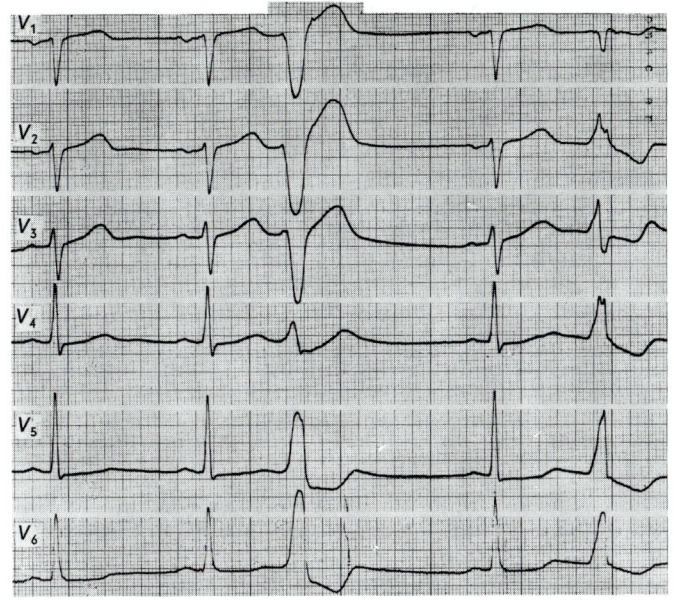

Polytope ventrikuläre Extrasystolen mit kompensatorischer Pause (61jähriger Patient, Hypertonieherz)

Die prognostische Bedeutung ventrikulärer Arrhythmien wird seit 1971 nach einem Schema von Lown eingeteilt:

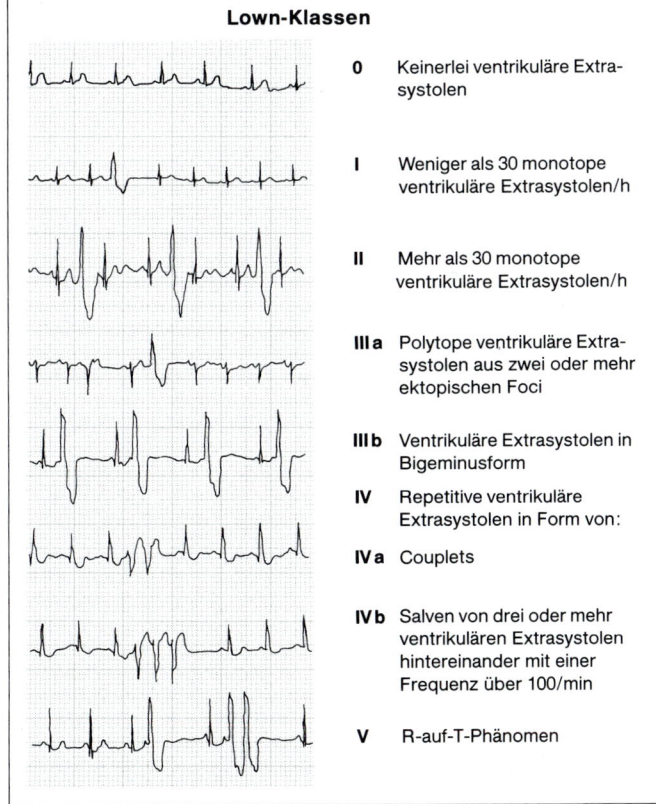

Lown-Klassen

0	Keinerlei ventrikuläre Extrasystolen	
I	Weniger als 30 monotope ventrikuläre Extrasystolen/h	
II	Mehr als 30 monotope ventrikuläre Extrasystolen/h	
IIIa	Polytope ventrikuläre Extrasystolen aus zwei oder mehr ektopischen Foci	
IIIb	Ventrikuläre Extrasystolen in Bigeminusform	
IV	Repetitive ventrikuläre Extrasystolen in Form von:	
IVa	Couplets	
IVb	Salven von drei oder mehr ventrikulären Extrasystolen hintereinander mit einer Frequenz über 100/min	
V	R-auf-T-Phänomen	

Diese Einteilung ist nicht unumstritten. So hat z. B. das R-auf-T-Phänomen seine schwerwiegende prognostische Bedeutung nur im Zusammenhang mit dem akuten Infarkt und mit Arrhythmien der Klasse IV. Zur Klassifizierung der ventrikulären Arrhythmien hat sich jedoch die Lown-Einteilung inzwischen weltweit durchgesetzt.

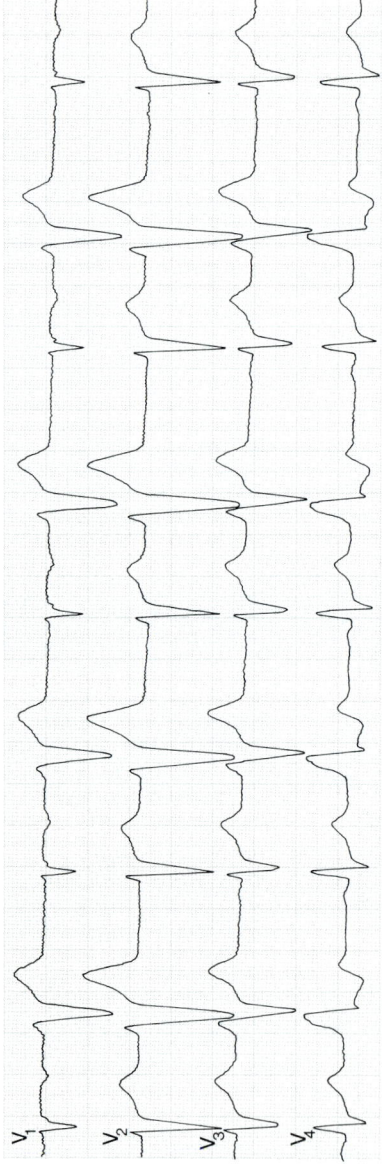

Ventrikuläre Extrasystolie in Bigeminusform. 47jähriger Patient mit Linksherzinsuffizienz und Digitalisüberdosierung

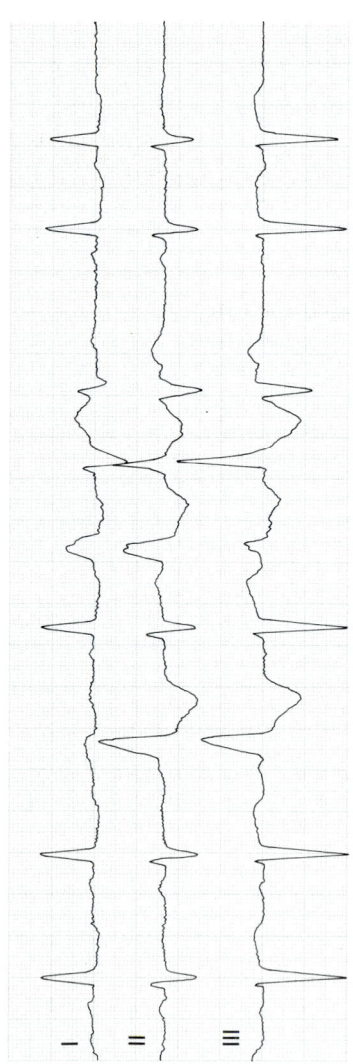

Ventrikuläre Extrasystolie in Triplet-Form (Frequenz ~150/min). Sinusrhythmus, überdrehter Linkstyp

5. Wandernder Schrittmacher

Definition: Vorhoffusionsschläge unterschiedlichen Grades zweier Schrittmacher-zentren: Sinusknoten, av-Junktion. WHO-Bezeichnung: multifokaler supraventri-kulärer Rhythmus.

Ätiologie: Wahrscheinlich rhythmische Vaguswirkung. Keine klinische Bedeutung, gute Prognose. Meist bei Kindern, Jugendlichen und Sportlern mit hohem Vagus-tonus.

EKG: Gleitende Veränderung der PQ-Dauer, der P-Form, der Frequenz (< 100/min), QRS und Endteile im allgemeinen unverändert. Erregungsursprung in der Nähe des av-Knotens: PQ verkürzt, P negativ, Frequenz niedrig. Erregungsur-sprung in der Nähe des Sinusknotens: PQ verlängert, P positiv, Frequenz schneller.

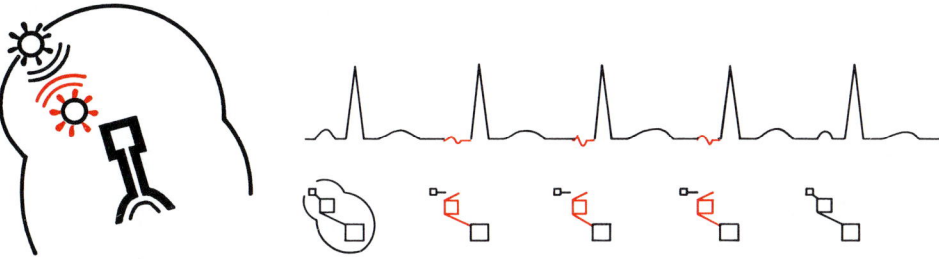

6. Supraventrikuläre Tachykardie

Definition: Sekunden bis Tage andauerndes, meist anfallsweise (= paroxysmal) auf-tretendes Herzjagen mit Erregungsursprung im Sinusknoten, dem Vorhof, dem av-Knoten bzw. dem His-Bündel. Meist Re-entry-Tachykardie, selten Erregung aus ei-nem ektopischen Fokus.

EKG: Im Einzelfall Frequenz auffallend konstant, 100–250/min, äbhängig von der Form der supraventrikulären Tachykardie. QRS im allgemeinen unverändert; nur bei aberranter Leitung bzw. Schenkelblock Deformierung des QRS-Komplexes. Dann bei nicht identifizierbarer P-Welle DD zwischen (meist) av-junktionaler und ventrikulärer Tachykardie schwierig. Evtl. ösophageale bzw. intrakardiale Ableitun-gen.

Form und Auftreten von P richten sich nach dem Ursprungsort der Erregung und gestatten eine Unterteilung der supraventrikulären Tachykardien. Bei hoher Fre-quenz der Tachykardie ist die P-Welle oft im QRS-Komplex versteckt. Eine Eintei-lung der Tachykardie allein aus dem Oberflächen-EKG ist dann nicht möglich. Oh-ne ösophageale bzw. intrakardiale Ableitungen sollte man sich auf die Aussage „supraventrikuläre Tachykardie unbekannten Erregungsursprungs" beschränken. Statistisch gesehen wird bei den im QRS-Komplex versteckten P-Wellen die av-junktionale Tachykardie am häufigsten beobachtet.

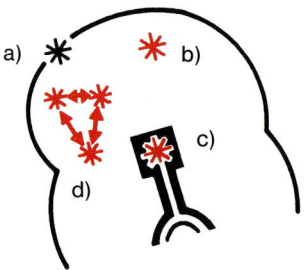

a) Paroxysmale Sinustachykardie

Mikro-Re-entry im Bereich des Sinusknotens (selten). Frequenz 120–150/min; P unverändert. Wegen des fehlenden adrenergen Antriebs PQ-Zeit eher verlängert (Sinustachykardie: verkürzt). av-Überleitung meist 1:1.

b) Atriale Tachykardie

Ektope Vorhoftachykardie. P-Welle leicht deformiert, positiv in I–III, aVF. Vorhoffrequenz 120–250/min. Bis Vorhoffrequenz 180/min meist 1:1-Überleitung, so daß jedem QRS-Komplex eine P-Welle vorausgeht. Bei höheren Frequenzen av-Blockierung mit 2:1 bis 4:1-Überleitung. P-Wellen dann durch isoelektrische Grundlinien voneinander abgesetzt. Bei 1:1-Überleitung demaskiert eine zunehmende av-Blockierung unter Vagusmanöver (Carotissinusdruck, Valsalva-Versuch) die atriale Herkunft der Tachykardie. Ganz überwiegend nicht paroxysmaler Beginn der Tachykardie.

Ätiologie: Vorhoftachykardie sowohl bei Herzgesunden als auch bei Herzkranken: Rheumatische Vitien, KHK, akuter Infarkt, Kardiomyopathie, Lungenembolien. Transitorische, nicht paroxysmale Verlaufsform ganz überwiegend bei organischer Herzerkrankung bzw. Digitalisüberdosierung.

Sonderform: Ektope, nicht paroxysmale Vorhoftachykardie mit av-Block. Bis zum Beweis des Gegenteils: Digitalisüberdosierung, ansonsten, allerdings statistisch häufiger: KHK, Kardiomyopathie, Cor pulmonale. Kaum bei Herzgesunden. Im Gegensatz zu den übrigen Vorhoftachykardien tritt die digitalisinduzierte Form nie paroxysmal, sondern immer transitorisch auf. Abstände zwischen den P-Wellen nicht immer konstant ($\triangle$ ~0,02 bis 0,12 s). Wechselnde av-Überleitung (2:1 bis 4:1) und inkonstantes PQ-Intervall bei übergeleiteten Vorhoferregungen. Oft frühzeitig einfallende ventrikuläre Extrasystolen.

c) av-junktionale Tachykardie

Häufigste Form der supraventrikulären Tachkardie. Typischerweise paroxysmal beginnend, Re-entry-Tachykardie aus dem av-Knoten. Vereinzelt fokale Ektopien im unteren av-Knoten bzw. His-Bündel. Frequenz: 140–180/min, evtl. bis 250/min. P in Ableitung II, III, aVF negativ (meist kurz nach dem QRS-Komplex). Meist 1:1 av-Überleitung. Bei versteckter retrograder P-Welle ist die Tachykardie von einer Vorhoftachykardie kaum zu unterscheiden. Bei aberrierender ventrikulärer Leitung DD zwischen av-junktion aler und ventrikulärer Tachykardie im Oberflächen-EKG häufig unmöglich. Ein Teil der Patienten mit av-junktionaler Tachykardie hat ein verborgenes WPW-Syndrom (nur in retrograder Richtung leitende akzessorische Bahn bei fehlender Delta-Welle im Ruhe-EKG und normaler PQ-Zeit s. S. 71).

Ätiologie: Häufigste Form der supraventrikulären Tachykardie, Re-entry-Form überwiegend bei Gesunden (meist Frauen, psychische oder physische Belastungen, Koffein, Nikotin, Hormonumstellung). Ansonsten (ektope Form): Rheumatische Vitien, KHK, akuter Infarkt, Kardiomyopathie.

Sonderform: Nichtparoxysmale av-junktionale Tachykardie: dann wie bei Vorhoftachykardie Verdacht auf Digitalisintoxikation.

DD der av-junktionalen Tachykardie: Vorhofflattern mit 2:1-Überleitung, supraventrikuläre Re-entry-Tachykardie bei Präexzitationssyndrom.

Anfang und Ende einer paroxysmalen supraventrikulären Tachykardie sind im Gegensatz zur nicht-paroxysmalen, häufig digitalisinduzierten supraventrikulären Tachykardie scharf abgegrenzt. Diagnose und Therapie der paroxysmalen supraventrikulären Tachykardien besteht primär in einem starken Vagusmanöver (Carotissinusdruckversuch, Valsalva-Versuch, Trinken von Eiswasser, cave Bulbusdruck!). Medikamentös ist die Gabe von Kalziumantagonisten (Verapamil) und anderer Antiarrhythmika (Propafenon, Disopyramid, Ajmalin) indiziert.

d) Multifokale supraventrikuläre Tachykardie

Frühere, jedoch von der WHO nicht mehr empfohlene Bezeichnung: Chaotischer Vorhofrhythmus. Erregung der Vorhöfe durch mehrere heterotope Automatiezentren aus Vorhof bzw. av-Knoten. Unterschiedlich geformte P-Wellen mit wechselnden P-P-Abständen, Vorhoffrequenz 100–200/min. Zwischen den P-Wellen isoelektrische Linie. Unregelmäßige av-Überleitung. Oft relativ langsamer, unregelmäßiger Kammerrhythmus.

Ätiologie: Fast immer schwere organische Herzerkrankung, Linksherzinsuffizienz bei KHK, dilatative Kardiomyopathie, Vitien oder chronisches Cor pulmonale.

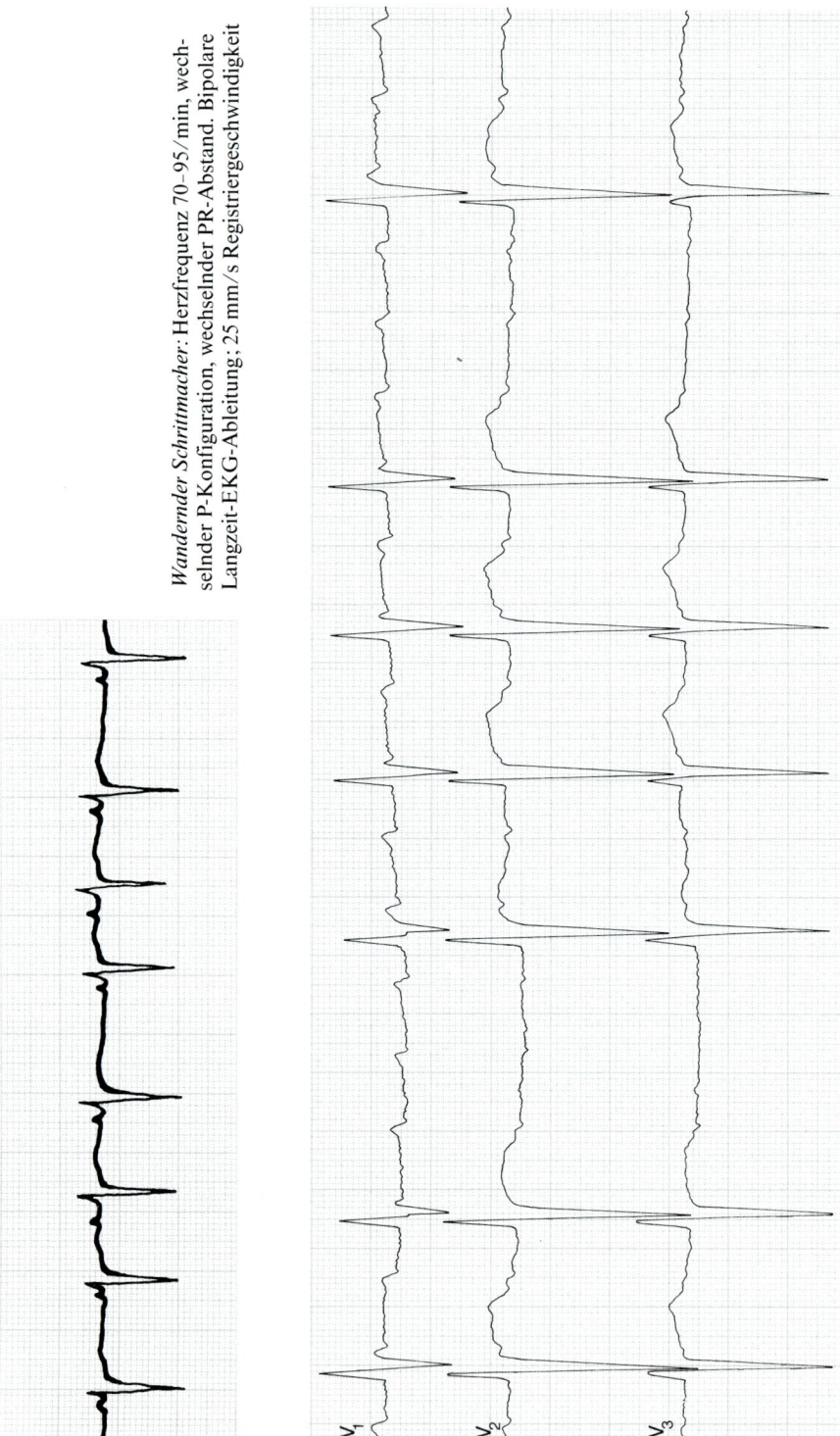

Wandernder Schrittmacher: Herzfrequenz 70–95/min, wechselnder P-Konfiguration, wechselnder PR-Abstand. Bipolare Langzeit-EKG-Ableitung; 25 mm/s Registriergeschwindigkeit

Ektope Vorhoftachykardie mit Block bei Digitalisüberdosierung. Vorhoffrequenz 240/min; wechselnde av-Überleitung (2:1 bis 4:1); inkonstante PQ-Zeit bei übergeleiteten Vorhoferregungen

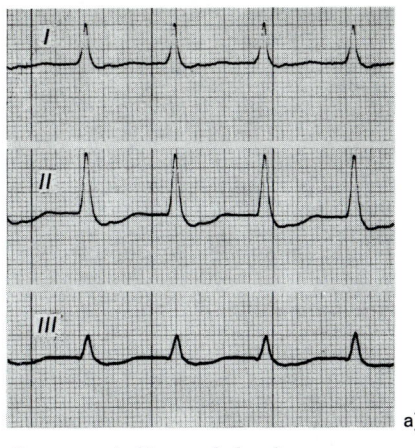
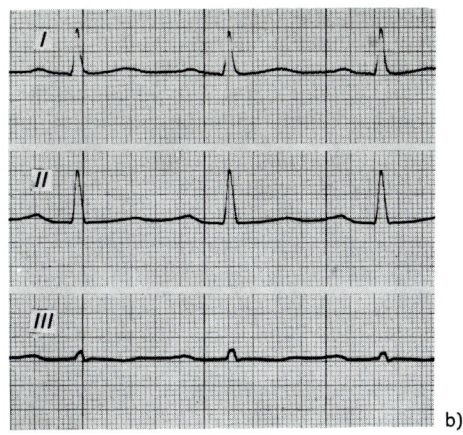

Paroxysmale Sinustachykardie

a) Frequenz 120/min. „av-Block I. Grades", PQ 0,24 s. P liegt in der ST-Strecke
b) Nach 1 Std normaler Sinusrhythmus. Frequenz 95/min

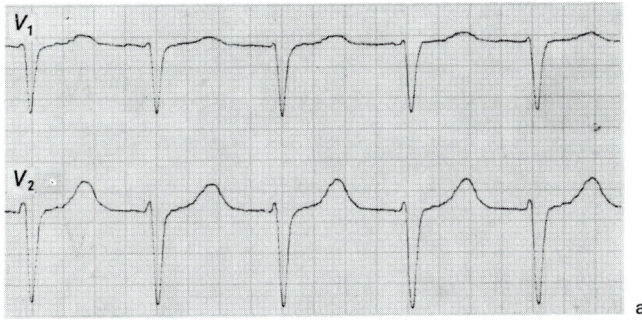

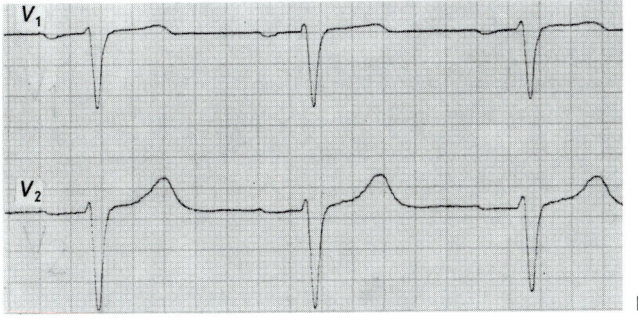

Supraventrikuläre Tachykardie

a) Herzfrequenz 150/min (Erregungsursprung wahrscheinlich im av-Knoten)
b) Nach Karotis-Sinus-Massage: normaler Sinusrhythmus, Herzfrequenz 85/min

213

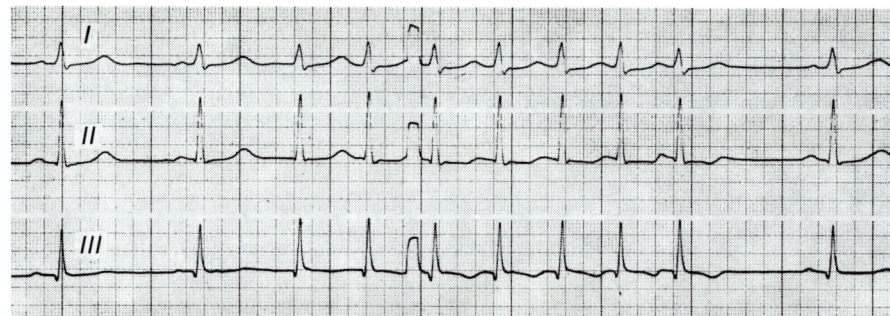

Sekunden dauernde *paroxysmale av-Knotentachykardie:* Frequenz 150/min

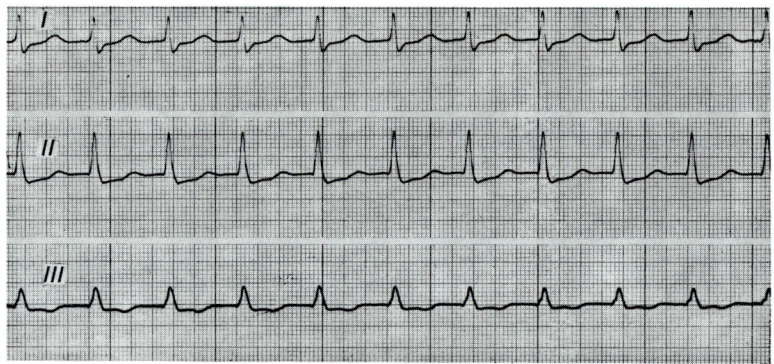

av-junktionale Tachykardie: Kammerfrequenz 170/min. P im QRS-Komplex versteckt

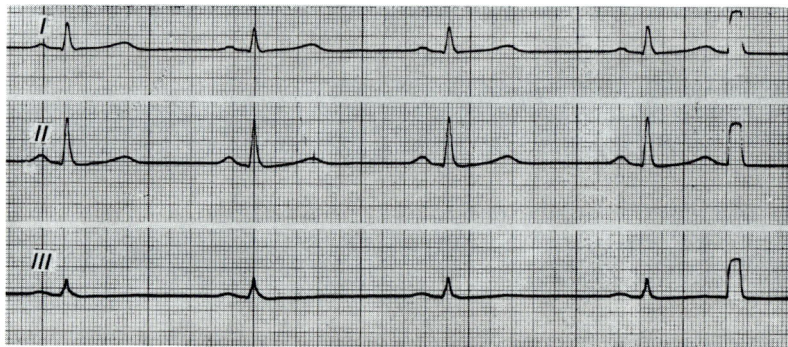

av-junktionale Tachykardie: nach 2 Std normaler Sinusrhythmus. Frequenz 66/min, 60jährige Patientin mit koronarer Herzerkrankung

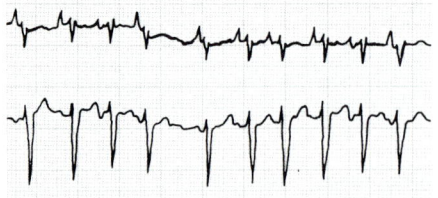

Multifokale supraventrikuläre Tachykardie. Zweikanalige Langzeit-EKG-Registrierung(25 mm/s). Patient mit schwerer Mitralstenose. Wechselnde Vorhofkonfiguration, Vorhoffrequenz 125–150/min. 1:1 av-Überleitung

7. Vorhofflattern

Definition: Regelmäßige Vorhoferregung (Frequenz 200–350/min) mit av-Block II und 2:1–4:1-Überleitung (selten ohne av-Block 1:1-Überleitung). Meist passager und Übergang in Vorhofflimmern. Kaum bei Gesunden; Mitralvitien, Cor pulmonale, akute Lungenembolie, Kardiomyopathien, KHK. Kein Zeichen einer Digitalisintoxikation.

Ursache:

1. Re-entry-Mechanismus: Kreisende Erregung mit hoher Frequenz in den Vorhöfen.
2. Wahrscheinlich sehr selten: hochfrequente ektope Erregungsbildung in beiden Vorhöfen.

EKG: Sägezahnartige P-Wellen (Frequenz zwischen 200 und 350/min) in Abl. II, III, aVF, V_1. Der aufsteigende Anteil der P-Wellen ist oft steiler als der abfallende Anteil. In der Regel kein isoelektrisches Intervall. Bei der sehr seltenen ektopen Erregungsbildung: kürzere Flatterwellen, evtl. Isoelektrische zwischen den P-Wellen.

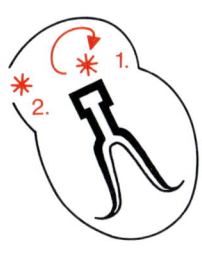
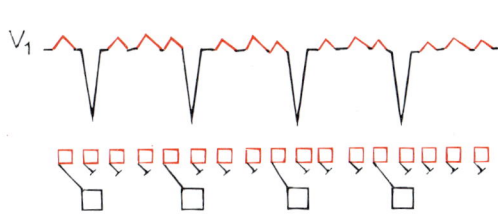

Bei *konstantem* av-Block und Vorhoffrequenz 300/min:

2:1-Überleitung (Kammerfrequenz um 150/min)
3:1-Überleitung (Kammerfrequenz um 100/min)
4:1-Überleitung (Kammerfrequenz um 75/min)
3:1-Überleitung und höhere Blockierung häufig bei Digitaliseinwirkung

Selten (bei einer langsamen Vorhoferregung um 250/min) 1:1-Überleitung. Dann Gefährdung des Patienten durch die hohe Ventrikelfrequenz.

Bei *inkonstantem* av-Block Kammerarrhythmie.

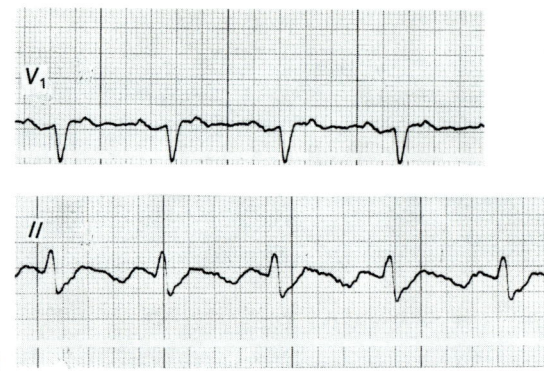

Vorhofflattern

a) Mit konstantem 2:1-Block: Vorhoffrequenz 270/min. Kammerfrequenz 135/min. Jede zweite Vorhoferregung wird auf die Kammer übergeleitet. (54jähriger Patient mit erheblicher Linksherzinsuffizienz.)

b) Nach Digitalisbehandlung Übergang in Vorhofflattern mit unregelmäßiger Überleitung.

c) Übergang in Vorhofflimmern mit absoluter Arrhythmie.

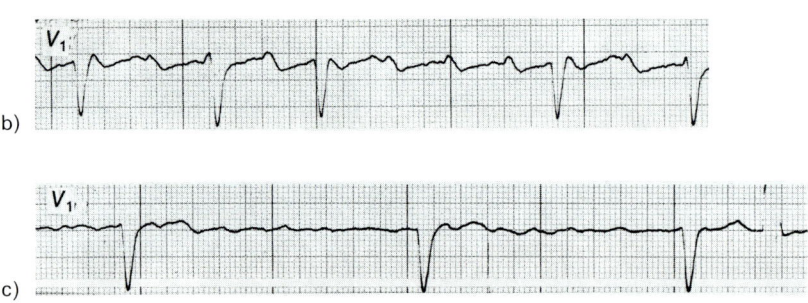

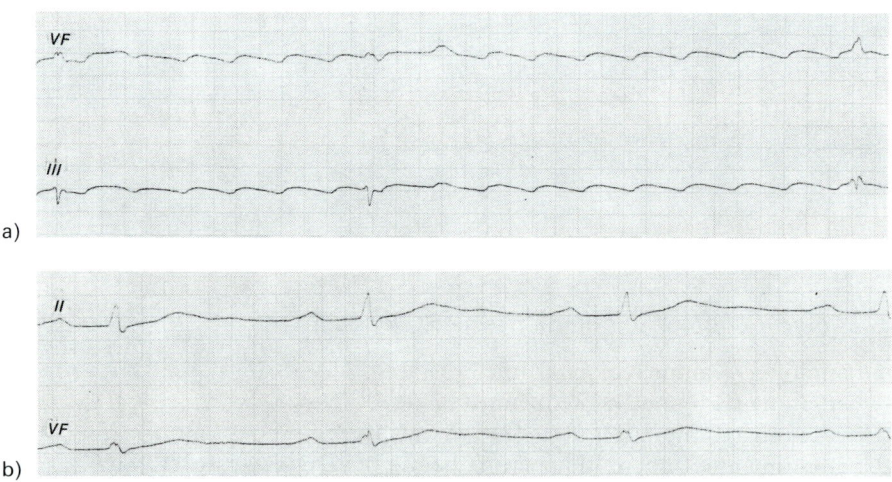

Vorhofflattern mit erheblicher av-Blockierung

a) Flatterfrequenz 270/min, Kammerfrequenz um 35/min.

b) Zustand nach Chinidinbehandlung. Sinusbradykardie (Herzfrequenz 45/min), av-Block I. Grades

8. Vorhofflimmern

Definition: Hochfrequente unregelmäßige Vorhofaktionen mit arrhythmischer Überleitung auf die Kammern.

Ätiologie: Theorie der kreisenden oder polytopen bzw. monotopen Erregung (siehe Vorhofflattern).

Vorkommen: Mitralfehler, Hyperthyreose, Herzinfarkt, Linksinsuffizienz, koronare Herzerkrankung, Kardiomyopathien.

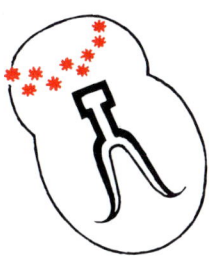

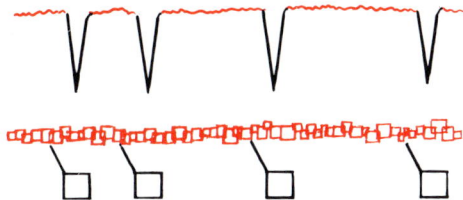

EKG:

- P-Wellen fehlen.
- Auftreten von feinen und groben „Flimmerwellen" mit einer mittleren Frequenz von 350–600/min, am deutlichsten in Abl. V_1 (Grobe Flimmerwellen häufig bei Mitralvitien, feine Flimmerwellen besonders bei degenerativen Veränderungen).
- Absolut unregelmäßiger Kammerrhythmus (nur bei totalem av-Block, junktionaler oder Kammertachykardie regelmäßige Kammererregung).
- QRS-Komplexe bei ungestörter intraventrikulärer Überleitung normal geformt (bei Tachyarrhythmie auch deformierte QRS-Komplexe infolge aberrierender Leitung).
- Häufig Kammerextrasystolen (fixe Kopplung, nachfolgende Pause); Bigeminustyp weist auf Digitalisintoxikation hin.

217

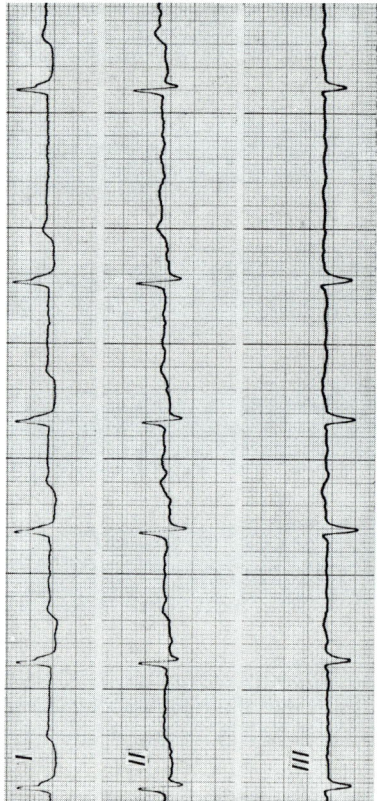

Schnelle Form der absoluten Arrhythmie bei Vorhofflimmern: Kammerfrequenz um 120/min. Feine und grobe Flimmerwellen (besonders in Abl. II und III)

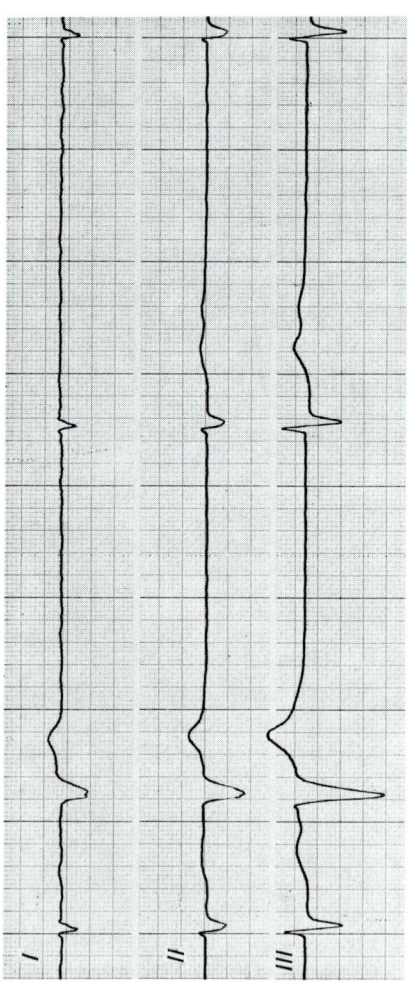

Bradykarde Form der absoluten Arrhythmie bei Vorhofflimmern: Unregelmäßige Kammerfrequenz um 30/min. Eine ventrikuläre Extrasystole (70jähriger Patient mit dekompensierter koronarer Herzerkrankung)

9. Kammertachykardie (Ventrikuläre Tachykardie)

Definition: Anfallsweise auftretende, rhythmische Folge von Kammer-Extrasystolen mit einer Frequenz > 100/min.

Erregungsursprung: Distal der Bifurkation des His-Bündels (Tawara-Schenkel, Purkinje-Fasern, Arbeitsmyokard). Ganz überwiegend Re-entry-Mechanismus, selten fokale Ektopie.

Vorkommen: Meist schwere organische Herzerkrankung: KHK, akuter Infarkt, Kardiomyopathien, Linksherzinsuffizienz, Überdosierung von Digitalis, Antiarrhythmika etc.

Prognose ernst. Wegen der fehlenden Vorhofsynchronisation wird die ventrikuläre Tachykardie bei gleicher Frequenz schlechter als die supraventrikuläre Tachykardie toleriert. Besonders ausgeprägtes, lang anhaltendes „Posttachykardiesyndrom", d.h. bei Sinusrhythmus nach ventrikulärer Tachykardie reversible Kammerendteilveränderungen (ST-Senkungen, terminal negatives T). Bei längerer Dauer und hoher Frequenz droht Übergang in Kammerflattern, Kammerflimmern.

EKG: Kammerfrequenz 150–200/min, selten 100–150/min. QRS-Komplexe meist gut abgrenzbar, deformiert, etwas unregelmäßig und breiter als 0,12 s. Eine Breite > 0,14 s spricht sehr für eine ventrikuläre Tachykardie. Bei Tachykardie aus dem Septumbereich nur geringe Deformierung. P langsamer und ohne Verbindung zum QRS-Komplex (av-Dissoziation, bei Vorhofflimmern fehlend). Falls es einer supraventrikulären Erregung gelingt, den Ventrikel während der ventrikulären Tachykardie „einzufangen", spricht man von einem „capture beat".

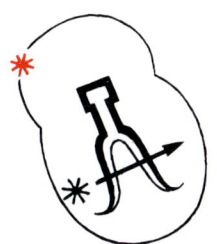

Differentialdiagnose:

- av-junktionale Tachykardie mit aberranter Leitung
- Supraventrikuläre Re-entry-Tachykardie bei WPW-Syndrom (s. S. 73)
- Akzelerierter ventrikulärer Rhythmus (s. unten).

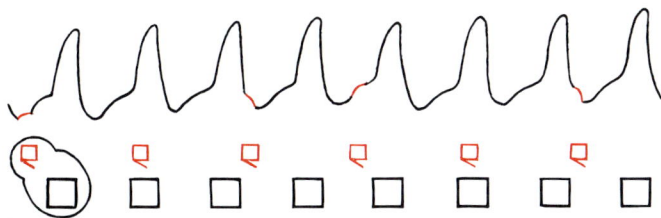

Spitzenumkehrtachykardie („Torsades de pointes")

Klinisch wichtige Sonderform der ventrikulären Tachykardie, bei der die QRS-Komplexe periodisch zu- und abnehmen, d.h. der QRS-Hauptvektor „schraubt sich um die Isoelektrische herum". Häufig mit Synkope, Adam-Stokes-Anfall, evtl. Sekundenherztod.

Erregungsursprung: Unklar; Re-entry-Mechanismus bei verlängerter Repolarisationsdauer? Zwei ektope Foci?

Vorkommen: QT-Verlängerung (KHK, Variant-Angina, Antiarrhythmika, trizyklische Antidepressiva); angeborenes QT-Syndrom (Jervell-Lange-Nielsen- bzw. Romano-Ward-Syndrom), av-Block II/III mit Ersatzrhythmus und hohen T-Wellen, Hypokaliämie.

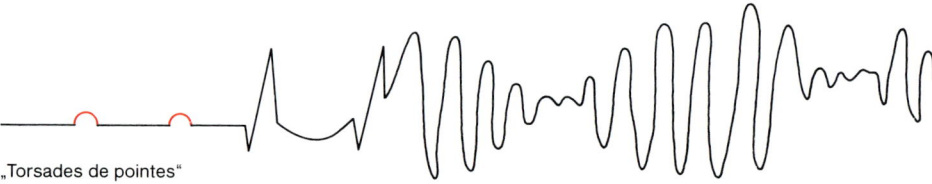

„Torsades de pointes"

Akzelerierter ventrikulärer Rhythmus (von der WHO nicht mehr empfohlene Bezeichnung: Idioventrikuläre Tachykardie): Benigne ventrikuläre Rhythmusstörung, die durch Steigerung der Frequenz eines ventrikulären Schrittmachers entsteht. Frequenz 70–100/min. Beginn nie plötzlich, sondern der ventrikuläre Schrittmacher übernimmt allmählich (evtl. mit „Fusionssystolen") die Schrittmacherfunktion. Häufig bei akutem Myokardinfarkt in den ersten Tagen. Antiarrhythmische Intervention meist nicht erforderlich.

Kammerflattern

EKG: Gleichmäßige „haarnadelkurvenartige" Kammerkomplexe hoher Amplitude ohne isoelektrisches Intervall. Frequenz 250 bis 300/min, evtl. höher. Ventrikulärer Re-entry oder schneller ektoper Fokus. Oft aus Kammertachykardie entstanden; Abfall des Herzminutenvolumens, Kollaps, Synkope, Gefahr des Übergangs in Kammerflimmern.

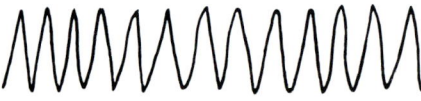

Kammerflattern

Kammerflimmern

EKG: Völlig arrhythmische, ungleich hohe, wellen- und zackenförmige Oszillationen, grob oder fein. Geordnete Aktionen bzw. QRS-Komplexe sind nicht mehr zu erkennen. Geht häufig aus Kammerflattern hervor, kann jedoch auch direkt als Flimmern einsetzen. Kreislaufstillstand, Notfall, praktisch nur durch elektrische Defibrillation zu beherrschen.

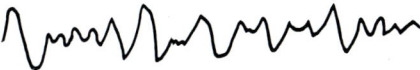

Kammerflimmern

Vorkommen: Fast immer schwere organische Herzerkrankung, KHK, Kardiomyopathie, Klappenerkrankung, Cor pulmonale, langes QT-Syndrom, Elektrolytentgleisungen, Intoxikationen, Elektrounfall.

Komplikationen: Adams-Stokes-Anfälle (tachykarde Form): Exitus letalis („Sekundenherztod"), besonders durch Kammerflimmern.

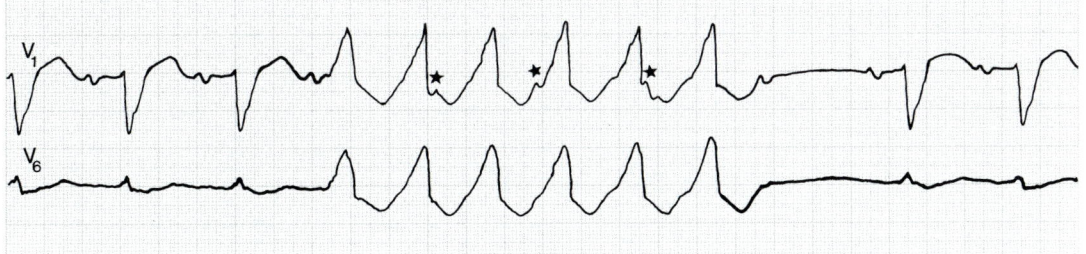

Ventrikuläre Tachykardie, 155/min. Breite (> 0,14 s) monophasische QRS-Komplexe. av-Dissoziation, durchgehende P-Wellen (★). Die P-Welle nach dem letzten QRS-Komplex der Tachykardie ist blockiert. Sinusfrequenz 100/min

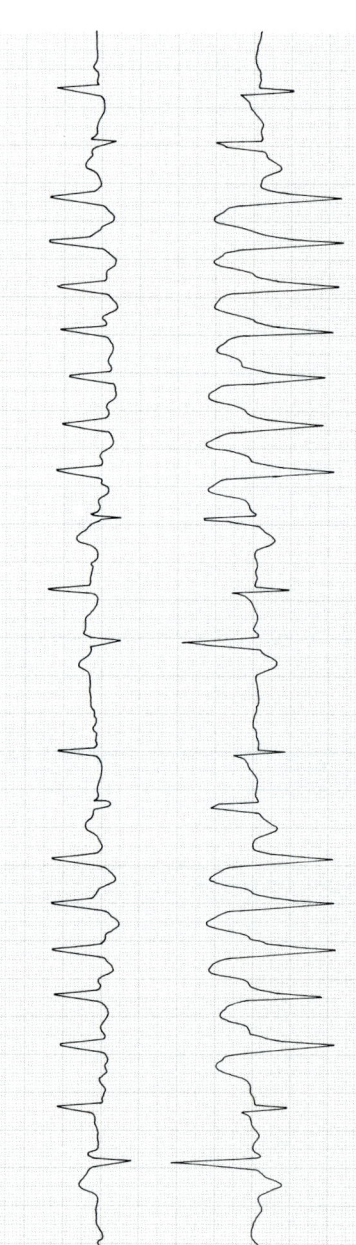

Rezidivierende paroxysmale ventrikuläre Tachykardie in Salvenform. Langzeit-EKG-Aufzeichnung (25 min/s). Kammerfrequenz 140–150/min. Die QRS-Komplexe der ventrikulären Tachykardie nicht ganz gleichmäßig geformt, QRS-Breite > 0,14 s. Patient mit Zustand nach 2 Myokardinfarkten

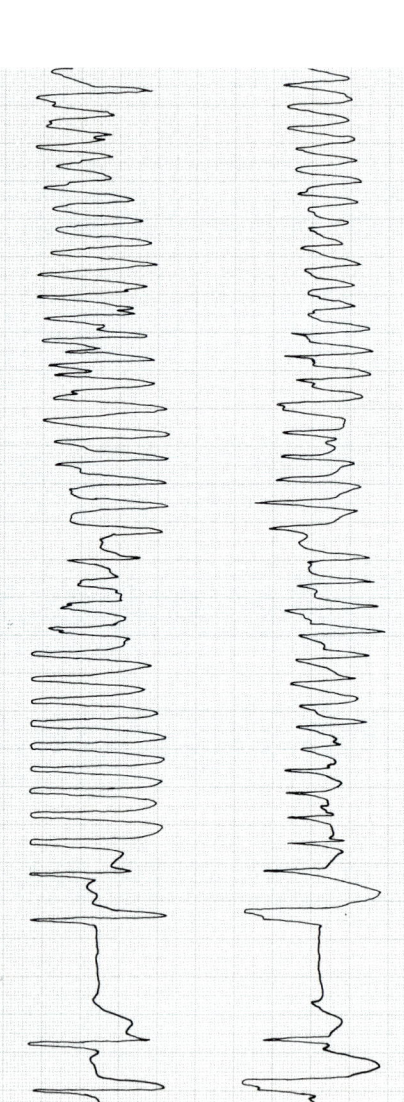

Spitzenumkehrtachykardie („Torsades de pointes"). Frequenz 210/min. Langzeit-EKG-Registrierung, 25 mm/s. Sekundenherztod eines Patienten mit schwerer dilatativer Kardiomyopathie

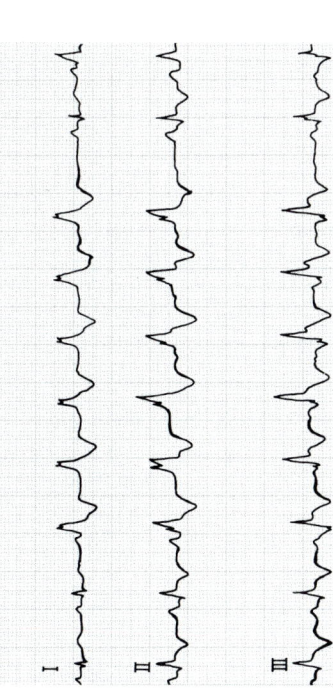

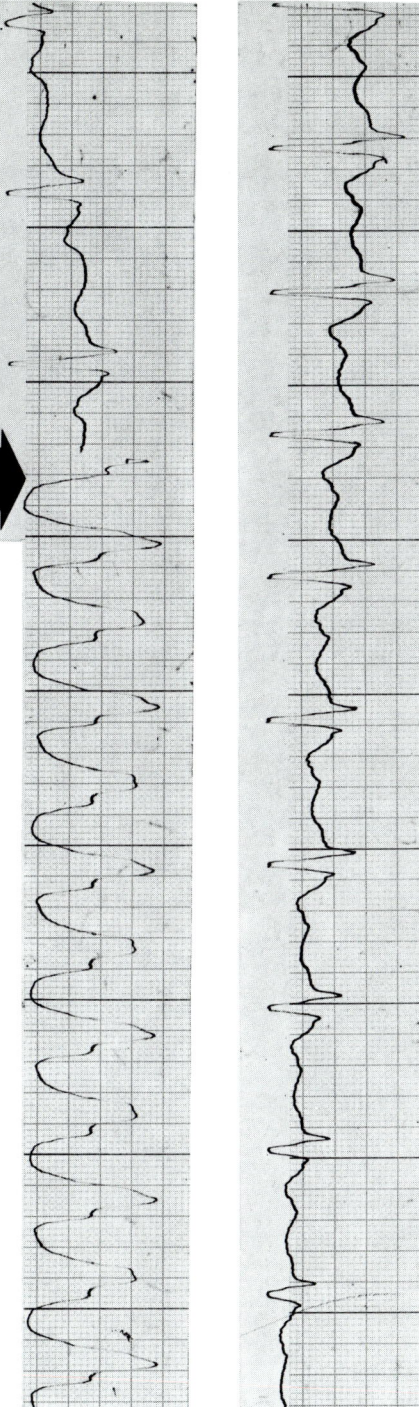

Akzelerierter ventrikulärer Rhythmus. Frequenz 90/min. Sinusrhythmus 80/min; av-Dissoziation während des akzelerierten ventrikulären Rhythmus, d.h. der Sinusknoten läuft weiter und wird nicht gelöscht. Dritter QRS-Komplex: Fusionssystole. Hinterwandinfarkt eines 59jährigen Patienten

Kammertachykardie. Frequenz 225/min.
Nach Elektrokonversion (↓) Sinusrhythmus, Frequenz 125/min

223

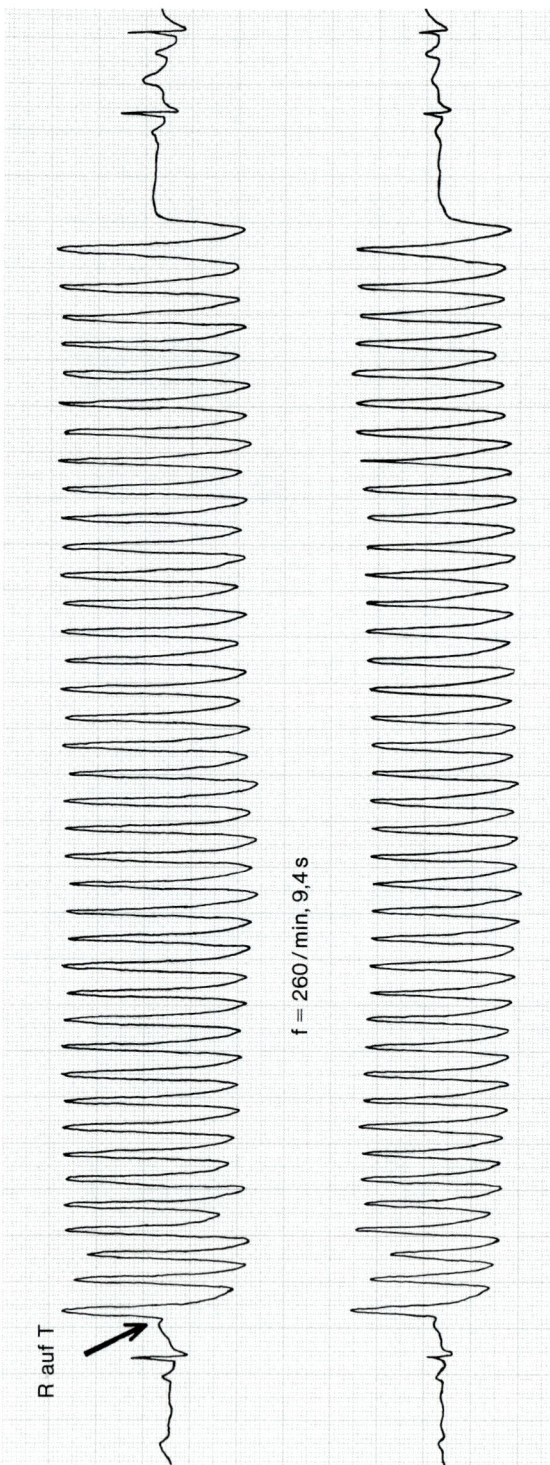

Kammerflattern mit einer Frequenz von 260/min, ausgelöst durch eine in die vulnerable Phase einfallende ventrikuläre Extrasystole (R-auf-T-Phänomen). Langzeit-EKG-Aufzeichnung, 25 mm/s

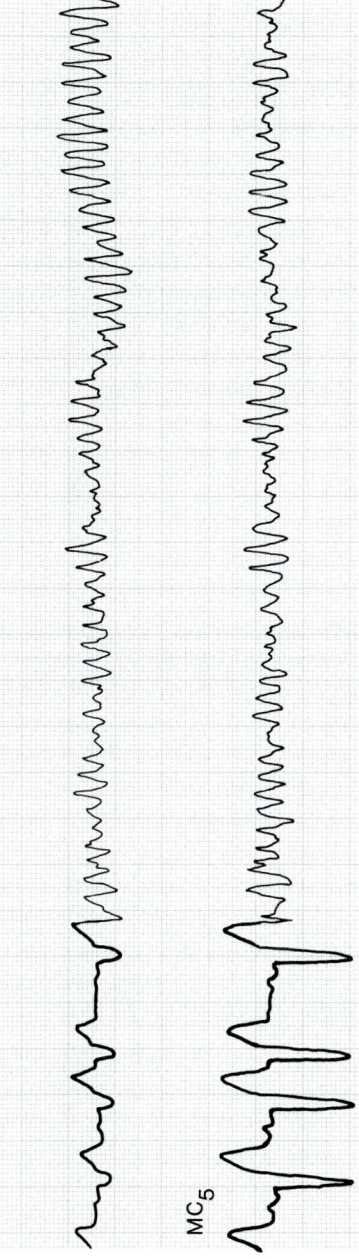

Primäres Kammerflimmern, ausgelöst durch R-auf-T-Phänomen. Langzeit-EKG-Aufzeichnung eines Patienten mit KHK zum Zeitpunkt des Sekundenherztod (25 mm/s)

F. Überleitungsstörungen

Erregungsleitungsstörungen lassen sich nach ihrer Lage:

- Sinusknoten – rechter Vorhof = sinuatrialer Block
- Vorhof-Kammerleitungssystem = atrioventrikulärer Block
- Innerhalb des Kammerleitungssystems = Infra-His-Block
  = Hemi-, Schenkelblock

nach dem Schweregrad:

- Block I. Grades   = verzögerte Erregungsleitung (PQ-Verlängerung)
- Block II. Grades   = partieller Ausfall der Erregungsleitung
- Block III. Grades = totale Unterbrechung der Erregungsleitung

und nach der Dauer der Blockierung:

- Intermittierender, transitorischer, reversibler Block
- Permanenter, irreversibler Block

klassifizieren.

1. Sinuatrialer Block

Vorkommen: Funktionell, ischämisch, entzündlich, degenerativ, toxisch (Digitalis, Antiarrhythmika). Zeichen einer Sinusknotenerkrankung.

sa-Block I. Grades:

Verzögerte Erregungsleitung vom Sinusknoten zum Vorhof. Dieses Intervall ist nicht meßbar. sa-Block I. Grades im EKG daher nicht zu erkennen.

sa-Block II. Grades:

Typ I (Wenckebach-Periode des sa-Blocks): Sehr selten. Zunehmende Verzögerung der sa-Leitung bis zum totalen Ausfall. Da die Zunahme der sa-Leitungsverzöge-rung bis zum Ausfall kontinuierlich abnimmt und die PQ-Zeit konstant bleibt, fin-det sich beim sa-Block II Typ I eine zunehmende Verkürzung der PP- und RR-Intervalle bis zum totalen Ausfall. Die entstehende Pause ist gewöhnlich kürzer als 2 PP-Intervalle.
DD: Sinusarrhythmie, Vorhofextrasystolie im Bigeminusrhythmus.

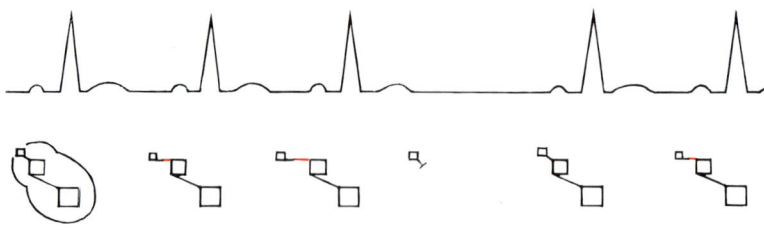

Typ II (sa-Block II, Typ Mobitz): Häufiger als Typ I. Intermittierende Unterbrechung der sa-Leitung, so daß eine oder mehrere Herzaktionen (P und QRS) ausbleiben. Die Pausen dauern zwei PP-Intervalle oder ein Vielfaches davon.

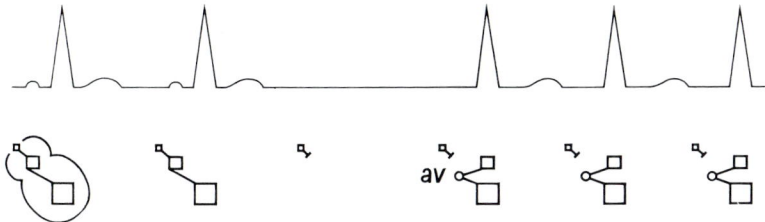

sa-Block III. Grades: Unterbrechung der sa-Leitung. Herzstillstand (evtl. Adams-Stokes-Anfall), bis ein sekundäres Automatiezentrum einspringt. Im EKG vom Sinusstillstand (Sinusarrest) nicht zu unterscheiden.

2. av-Block I. Grades

Definition: Verzögerung der Erregungsleitung zwischen Vorhof und Kammer. Die Störung kann im Vorhof (intraatrialer Block I. Grades), im av-Knoten, im His-Bündel bzw. Tawara-Schenkel liegen.

Vorkommen: Vagotonie (verschwindet unter Belastung); koronare Herzerkrankung, frischer Herzinfarkt; entzündliche Herzerkrankungen; Digitalisüberdosierung, Antiarrhythmika.

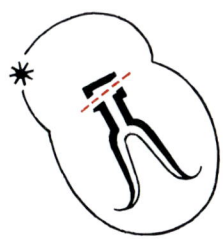

Bei frühzeitig einfallender supraventrikulärer Extrasystole und bei sehr schneller Vorhoftachykardie (hierbei kommt es wahrscheinlich durch die übermäßige Beanspruchung des Leitungssystems zu einer „Schutzblockierung").

Eine latente av-Überleitungsstörung wird manchmal erst unter einer Arbeitsbelastung manifest.

EKG: Verlängerung des av-Intervalls (PQ-Dauer) über 0,20 s, selten länger als 0,40 s. P-Wellen können die U- oder T-Wellen überlagern.

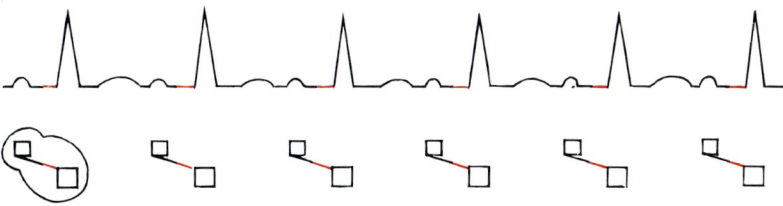

Relativer av-Block I. Grades:

Bei Kindern bis zum 14. Lebensjahr PQ-Dauer über 0,14 s

Bei Sinustachykardie:

- Frequenz 80/min PQ > 0,18 s
- Frequenz 100/min PQ > 0,16 s
- Frequenz 120/min PQ > 0,14 s

3. av-Block II. Grades Typ I (Wenckebach oder Mobitz-I-Block)

EKG: Infolge zunehmender Ermüdung bis zur Erschöpfung der av-Leitung periodenweise Zunahme der PQ-Dauer bis zum Ausfall einer Überleitung. Die anschließende Pause ist kürzer als zwei Perioden und gibt der Leitungsbahn Gelegenheit, sich zu erholen. Im Falle einer typischen Wenckebach-Periodik kommt es bei konstantem PP-Intervall bis zum QRS-Komplex-Ausfall zu einer progressiven Verkürzung des RR-Abstandes. Lokalisation der Störung: Meist av-Knoten; seltener His-Bündel oder Tawara-Schenkel (doppelseitiger Schenkelblock; trifaszikulärer Block).

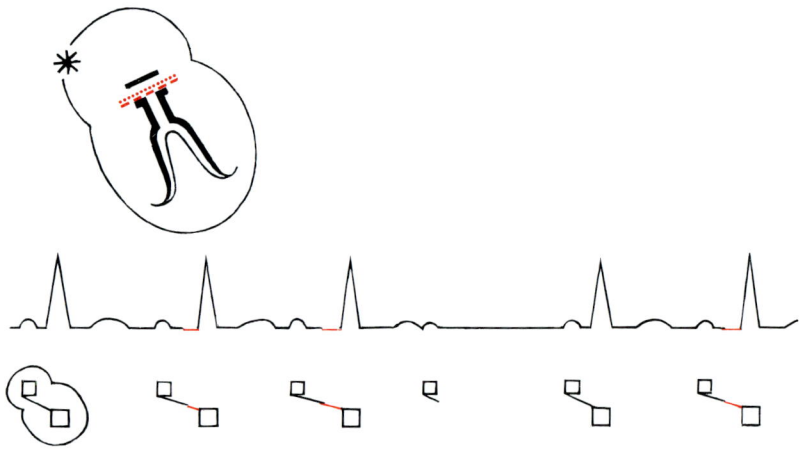

Unregelmäßige Wenckebach-Periodik bei Extrasystolen, Ersatzsystolen und bei Sinusarrhythmien.

Vorkommen: Funktionell, Digitalisintoxikation, Myokarditis, rheumatisches Fieber, KHK, Hinterwandinfarkt (evtl. Übergang in av-Block III. Grades).

228

4. av-Block II. Grades Typ II (Mobitz oder Mobitz-II-Block)

Ein- oder mehrmaliger QRS-Komplex-Ausfall bei sonst normalem oder konstant verlängertem PQ-Intervall. Blockierung meistens im His-Bündel oder distalwärts.

Vereinzelter av-Block: Eine P-Welle ohne nachfolgende QRS-Gruppe.

Regelmäßiger av-Block: Nur jede zweite, dritte oder vierte Vorhoferregung wird übergeleitet (2:1-, 3:1-, 4:1-Block). Der av-Block II. Grades mit 2:1-Überleitung (Abb.) kann ohne Registrierung einer normalen av-Überleitung aus dem Oberflächen-EKG nicht ohne weiteres als av-Block II. Grades Typ II klassifiziert werden (Läsion im His-Bündel und distalwärts). Differentialdiagnostisch käme eine extreme Form der Wenckebach-Periodik (Typ I) mit Ausfall jeder zweiten Überleitung (Läsion meist im av-Knoten) und einer weniger ernsten Prognose in Betracht.

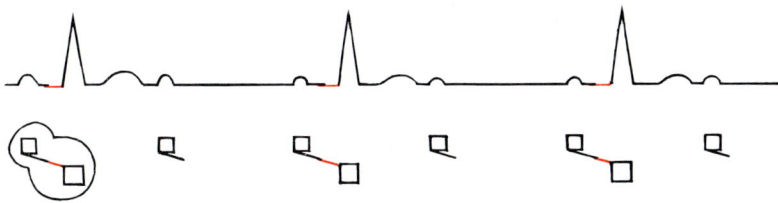

Möglichkeit der Differentialdiagnose: EKG-Registrierung unter adrenerger Stimulation (körperliche Belastung) oder intravenöser Gabe von Atropin 0,5–1,0 mg: Falls Mobitz-I-Blockierung, Besserung der av-Überleitung, evtl. Übergang in av-Block I. Falls Mobitz-II-Blockierung, Verschlechterung der av-Überleitung, evtl. Auftreten eines subtotalen av-Blocks.

Höhergradige av-Blockierungen (WHO: advanced second degree block) mit 3:1, 4:1 Überleitungen können einen Adams-Stokes-Anfall auslösen. Die Kammern werden nur selten von einer Vorhoferregung „eingefangen".

Vorkommen: Meistens schwere degenerative oder entzündliche Erkrankung (häufig Übergang in av-Block III. Grades). Evtl. mit Schenkelblock kombiniert. Ernste Prognose. Meist Indikation zur Schrittmachertherapie.

5. av-Block III. Grades (Totaler av-Block)

Definition: Vollständige Unterbrechung der av-Leitung

1. Proximaler av-Block im av-Bereich oder im His-Bündel (suprabifurkal)
2. Distaler av-Block unterhalb des His-Bündels (häufigere Form).

Vorhöfe und Kammern schlagen unabhängig voneinander im eigenen Rhythmus. Als Vorbote des trifaszikulären Blocks gilt ein bifaszikulärer Block, meistens Rechtsschenkelblock (RSB) mit linksposteriorem Hemiblock (LPH) s. S. 92.

EKG: P und QRS erscheinen ohne Zusammenhang. Die Vorhofwellen weisen entsprechend ihrem Grundrhythmus eine höhere Frequenz auf. Meistens besteht ein Sinusrhythmus oder eine Sinusarrhythmie, nur in 20% finden sich Vorhofflimmern oder -flattern oder ektopische Vorhofrhythmen bzw. Vorhofextrasystolen. Form und Frequenz der Kammerkomplexe richten sich nach dem Ursprungsort (sekundäres oder tertiäres Automatiezentrum).

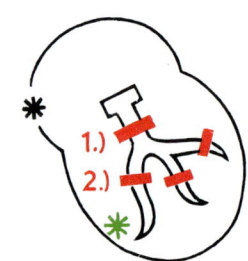

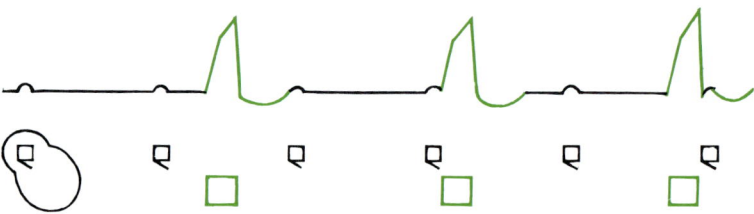

Sekundäre Automatie: Überleitung in der av-Region oder im His-Bündel unterbrochen. Ersatzzentrum im av-Knoten oder His-Bündel. Kammerfrequenz relativ hoch zwischen 40 und 60/min. QRS normal breit und regelrecht geformt (Deformierung nur bei gleichzeitigem Schenkelblock). (Prognose relativ gut, da als Ersatzschrittmacher relativ stabil).

Tertiäre Automatie (distaler, trifaszikulärer av-Block): Kammerfrequenz unter 40/min. QRS verbreitert, Schenkelblockform mit entsprechenden Endteilveränderungen. Schrittmacherindikation.

Präautomatische Pause: Zeitraum zwischen Eintreten des totalen av-Blocks und Beginn der Ersatzautomatie. Eine besonders lange präautomatische Pause kann einen Adams-Stokes-Anfall auslösen.

Vorkommen: Koronare Herzerkrankung, Hypertension, Infarkt, Myokarditis, idiopathische Sklerose des Reizleitungssystems (Lenègre-Erkrankung), angeboren. Der angeborene oder bei einem Hinterwandinfarkt entstehende av-Block ist vorwiegend im av-Knoten lokalisiert. av-Block bei Hinterwandinfarkt fast immer reversibel. av-Blockierung bei Vorderwandinfarkt häufig unterhalb des His-Bündels.

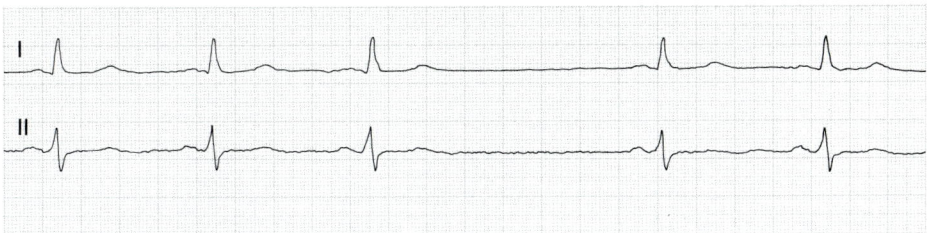

sa-Block II. Grades Typ II mit Ausfall einer Herzaktion (P und QRS)

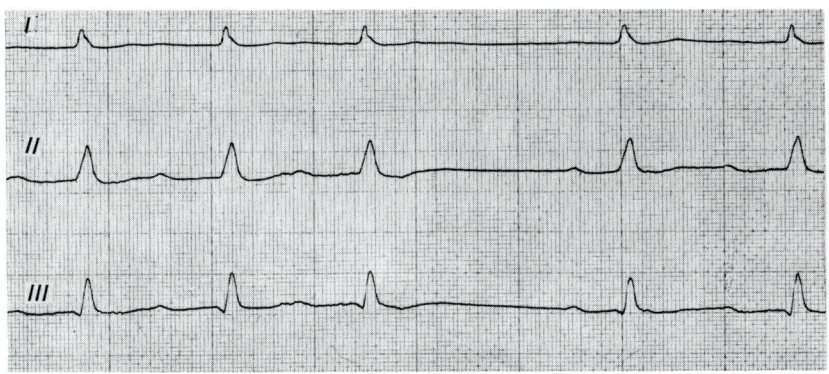

sa-Block II. Grades Typ II und av-Block I. Grades: Nach dem dritten QRS-Komplex fehlende P-Welle und fehlender QRS-Komplex. Binodale Schädigung!

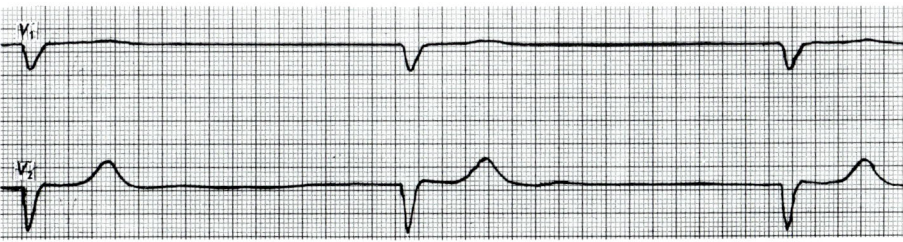

Sinuatrialer Block III. Grades (DD: Vorhofstillstand). Nach einer Diphtherie-Myokarditis. Fehlende Vorhoferregungen. Tertiäre Automatie mit einer Kammerfrequenz von 35/min

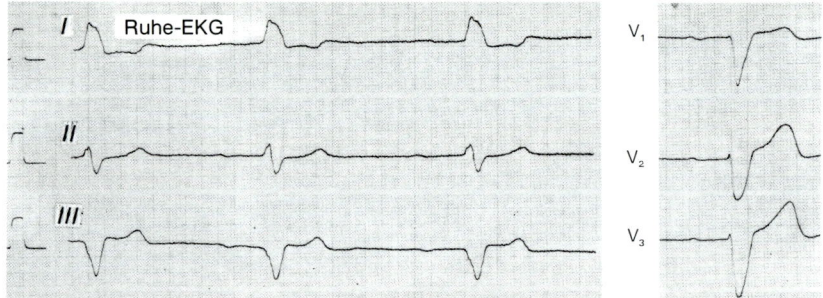

av-Block I. Grades: PQ 0,26 s, Sinusbradykardie, Linksschenkelblock

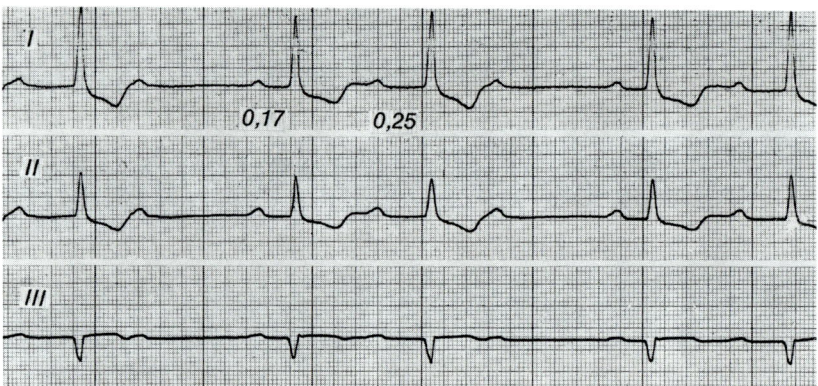

av-Block II. Grades Typ I (Wenckebach): Periodenweise Zunahme der PQ-Dauer bis zum Ausfall einer Überleitung. Die anschließende Pause ist kürzer als zwei Perioden

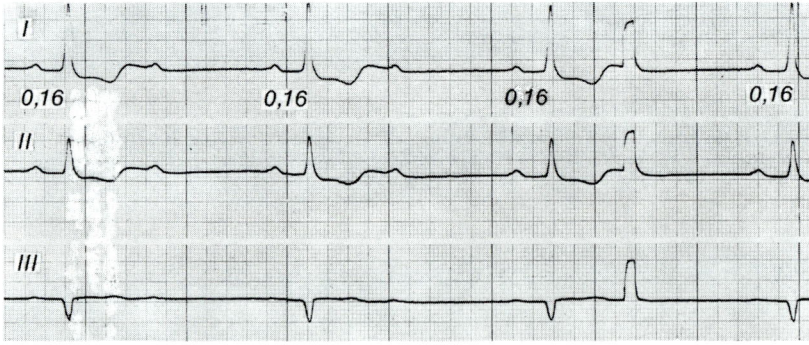

av-Block II. Grades mit 2:1 Überleitung bei normaler PQ-Zeit (0,16 s): Nach jedem zweiten Normalschlag ein Systolenausfall. (57jährige Patientin mit einer Panarteriitis nodosa). Aus dem vorliegenden EKG ist nicht zu entscheiden, ob es sich um einen Mobitz-I- oder Mobitz-II-Block handelt

Zur Differentialdiagnose, ob av-Block II Typ I oder Typ II, wurde die Patientin belastet (adrenerge Stimulation) mit folgendem EKG:

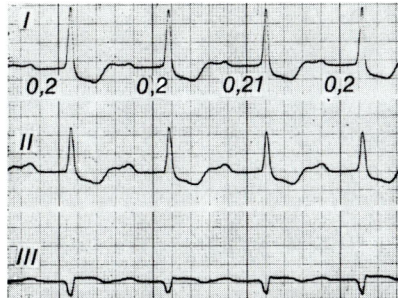

In den Extremitätenableitungen av-Block I.Grades (PQ 0,2 bis 0,21 s) bei Sinustachykardie. Somit Nachweis, daß es sich bei av-Block II.Grades mit 2:1 Überleitung um einen Typ I (Wenckebach) gehandelt hat.

In den folgenden Brustwandableitungen nach Ende der Belastung wiederum av-Block II.Grades Typ I (Wenckebach).

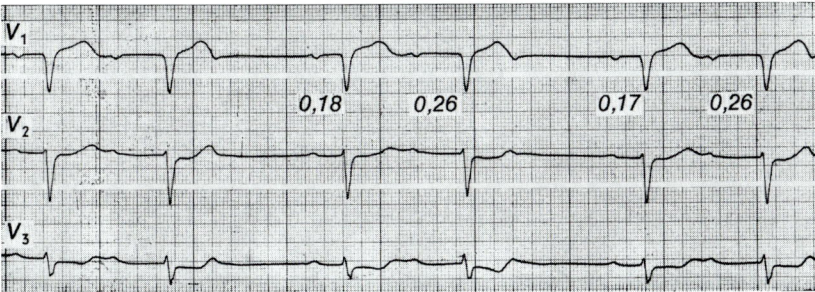

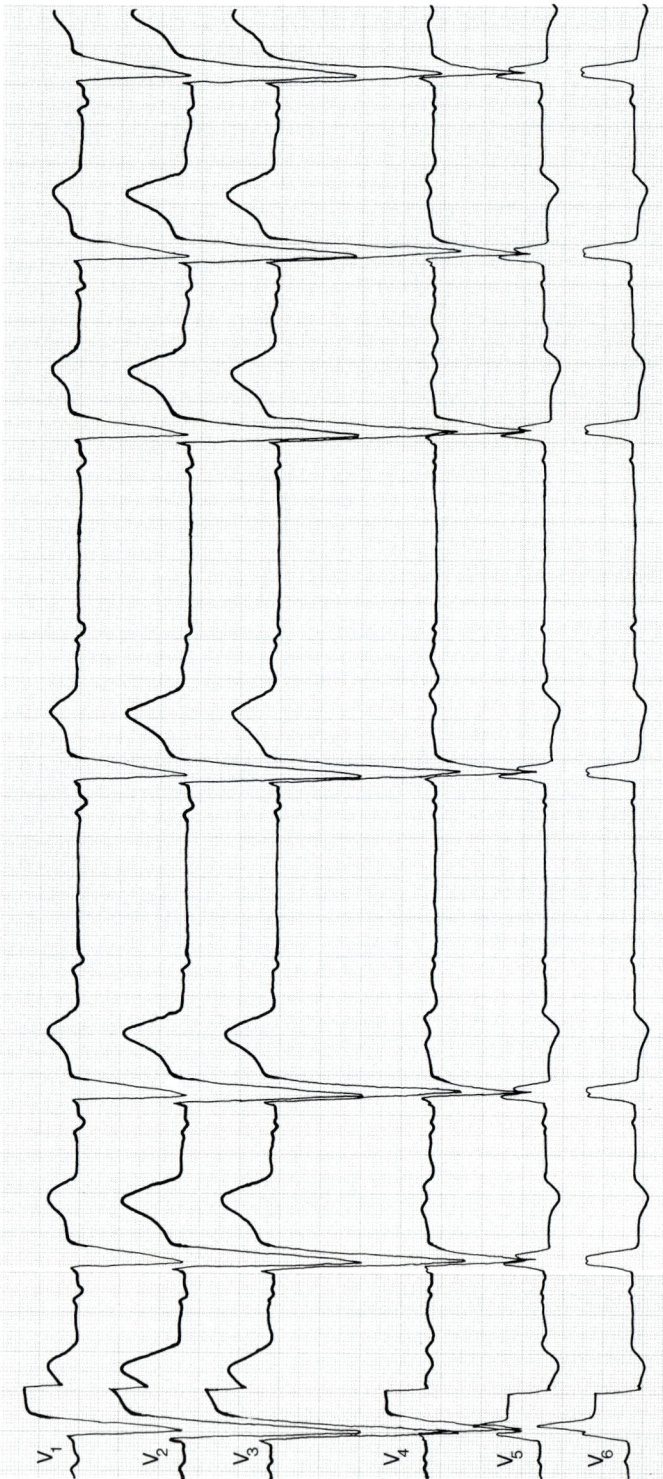

av-Block II. Grades Typ II (Typ Mobitz oder [angloamerikanisch] Mobitz-II-Block):
Anfangs 3 Aktionen mit normaler PQ-Überleitung, dann nach jeder zweiten P-Welle QRS-Komplex-Ausfall.
Aus dieser Registrierung läßt sich der Mobitz-II-Block diagnostizieren

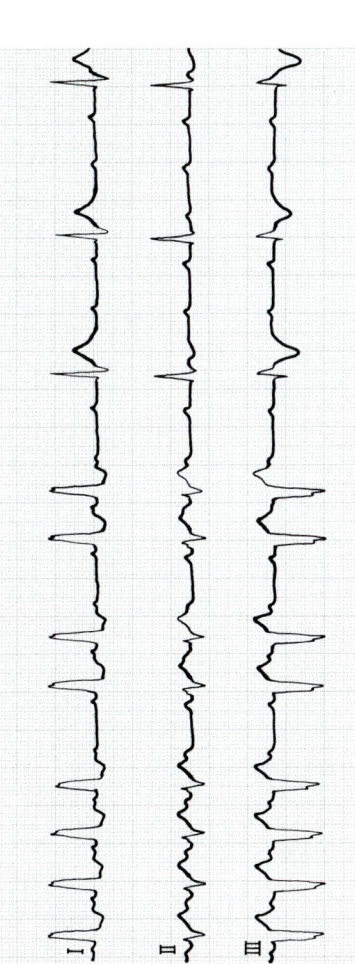

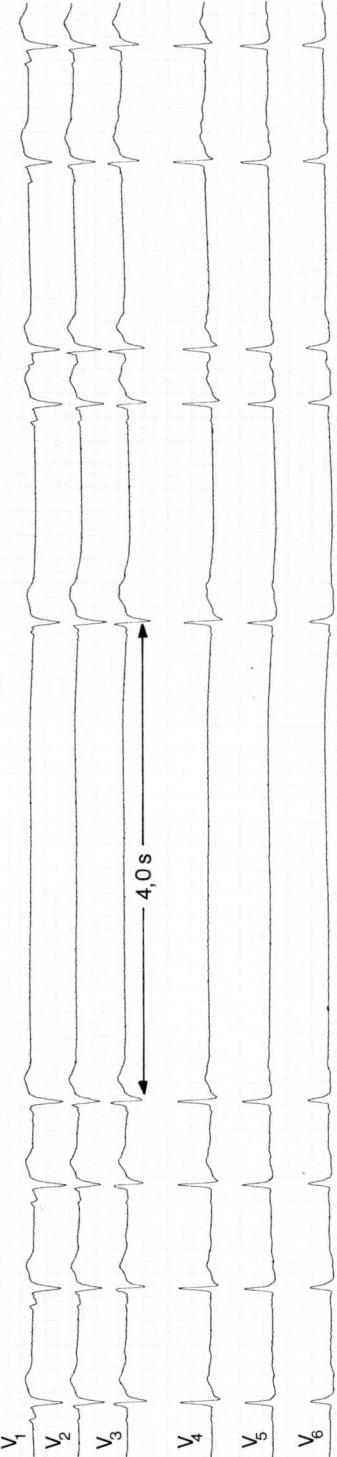

4,0 s

Akuter Hinterwandinfarkt: Sekunden dauernder Übergang vom Sinusrhythmus mit normaler PQ-Zeit (links) über einen av-Block II Typ II (Mitte) in einen av-Block III. Grades (rechts)

4 Sekunden dauernde Asystolie: Auf 3 normale Sinusschläge folgt eine av-junktionale Extrasystole. Daraufhin Sinusarrest und Ausfall nachgeordneter Automatiezentren für 4,0 s. av-junktionaler Ersatzschlag, Sinuserregung, frühzeitige supraventrikuläre Extrasystole, dann wieder normaler Sinusrhythmus. Schwere binodale Schädigung. Klinisch mehrere Synkopen; Schrittmacherindikation

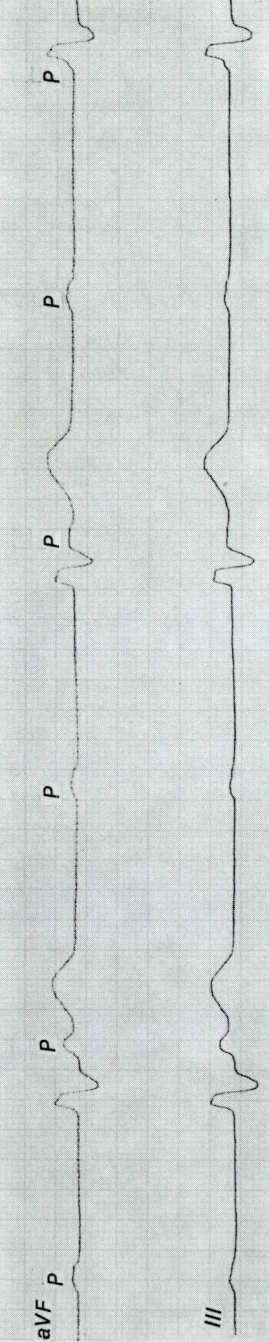

av-Block III. Grades mit tertiärer Automatie. Vorhoffrequenz 70/min. Kammerfrequenz 35/min

G. Pararhythmien

Unter Pararhythmie versteht man das Auftreten von zwei oder mehreren selbständigen Schrittmachern, die entweder nebeneinander auftreten oder sich in ihrer Schrittmacherfunktion abwechseln. Das erste Schrittmacherzentrum ist der Sinusknoten. Die Frequenz des zweiten, tiefer sitzenden Schrittmacherzentrums ist meist höher, als es der ursprünglichen Grundfrequenz entspricht. Die drei wichtigsten Formen sind

1. *Einfache av-Dissoziation:* zweites Zentrum supraventrikulär, seltener ventrikulär (akzelerierter ventrikulärer Rhythmus); av-Leitung nicht blockiert.
2. *Interferenz-Dissoziation:* zweites Zentrum supraventrikulär, seltener ventrikulär (akzelerierter ventrikulärer Rhythmus); av-Leitung retrograd blockiert.
3. *Parasystolie:* zweites Zentrum ventrikulär und schutzblockiert.

1. Einfache av-Dissoziation

Definition: Sonderform der frequenzbedingten av-Dissoziation: kurzfristige eigenständige Erregung der Vorhöfe und Kammern bei ungestörter av-Überleitung.

Die Frequenz des Sinusknotens sinkt kurzfristig und nur gering unter die des av-Knotens ab, welcher dann als Ersatzschrittmacher einspringt, während die Vorhöfe den langsamen Impulsen des Sinusknotens gehorchen. Da die av-Überleitung nicht blockiert ist, kommt es bei einem Frequenzanstieg des Sinusknotens wieder zu einer normalen Überleitung der Vorhofimpulse auf die Kammern.

Vorkommen: Gewöhnlich flüchtige, gutartige, nicht behandlungsbedürftige Störung, welche durch Schwankungen des vegetativen Tonus hervorgerufen wird (konstitutionell, Training, Atropin, Adrenalin, intrakranieller Druckanstieg).

EKG: Kurzfristig fehlende Relation zwischen P und QRS. Frequenz der Vorhoferregung etwas unter dem av-Ersatzrhythmus. QRS bei av-Ersatzrhythmus nicht deformiert, nur bei Einspringen einer tertiären Automatie oder bei bereits bestehender Erregungsverspätung verbreitert. P kann im QRS-Komplex verschwinden und auch in der ST-Strecke auftauchen. PQ-Dauer wechselnd, normal bis abnorm kurz. P postiv (nur bei weiterem Absinken der Sinusfrequenz übernimmt der av-Knoten retrograd die Vorhoferregung, P in Abl. II und III negativ)

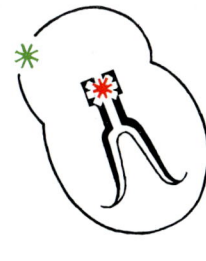

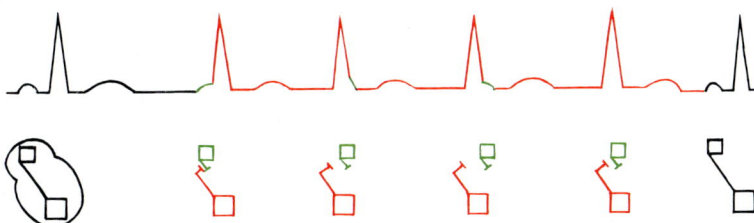

Komplette av-Dissoziation: Länger dauernde Dissoziation der Vorhof- und Kammererregungen (bei organischen Herzerkrankungen, z. B. av-Block III).

2. Interferenzdissoziation

Definition: Sonderform der av-Dissoziation: Eigenständige Erregung der Vorhöfe und Kammern mit retrograder Schutzblockierung der Vorhöfe, die die regelmäßige Sinusaktivität vor den vom av-Knoten ausgehenden Aktionen abschirmt. Daher bleibt die Interferenz über einen längeren Zeitraum bestehen. Die Eigenfrequenz des zweiten Automatiezentrums (meistens av-Knoten) übertrifft die Frequenz des Sinusknotens. Trifft die Sinus-Vorhoferregung außerhalb der absoluten Refraktärphase auf den av-Knoten, löscht sie die hier entstehende Erregung und übernimmt die Erregung der Kammern (Rhythmenverknüpfung). Es kommt zu einer extrasystolenartigen vorzeitigen Kammererregung.

Vorkommen: Toxische Ursachen (Herzglykoside, Chinidin). Kammertachykardie (Fusionsschläge, „capture beat"). Infektiös-toxisch, entzündlich. Degenerativ. Myokardinfarkt. Vegetative Labilität (nur flüchtige Interferenzdissoziation).

EKG: Frequenz der Vorhofwellen deutlich langsamer als die der Kammern. Regelmäßiges Auftreten positiver P-Wellen, bis eine Vorhoferregung zur Kammer übergeleitet wird (frühzeitige Sinusersatzsystole). Meistens kommt es nach diesem Schlag wieder zur Dissoziation. PQ-Zeit bei normal übergeleiteter Erregung verlängert.

QRS-Komplex normal geformt (nur bei Erregung aus einem tieferen Automatiezentrum oder bei bereits bestehender Erregungsverspätung verbreitert).

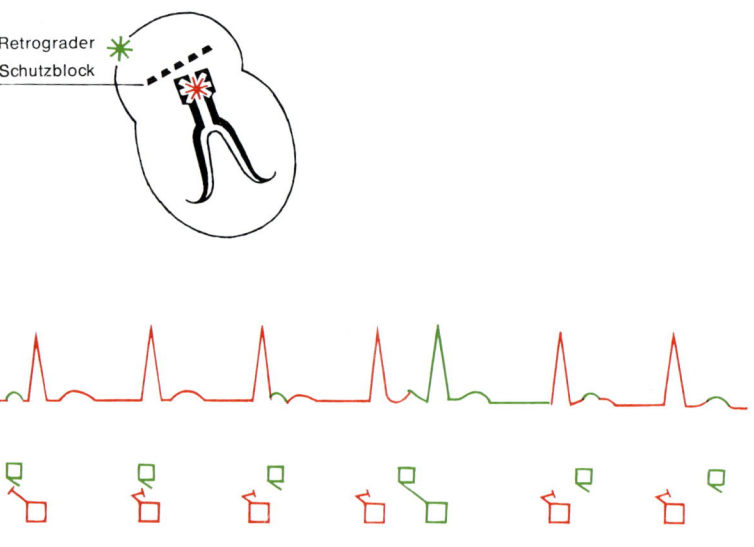

Retrograder Schutzblock

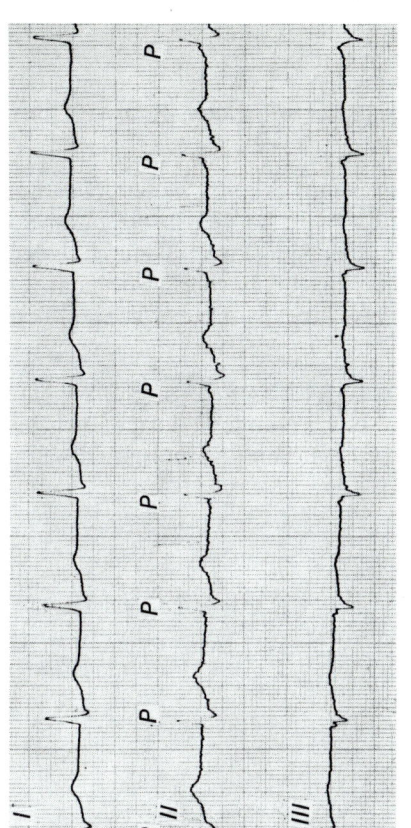

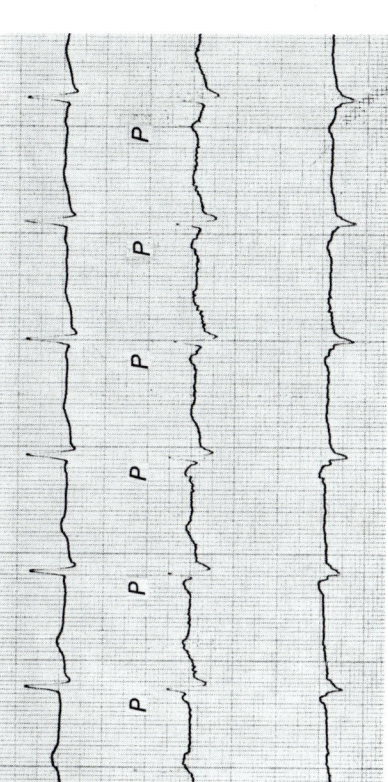

b)

a)

Ruhe-EKG

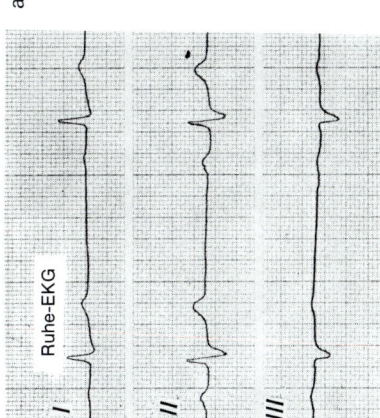

Einfache av-Dissoziation (50jähriger herzgesunder Patient):

a) Sinusrhythmus mit normalem Erregungsverlauf
b) Nach 5 Tagen einfache av-Dissoziation. Vorübergehend keine Relation zwischen P und QRS. Allmählich kommt es wieder zu einer normalen Überleitung der Vorhofimpulse auf die Kammern. Fortlaufende Registrierung.

3. Parasystolie

Definition: Zwei Schrittmacher wirken nebeneinander ohne Rhythmusverknüpfung.

Sehr seltene Rhythmusstörung. Das zweite Zentrum arbeitet gewöhnlich mit niedrigerer Frequenz (meistens tertiäre Automatie). Es ist im Gegensatz zu einem Extrasystoliezentrum gegenüber den Einflüssen des Sinusknotens durch einen Schutzblock gesichert und bleibt daher ungestört. Man beobachtet also neben einem Sinusrhythmus (bzw. Vorhofflimmern) Impulse eines langsameren Kammerrhythmus, der jedoch selten bestimmend wird.

Vorkommen: Organische (degenerative oder infektiös-toxische) Herzerkrankungen, gleichzeitig Digitaliseinwirkung. Gelegentlich bei Herzgesunden. Gelegentlich bei Schrittmacherpatienten (nebeneinander von Elektrosystolen und normalen Kammersystolen).

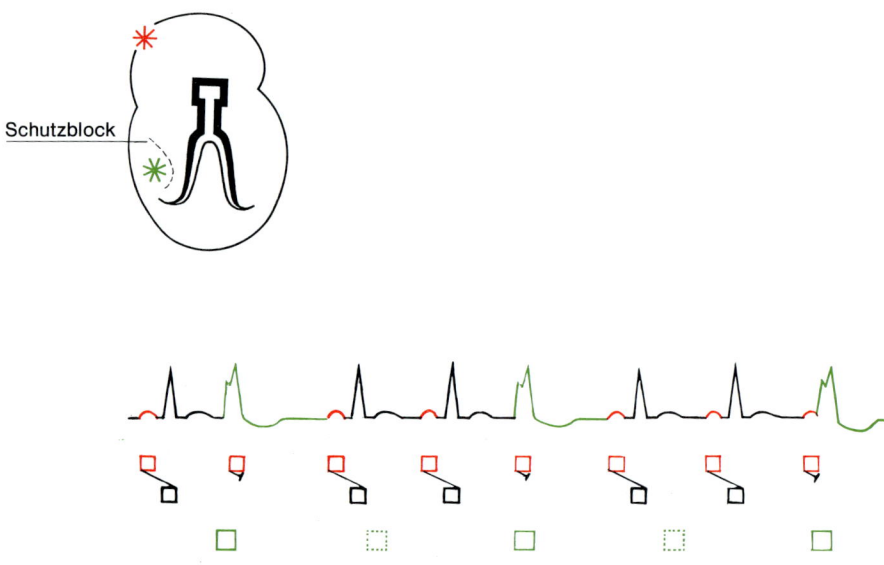

EKG: Monotypisch schenkelblockartig deformierte, extrasystolenartige Einfälle von QRS-Komplexen ohne fixe Kuppelung, jedoch mit konstanten (teilbaren) Abständen. Die Frequenz des Parasystoliezentrums wird an dem kürzesten Intervall zwischen zwei Parasystolen gemessen.

H. Morgagni-Adams-Stokes-Syndrom (MAS-Syndrom)

Definition: Ausfallsymptome einer flüchtigen zerebralen Ischämie infolge einer akuten Herzrhythmusstörung.

Grad und Dauer der Symptome hängen ab

1. von der Sklerose der Zerebralgefäße
2. von der Dauer der Herzrhythmusstörung:

3– 4 s	– Flüchtiger Schwindel
10–20 s	– Bewußtseinsverlust, Synkope
25–30 s	– Krämpfe
60 s	– Atemstillstand
3– 4 min	– Exitus letalis

Die dem Anfall zugrundeliegende Rhythmusstörung kann nur im EKG, vor allem aber im Langzeit-EKG, diagnostiziert werden. Die Unterscheidung zwischen bradyarrhythmischer und tachyarrhythmischer Form hat erhebliche therapeutische Konsequenzen. Deshalb ist die elektrokardiographische Dokumentation der zugrunde liegenden Rhythmusstörung äußerst wichtig (unverzüglich EKG schreiben, Langzeit-EKG!).

Bradyarrhythmische Form:

- Totaler av-Block mit sehr bradykardem (Frequenz bis 20/min) oder unzuverlässigem Ersatzrhythmus.
- Sinusstillstand oder sinuatrialer Block mit sehr langer präautomatischer Pause oder ohne Auftreten eines Ersatzrhythmus.
- Kammerstillstand bei av-Block II oder III ohne oder mit verspätetem sekundärem oder tertiärem Ersatzrhythmus.

Tachyarrhythmische Form:

- Hochfrequente supraventrikuläre oder ventrikuläre Tachykardie
- Paroxysmales Vorhofflimmern mit hoher Kammerfrequenz
- Vorhofflimmern bzw. -flattern bei WPW-Syndrom
- Vorhofflattern mit 1:1-Überleitung
- Zahlreiche, frequent aufeinander folgende Extrasystolen
- Anfallsweises Kammerflattern
- „Schrittmacherrasen" (äußerst seltene Komplikation nach Schrittmacherimplantation)
- Kritische Kammerfrequenz 200–300/min.

Der Adams-Stokes-Anfall ereignet sich häufig bei Beginn der Tachykardie. Er kann wahrscheinlich infolge einer kompensatorischen Erhöhung des peripheren Widerstandes abklingen, obgleich die Tachykardie andauert.

Die bradyarrhythmische und die tachyarrhythmische Form können auch gemischt auftreten (z. B. av-Block mit Salven von Extrasystolen, Bradykardie-Tachykardie-Syndrom).

241

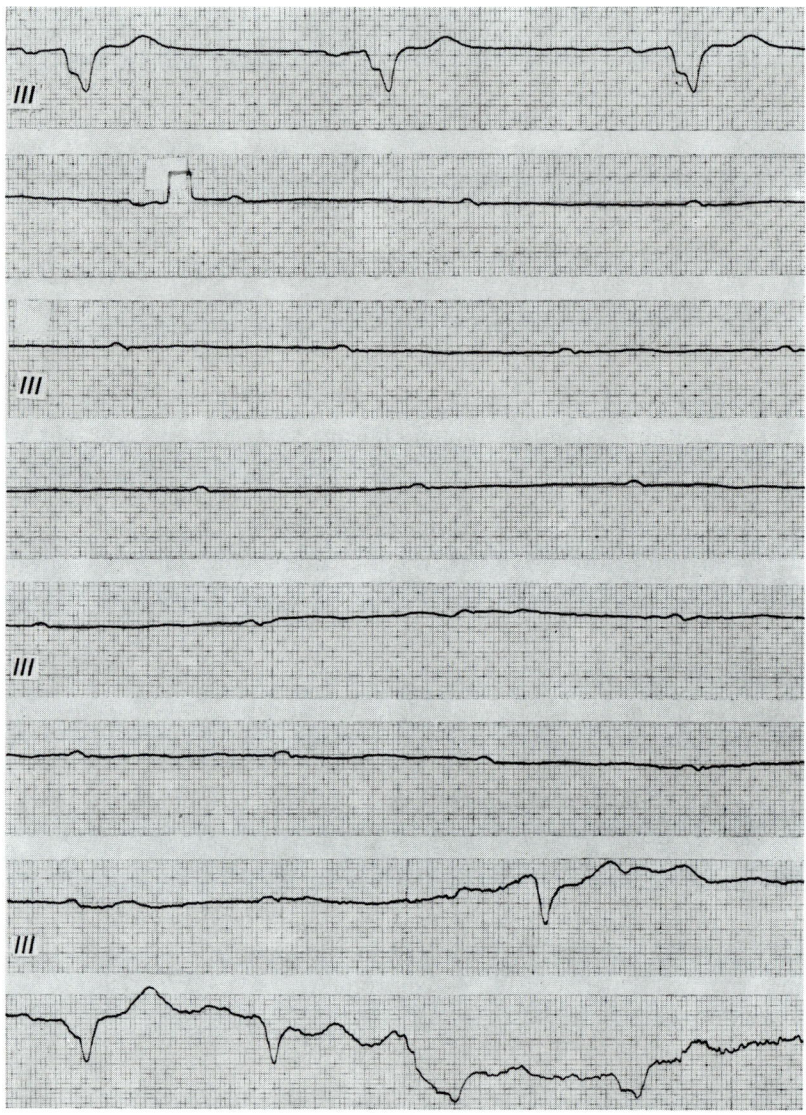

Morgagni-Adams-Stokes-Anfall (asystolische Form): Linksschenkelblock, Sinusbradykardie (Frequenz 50/min). Übergang in totalen av-Block mit Kammerasystolie. Während dieser Zeit ist die Vorhoffrequenz auf 68/min angestiegen. Nach einer Kammerasystolie von etwa 20 s Dauer Übergang in absolute Kammerarrhythmie bei Vorhofflimmern

I. Karotissinussyndrom

Definition: Die lokale Reizung eines meist durch Atherosklerose überempfindlichen Karotissinus kann zwei oder drei unterschiedliche Reflexe zur Folge haben:

Kardiale Reaktion = Typ I (häufigste Form): Durch Vagusreizung kommt es zu einer Hemmung des Sinusknotens, der sa- und der av-Überleitung. Meistens tritt eine sinuatrial bedingte Bradykardie bzw. Kammerasystolie mit Blutdruckabfall auf, seltener ein partieller oder vollkommener av-Block. Infolge der Hypoxie des Gehirns treten frustrane und u. U. ausgeprägte Adams-Stokes-Anfälle auf.

Primär depressorische Reaktion = Typ II (seltene Form): Paroxysmaler Blutdruckabfall im arteriellen System, Rhythmusstörungen.

Primär zerebrale Reaktion = Typ III (umstritten): Direkte Atemlähmung und Bewußtlosigkeit ohne Änderung der Gehirndurchblutung.

Vorkommen: Spontanes Auftreten des Karotissinus-Syndroms relativ selten.

Folgende Anlässe können einen pathologischen Carotissinusreflex hervorrufen:

– Plötzliches Kopfwenden (z. B. auf dem Operationstisch oder beim Autofahren)
– Abrupte Drehung des Kopfes nach oben (z. B. beim Rasieren)
– Enger Kragen
– Tumoren der Halsregion

Carotissinus-Druckversuch: Starke artefizielle Vagusreizung, z. B. zum Nachweis einer Überempfindlichkeit des Carotissinus. *Cave:* Falls anamnestisch oder nach Auskultation Hinweis auf cerebrales Gefäßleiden vorliegt, sollte der Carotissinus-Druckversuch nicht durchgeführt werden.

Vorgehen: Patient liegt flach. Kopf gestreckt, entspannt. Unter ständiger EKG-Kontrolle gleichmäßige, maximal 5 s dauernde Massage des rechten, danach des linken Carotissinus gegen die Wirbelsäule. Niemals beide Seiten gleichzeitig massieren! Bei Ineffektivität kann die Massage nach einer Minute unter höherem Druck wiederholt werden. Das kardiale Risiko ist sicher niedriger als das Risiko für die cerebrale Zirkulation. Bei Gesunden Frequenzabfall $\leqslant 25\%$. Eine Asystolie $\geqslant 5$ s infolge sa- oder av-Blockierung gilt als pathologisch.

K. Schrittmacher-EKG

1. Indikationen zur Schrittmachertherapie

Wichtigste Voraussetzung für die Indikation zur permanenten Schrittmachertherapie ist die klinische Symptomatik des Patienten. Ein typischer Adams-Stokes-Anfall, eine Bradykardie-bedingte Leistungsminderung, Schwindelzustände sowie eine bradykarde Herzinsuffizienz sollten mit einer permanenten Schrittmacherimplantation behandelt werden, wenn die Symptomatik nachweislich oder mit

Wahrscheinlichkeit auf die bradykarden Herzrhythmusstörungen zurückzuführen ist. Differentialdiagnostisch helfen eine exakte Anamnese, Pulspalpitation und -auskultation, ein EKG zum Zeitpunkt der Symptomatik sowie ein Langzeit-EKG mit genauer Protokollführung. Andere mögliche Ursachen dieser Symptomatik (HNO, Neurologie) sind unbedingt vorher auszuschließen. Eine prophylaktische Schrittmacherimplantation ohne klinische Symptomatik sollte die Ausnahme bleiben. In Einzelfällen ist eine invasive Abklärung der Leitungsverhältnisse, insbesondere im Bereich des Sinus- und av-Knotens und des His-Bündels, mittels His-Bündel-Elektrographie erforderlich.

Indikationen

1. Schwindel-, Ohnmachts-, Adams-Stokes-Anfälle bei
   - Sick Sinus Syndrom
     - pathologische Sinusbradykardie (<40/min)
     - sa-Block II/III
     - Bradykardie-Tachykardie Syndrom
   - av-Block II/III
   - Bradyarrhythmia absoluta bei Vorhofflimmern
   - hypersensitivem Carotissinussyndrom.

2. Kammerbradyarrhythmie durch Störung der Erregungsbildung und -leitung mit Herzinsuffizienz. Besonders, wenn digitalis- oder antiarrhythmikabedürftig.

3. Prophylaktische Schrittmacher-Therapie (bisher ohne Symptomatik):
   - Auftreten eines av-Blockes II/III oder eines bifaszikulären Blockes im Rahmen eines akuten Myokardinfarktes (zunächst passagere Schrittmacher-Therapie)
   - av-Block II Typ II (Mobitz-II-Block)
   - Rechtsschenkelblock und linksposteriorer Hemiblock
   - Rechtsschenkelblock mit Wechsel zwischen linksanteriorem und linksposteriorem Hemiblock
   - Wechselnder Schenkelblock (Wechsel zwischen Linksschenkelblock und Rechtsschenkelblock).

   Keine prophylaktische Schrittmacher-Therapie:
   - Sinusknotensyndrom: Schrittmacher-Therapie nur bei entsprechender Symptomatik
   - Rechtsschenkelblock und linksanteriorer Hemiblock: bei fehlender Symptomatik keine prophylaktische Schrittmacher-Therapie
   - Rechtsschenkelblock mit linksanteriorem Hemiblock und av-Block I/II Typ I (drohender trifaszikulärer Block): invasive elektrophysiologische Abklärung.

4. Schrittmacher-Therapie tachykarder Rhythmusstörungen:
   - Bei medikamentöser Therapieresistenz
   - Therapie mittels automatischen implantierbaren Defibrillatoren, hochfrequenter Vorhof- oder Kammerstimulation oder transvenöser His-Bündel-Ablation. Kardiologischen Zentren vorbehalten.

2. Schrittmachertechnik

1. Schrittmacherelektroden

Implantation der Schrittmacherelektrode transvenös über die rechte oder linke Vena subclavia. Verankerung der Kammerelektrode durch Einschrauben im Trabekelwerk der Spitze des rechten Ventrikels (Schraubelektrode). Bei schlechten Kontaktverhältnissen (hoher Übergangswiderstand) evtl. Kohlenstoffelektrode. Verankerung der Vorhofelektrode durch Einschrauben im rechten Herzohr; wegen des fehlenden Trabekelwerkes störanfälliger als die Ventrikelelektrode.

Unipolare Stimulation (übliche Stimulation): Minuspol = Elektrodenspitze, Pluspol = Metallgehäuse des Schrittmacheraggregates.

Bipolare Stimulation (selten): Minuspol = Elektrodenspitze, Pluspol = Elektrodenring wenig proximal der Elektrodenspitze. Schrittmacheraggregat isoliert. Nachteil: Anfälligere Elektrode. Vorteil: Weniger Muskelzucken, geringerer Energieverbrauch, bessere Detektion, weniger störanfällig (Muskelzucken, elektromagnetische Interferenz).

Der transthorakale Zugang ist als Implantationsweg heute fast völlig verlassen.

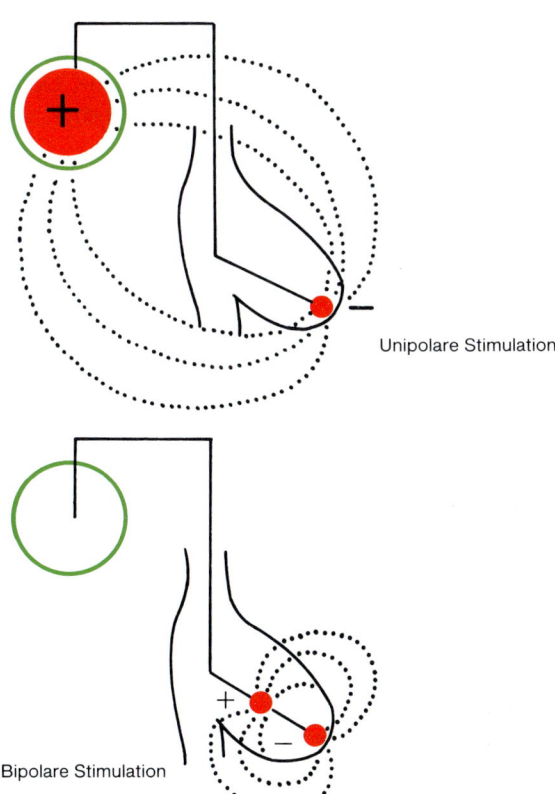

Unipolare Stimulation

Bipolare Stimulation

2. Ein-Kammer-Systeme

Das häufigste heute eingebaute Schrittmachersystem ist der Ein-Kammer-Schrittmacher mit Bedarfsfunktion (Demand-Funktion). Lebensdauer mit Lithium-Batterie: 4–12 Jahre. Ein integrierter Schaltkreis übernimmt die Steuerfunktion. Das Aggregat mißt über die Elektrode fortlaufend die Herzfrequenz (Sensing-Funktion). Beim Abfall der Herzfrequenz unter einen vorprogrammierten Wert (meist 71/min) gibt der Schrittmacher einen Stromstoß an das Myokard ab, das daraufhin kontrahiert (Demand-Funktion). Diese Steuerung spart elektrische Energie und verhindert den Impulseinfall während der vulnerablen Phase der Repolarisation. Sowohl Ventrikel als auch Vorhof können auf diese Weise stimuliert werden (VVI- bzw. AAI-Modus, s. unten). Die Vorhofstimulation kommt bei unzuverlässiger Sinusknotenaktivität (Sinusknotenerkrankung) oder sinuatrialem Block in Betracht, wenn mit Hilfe des His-Bündel-EG intakte av-Leitungsverhältnisse nachgewiesen wurden. Der physiologische Kontraktionsablauf von Vorhof und Kammer bleibt unter dieser Stimulation erhalten (Anteil an der Herzleistung: 15%).

Einige moderne Ein-Kammer-Bedarfsschrittmacher sind heute durch elektromagnetische Wellen transkutan programmierbar. Interventionsfrequenz, Dauer und Höhe des Stimulationsimpulses, Empfindlichkeit der Sensing-Funktion etc. können dem Bedarf des Patienten angepaßt werden.

3. Zwei-Kammer-Systeme

In den letzten Jahren ermöglichte die Verbesserung der Mikroelektronik und der Elektroden die Entwicklung multiprogrammierbarer Zwei-Kammer-Systeme. Dem Schrittmacheraggregat wird sowohl eine Elektrode aus dem rechten Vorhof als auch aus dem rechten Ventrikel zugeführt.

Einsatzmöglichkeiten der Zwei-Kammer-Systeme:

a) Bei erhaltener Sinusknoten-Funktion, aber gestörter av-Überleitung Stimulation des Ventrikels über einen „vorhofgesteuerten Schrittmacher" (VAT-Modus). Der Schrittmacher erfaßt die Vorhofimpulse und leitet sie verzögert und verstärkt auf die Kammer über. Frequenzadaptation und physiologischer Kontraktionsablauf bleiben erhalten. Nachteile: Komplizierter und störanfälliger.

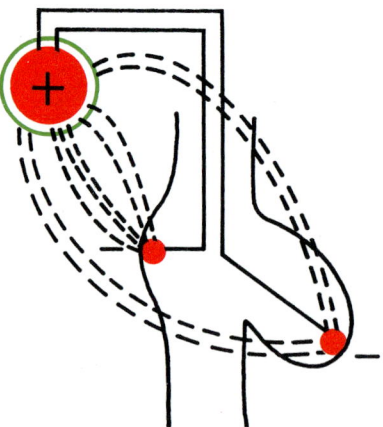

Zwei-Kammer-System. Unipolare Stimulation

b) Der av-sequentielle Schrittmacher (DDD-Modus) ist das vielseitigste Schrittmacheraggregat überhaupt und kommt vor allem bei jüngeren Patienten in Betracht. Er erfaßt Vorhof- und Kammerimpulse, verarbeitet diese entsprechend einer von außen programmierbaren, internen Logik und stimuliert, je nach Bedarf, Kammer, Vorhof oder beides. Dadurch bleibt der physiologische Kontraktionsablauf erhalten. Im Störungsfall läßt sich das Aggregat von außen auf ein ventrikelstimulierendes Ein-Kammer-System (VVI-Modus) umprogrammieren.

4. Schrittmacher-Nomenklatur

Zur Klassifizierung der Schrittmachertypen wird heute international eine einfache, aus 3 Buchstaben bestehende Nomenklatur benutzt.

Position	1.	2.	3.
Bedeutung	Ort der Stimulation	Ort der Detektion	Art der Steuerung
Buchstaben	V = Ventrikel A = Vorhof D = A + V	V = Ventrikel A = Vorhof D = A + V 0 = keine	T = getriggert I = inhibiert D = T + I 0 = keine

Danach stimuliert ein VVI-Schrittmacher im Ventrikel, detektiert die Eigenimpulse des Ventrikels und wird durch die ventrikulären Eigenimpulse inhibiert.

3. EKG der gebräuchlichsten Stimulationsarten

Der Schrittmacherimpuls geht in Form eines 0,25–2,0 ms breiten Spikes der Kammer- oder Vorhoferregung voraus. Unipolare Stimulation: großer Spike. Bipolare Stimulation: kleiner Spike.

Eine Schrittmacher-induzierte P-Welle ist wegen der durch den Spike bedingten Verschiebung der Isoelektrischen meist schwer zu erkennen; nach einem normalen PQ-Intervall folgt ein supraventrikulär erregter QRS-Komplex. Bei ventrikulärer Stimulation ähnelt der nachfolgende QRS-Komplex einer ventrikulären Extrasystole.

Elektrodenlage in der Gegend der Herzspitze am linken Ventrikel: QRS rechtsschenkelblockartig deformiert.

Elektrodenlage an der Vorderwand des rechten Ventrikels: QRS linksschenkelblockartig deformiert.

Ausnahme:

1. Bereits bestehender Rechtsschenkelblock.
2. Elektrode im Koronarsinus (dann keine ventrikuläre Extrasystolie, sondern supraventrikuläre Extrasystolen. Instabile Elektrodenlage, Perforationsgefahr!).
3. Perforation des Septums oder der Ventrikelwand durch den Schrittmacher.

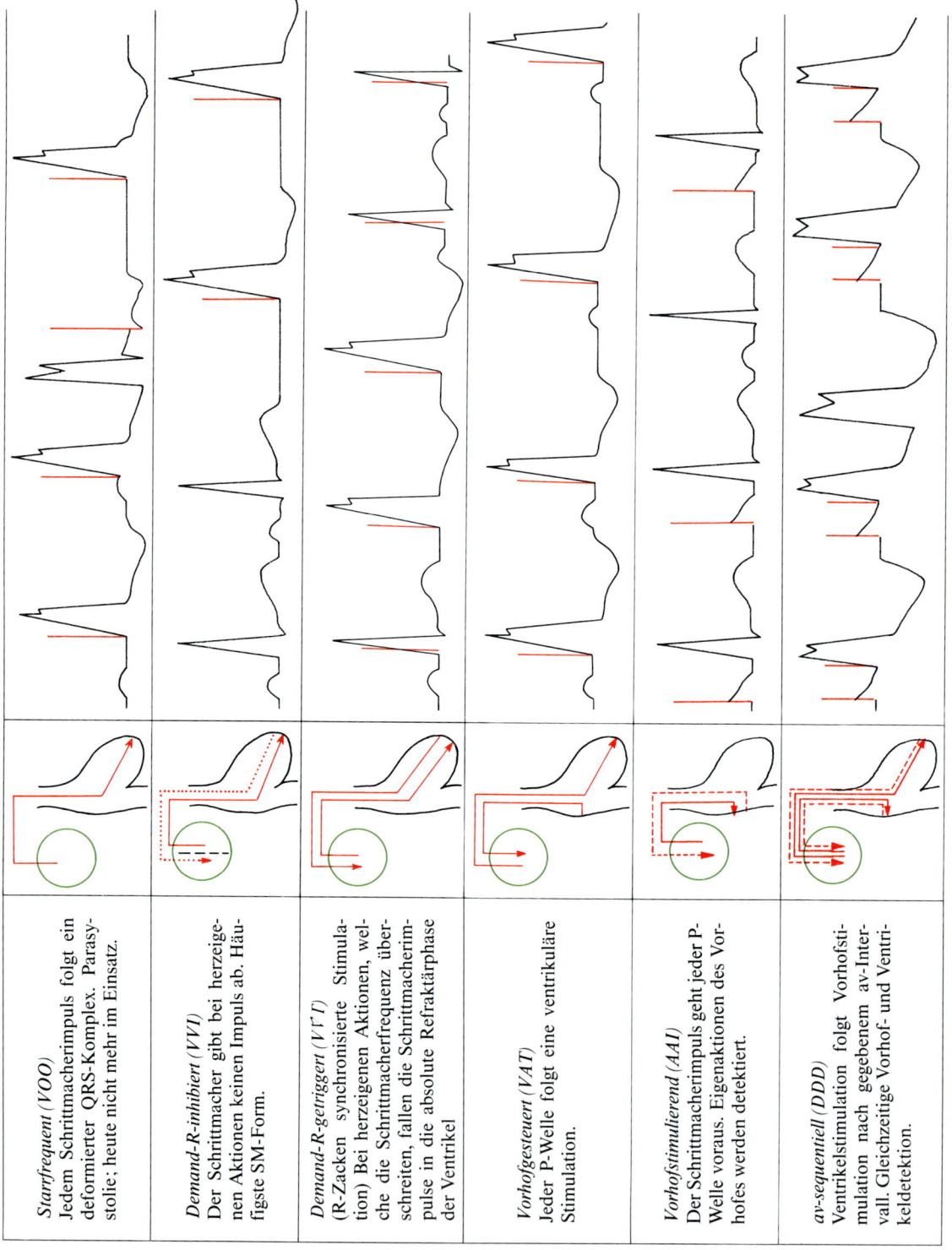

Starfrequent (VOO)
Jedem Schrittmacherimpuls folgt ein deformierter QRS-Komplex. Parasystolie; heute nicht mehr im Einsatz.

Demand-R-inhibiert (VVI)
Der Schrittmacher gibt bei herzeigenen Aktionen keinen Impuls ab. Häufigste SM-Form.

Demand-R-getriggert (VVT)
(R-Zacken synchronisierte Stimulation) Bei herzeigenen Aktionen, welche die Schrittmacherfrequenz überschreiten, fallen die Schrittmacherimpulse in die absolute Refraktärphase der Ventrikel

Vorhofgesteuert (VAT)
Jeder P-Welle folgt eine ventrikuläre Stimulation.

Vorhofstimulierend (AAI)
Der Schrittmacherimpuls geht jeder P-Welle voraus. Eigenaktionen des Vorhofes werden detektiert.

av-sequentiell (DDD)
Ventrikelstimulation folgt Vorhofstimulation nach gegebenem av-Intervall. Gleichzeitige Vorhof- und Ventrikeldetektion.

4. Rhythmusstörungen bei normaler Schrittmacherfunktion

Trotz normaler Herzschrittmacherfunktion können Rhythmusstörungen auftreten, die man nicht als Zeichen einer Fehlfunktion des Schrittmachersystems deuten darf. Die Behandlung dieser Rhythmusstörungen richtet sich nach den allgemeinen therapeutischen Grundsätzen. Auch eine notwendig werdende elektrische Kardioversion ist nicht kontraindiziert.

1. Parasystolie

Nebeneinander von Eigenerregung und Schrittmacher-Erregung. Die Refraktärverhältnisse des Myokards bestimmen, welcher der beiden Reize eine Ventrikeldepolarisation auslöst. Auftreten z. B. bei starrfrequenten Schrittmachern (VOO-Modus) oder nach Umschalten von Demand-Schrittmachern durch Magnetauflage auf festfrequente Stimulation (Schrittmacherfunktions-Test).

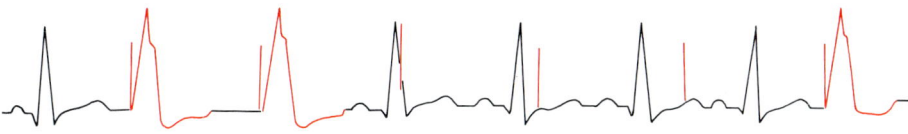

Parasystolie (starrfrequente Stimulation)

2. Ventrikuläre Extrasystole

Häufiges Phänomen bei Patienten mit Schrittmacherstimulation. Verschwinden evtl. bei höherer Stimulationsfrequenz. Bei ventrikulärer Stimulation kann es infolge eines Bigeminus zur „hämodynamischen Bradykardie" kommen. Evtl. antiarrhythmische Therapie.

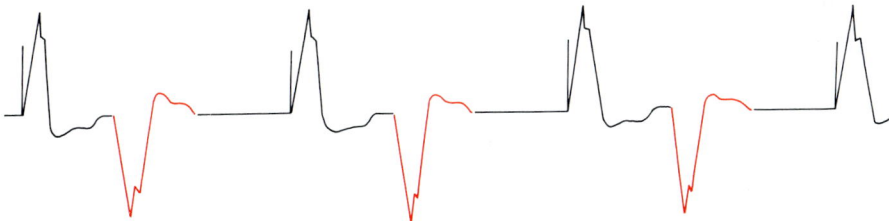

Ventrikuläre Extrasystolie (Bigeminus, ventrikulärer Demand-Schrittmacher)

3. Ventrikuläre Tachykardie, Kammerflattern, Kammerflimmern

Das Auftreten einer ventrikulären Tachykardie oder von Kammerflattern, -flimmern infolge eines Schrittmacherimpulses während der vulnerablen Phase der T-Welle ist bei Patienten ohne akute Ischämie des Herzmuskels eine ausgesprochen seltene Komplikation. Bei Patienten mit akutem Myokardinfarkt kann ein in die vulnerable Phase einfallender Stimulus eine ventrikuläre Tachykardie bzw. Kammerflimmern auslösen. Bei schrittmacherabhängigen Patienten kann eine länger dauernde Dysfunktion des Schrittmachers ohne ventrikuläre Stimulation in Einzelfällen zu ventrikulären Tachykardien in Form einer Torsades-de-Pointes (s. S. 220) führen. Supraventrikuläre Tachykardien beeinflussen den Schrittmacherrhythmus nur bei erhaltener av-Überleitung.

Bei Patienten, die nach Schrittmacherimplantation noch über Synkopen klagen, finden sich in bis zu 33% ventrikuläre Tachykardien, die zu einer kurzzeitigen zerebralen Ischämie führen. In einem solchen Fall ist deshalb eine Langzeit-EKG-Kontrolle angebracht, bei Vorliegen ventrikulärer Tachykardien antiarrhythmische Therapie.

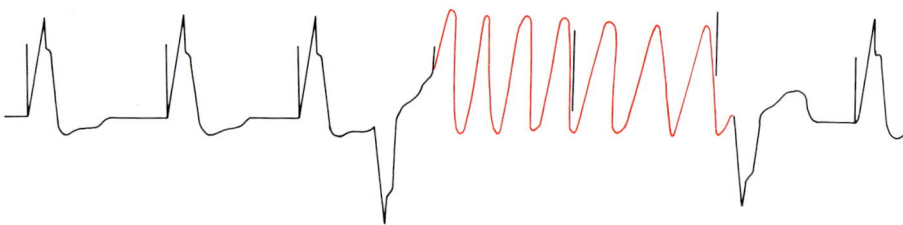

Kammerflattern (starrfrequente Stimulation)

4. Kombinations-Systolen

Harmloses Zusammentreffen zwischen einem Schrittmacherimpuls und einer spontanen Erregung (Parasystole, Extrasystole). Elektrokardiographisch entsteht, je nach dem zeitlichen Zusammentreffen, ein Mischbild aus beiden Erregungsarten.

Unter diesen Umständen kann ein Rechtsschenkelblock der Normalaktion bei rechtsventrikulärer Elektrostimulation zu einer normalen QRS-Gruppe führen, da der rechte Ventrikel durch den Schrittmacher retrograd erregt und somit die verzögerte rechtsventrikuläre Erregungsausbreitung vorübergehend aufgehoben wird.

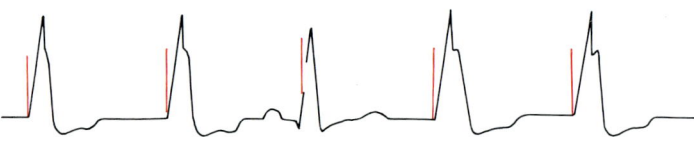

Kombinationssystole

5. Retrograde Vorhoferregung

Die Elektrosystole der Kammern erregt retrograd die Vorhöfe über eine noch intakte va-Leitung. Der Elektrosystole folgt eine negative P-Welle. In Einzelfällen kann es zu Umkehrsystolen aus dem av-Knoten kommen. Die retrograd erregten Vorhöfe bleiben gegenüber der vom Sinusknoten ausgehenden Stimulation refraktär.

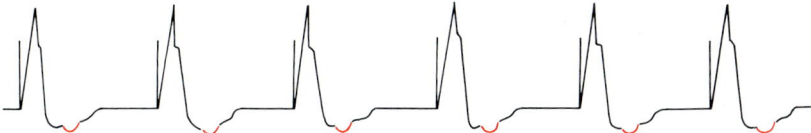

Retrograde Vorhoferregung (VVI-Stimulation)

6. T-Wellen-Inversion bei ventrikulärer Stimulation

Unter ventrikulärer Stimulation kommt es zu erheblichen Veränderungen der T-Welle: ursprünglich normale T-Wellen können nach Schrittmacherimplantation bei supraventrikulärem Eigenrhythmus tief negative T-Wellen in mehreren Ableitungen aufweisen, die nicht als Hinweis auf einen subendokardialen Infarkt fehlgedeutet werden dürfen. Diese Veränderungen können unter Eigenrhythmus Stunden bis Tage anhalten.

5. Störungen der Schrittmacherfunktion

1. Frequenzabfall

Ein Frequenzabfall um 10% gilt als Zeichen der abnehmenden Batteriespannung, der einen Aggregataustausch erforderlich macht.

Bei Demand-Schrittmachern kann man bei Vorherrschen der Herzeigenaktion auf folgende Weise die Schrittmacherfrequenz ermitteln:

a) Senkung der Spontanfrequenz durch einseitigen Carotisdruck, so daß der Schrittmacher in Aktion tritt.
b) Vorübergehende Blockade der Demand-Schaltung durch einen Magneten. Es resultiert eine starrfrequente Stimulation = Magnettestfrequenz. Sie liegt herstellerabhängig zwischen 80–100/min. Ein Abfall der Magnettestfrequenz spricht für eine Batterieerschöpfung.

2. Ausfall von Schrittmacherimpulsen

Das Fehlen von Schrittmacherimpulsen in einer Phase, in der man das Auftreten eines Schrittmacherreizes erwarten darf, z.B. bei niedriger Herzfrequenz oder Magnettest. Selten. Ursache: Kabelbruch ohne Isolationsdefekt, Impulsgeberdefekt, z.B. nach Elektrokonversion.

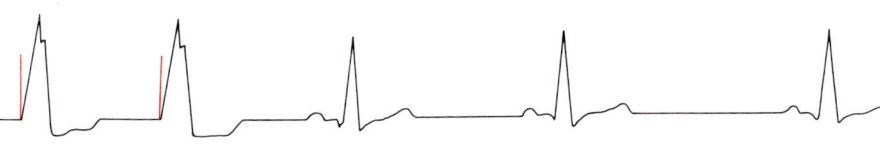

Ausfall von Schrittmacherimpulsen

3. Fehlende Impulsbeantwortung (Exit-Block)

Schrittmacherimpulse ohne folgenden QRS-Komplex außerhalb der Refraktärperiode. Ursache: Reizschwellenerhöhung an der Elektrodenspitze, Elektrodendislokation, Flottieren der Sonde, zu geringe Stromstärke und/oder Impulsbreite.

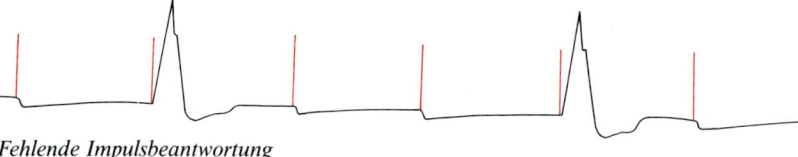

Fehlende Impulsbeantwortung

4. Polaritätswechsel des Schrittmacher-Spikes in mehr als einer Ableitung

Einen Polaritätswechsel der Schrittmacher-Spikes findet man gelegentlich trotz einwandfreier Schrittmacherfunktion in einer Ableitung. Findet sich jedoch ein derartiger Polaritätswechsel in mehreren Ableitungen, z.B. mehreren Extremitäten-Ableitungen, so läßt dieser Polaritätswechsel auf einen Isolationsdefekt der Schrittmacherelektrode schließen.

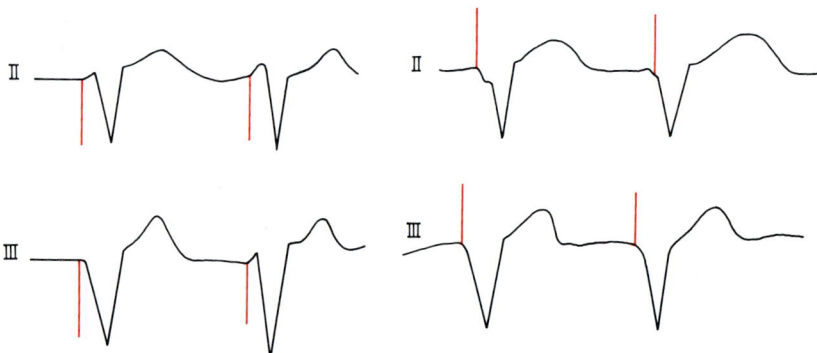

Polaritätswechsel des Schrittmacher-Spikes in den Extremitäten-Ableitungen II, III

5. Überempfindlichkeit der Sensing-Funktion

Insbesondere Muskelpotentiale des M.pectoralis major können vom Aggregat fälschlicherweise als QRS-Komplex interpretiert werden. Dadurch kommt es zur zeitweiligen Verlängerung des RR-Abstandes. Andere Ursachen: Elektroden-Isolationsdefekt; sehr steile T-Wellen, die als QRS-Komplexe fehlinterpretiert werden (selten).

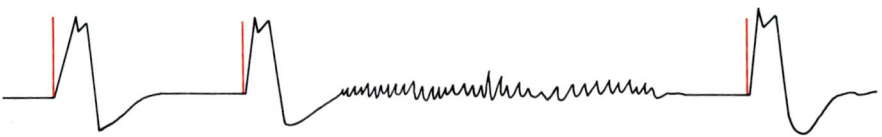

Inhibierung eines VVI-Schrittmachers durch Muskelpotentiale

6. Unzureichende Sensing-Funktion

Das Aggregat ist nicht mehr in der Lage, intrakardiale QRS-Komplexe zu detektieren. Dadurch kommt es zum Auftreten von Schrittmacher-Spikes innerhalb des vorprogrammierten RR-Abstandes. Ursache: Abnahme des intrakardialen Potentials an der Elektrodenspitze durch Granulationen, Infarktnarbe usw.

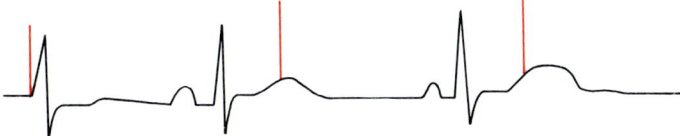

Unzureichende Sensing-Funktion

7. Schrittmacherbedingte Re-entry-Tachykardie

Bei Zwei-Kammer-Systemen mit Impulsdetektion im Vorhof sind die technischen Voraussetzungen gegeben, eine schrittmacherbedingte Re-entry-Tachykardie auszulösen. Die Erregung einer frühzeitig einfallenden ventrikulären Extrasystole wird über die va-Leitung retrograd auf die Vorhöfe zurückgeleitet. Dort wird sie von der Vorhofelektrode als supraventrikulärer Impuls interpretiert. Nach entsprechender av-Verzögerung erfolgt die Stimulation der Kammer, deren Erregung wieder auf den Vorhof zurückgeleitet wird. Auf diese Weise kommt es zu einer durch den Schrittmacher induzierten kreisenden Erregung.

Diese Schrittmacherkomplikation war in der Frühphase der Zwei-Kammer-Systeme nicht ungewöhnlich. Bei den modernen Schrittmachern ist zwischenzeitlich eine obere Grenzfrequenz eingebaut, durch die eine schrittmacherinduzierte Re-entry-Tachykardie verhindert wird. Durch Umprogrammierung der av-Überleitung läßt sich eine schrittmacherinduzierte Re-entry-Tachykardie unterdrücken.

8. „Twiddler's" Syndrom

Ein Twiddler-Syndrom wird beobachtet, wenn aufgrund einer zu großen Schrittmachertasche das Schrittmacheraggregat anfängt zu rotieren. Infolgedessen kann das Schrittmacherkabel sich mehrfach um das Schrittmacheraggregat legen. Durch dieses Twiddler-Syndrom können Isolationsdefekte, Elektrodendislokationen oder Elektrodenbrüche auftreten.

9. Schrittmacher-Syndrom

Nicht alle Patienten tolerieren eine Schrittmacherstimulation im VVI-Modus gut. Sie beklagen sich über Palpitationen, Müdigkeit, Schwindelgefühl oder Schwäche, verbunden mit Blutdruckabfällen. Eine Reihe von Ursachen können hierfür verantwortlich gemacht werden:

1. Bei Patienten mit Sinusrhythmus kommt es infolge des fehlenden physiologischen Kontraktionsablaufes zu einer verminderten enddiastolischen Füllung, verminderter Kontraktionskraft und vermindertem Schlagvolumen. Beim Wechsel zwischen Eigenrhythmus und Schrittmacherrhythmus kann es deshalb inter-

mittierend zu erheblichen Blutdruckabfällen bis zu systolisch 30 mmHg kommen. Dieser schwankende Blutdruck wird von den Patienten als Schwindelgefühl und Schwäche wahrgenommen.

2. Aufgrund des fehlenden physiologischen Kontraktionsablaufes von Vorhof und Kammer kann es vorkommen, daß sich die Ventrikel gegen die geschlossenen atrioventrikulären Klappen kontrahieren. Es kommt zu Vorhofdehnungen und venösen Palpitationen, die ebenfalls eine Hypotension auslösen können.

3. Die retrograde va-Überleitung kann ebenfalls atriale Kontraktionen auslösen, die von dem Patienten als venöse Palpitationen empfunden werden.

Das „Pacemakersyndrom" findet sich vor allem bei Patienten mit schwerer organischer Herzerkrankung und eingeschränkter linksventrikulärer Funktion. Abhilfe ist möglich über eine Zwei-Kammer-Stimulation oder über eine Herabsetzung der ventrikulären Stimulationsfrequenz mit längerer Hysterese-Zeit.

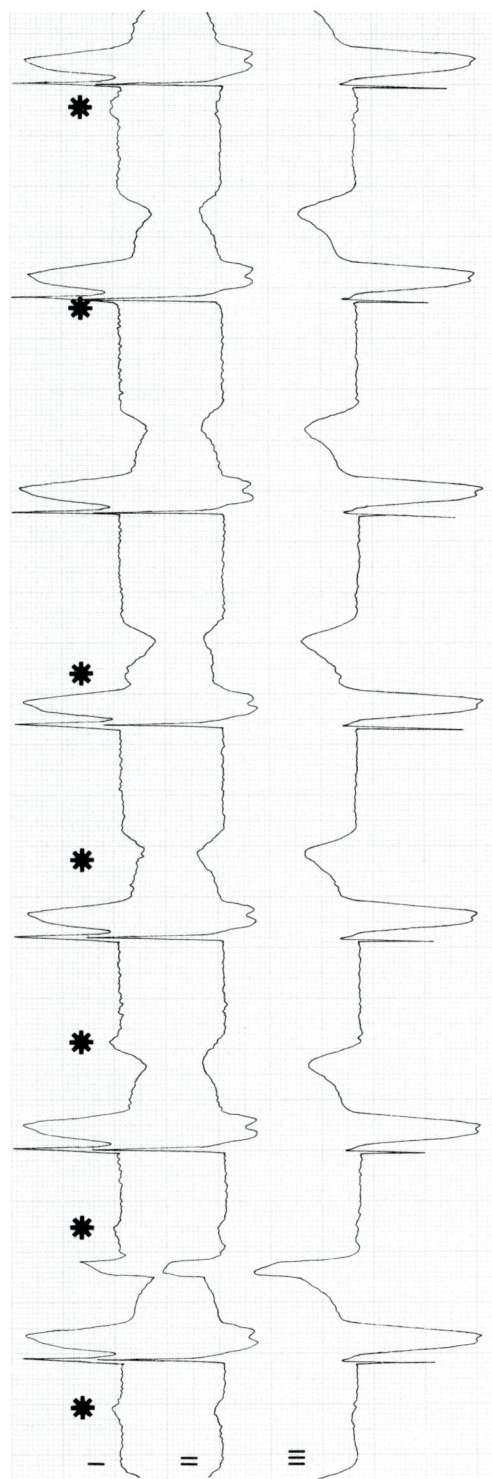

Unipolare ventrikuläre Stimulation im VVI-Mode bei av-Block III. Jedem Schrittmacher-Spike folgt ein linksschenkelblockartig deformierter QRS-Komplex. Stimulationsfrequenz: 70/min. Vorhoffrequenz (✱): 83/min. Die 6. P-Welle verschwindet im 5. QRS-Komplex

255

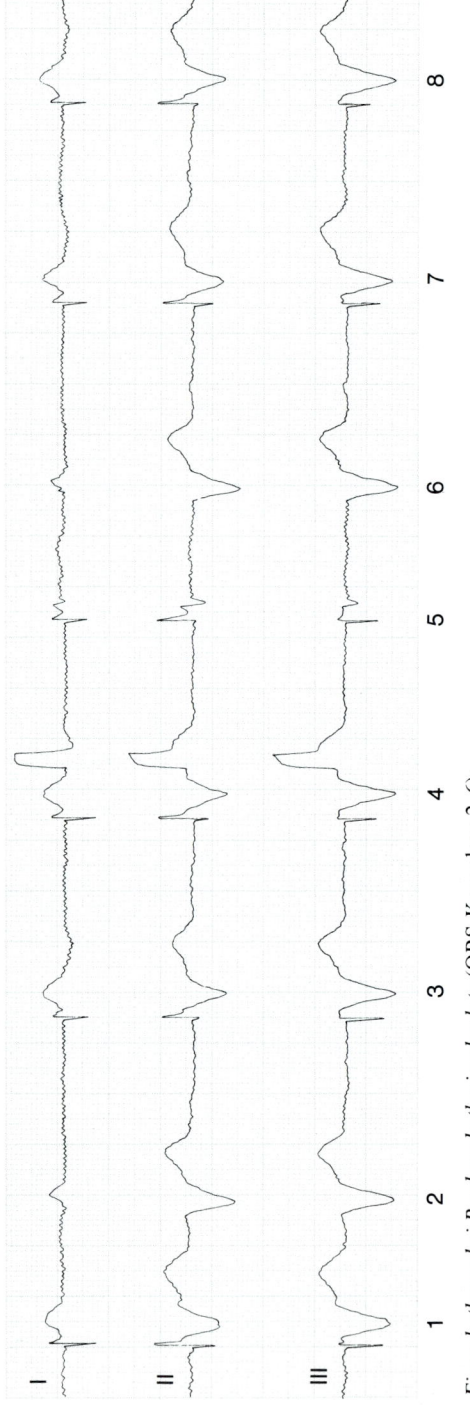

Eigenrhythmus bei Bradyarrhythmia absoluta (QRS-Komplexe 2, 6);
Exit-Block (QRS-Komplex 5) bei sonst normaler Schrittmacher-Stimulation (QRS-Komplexe 1, 3, 4, 7, 8).
Der Exit-Block ist durch eine fehlende Kammerantwort nach Stimulation außerhalb der Refraktärperiode gekennzeichnet

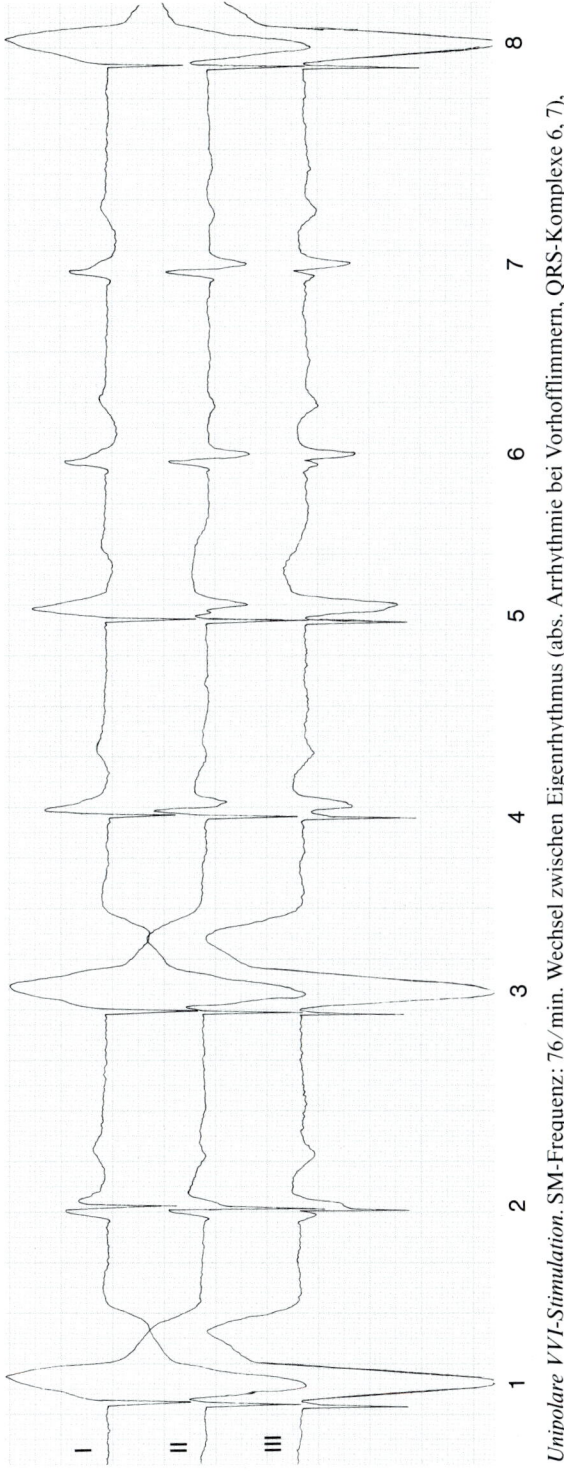

Unipolare VVI-Stimulation. SM-Frequenz: 76/min. Wechsel zwischen Eigenrhythmus (abs. Arrhythmie bei Vorhofflimmern, QRS-Komplexe 6, 7), SM-induzierten QRS-Komplexen (Nr. 1, 3, 8) und Kombinationssystolen (QRS-Komplexe 2, 4, 5)

257

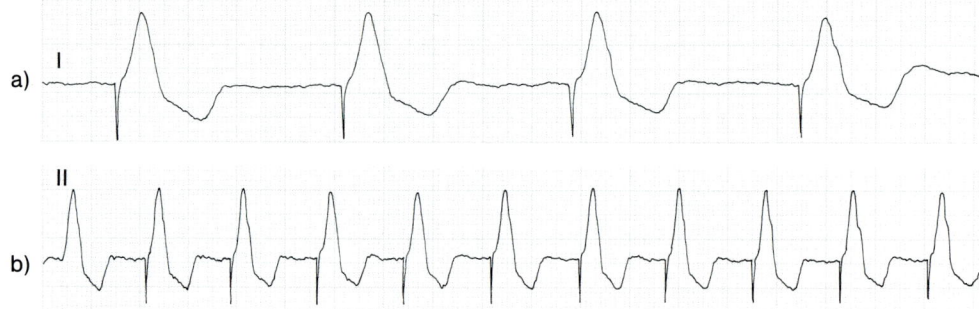

Batterieerschöpfung:

a) Abfall der spontanen Stimulationsfrequenz von ursprünglich 71/min auf 64/min.
b) Nach Magnetauflage starrfrequente Stimulation mit 85/min (nach Herstellerangabe: 100/min bei ausreichender Batterieladung). Indikation zum Aggregataustausch. Registrierung: 25 mm/s

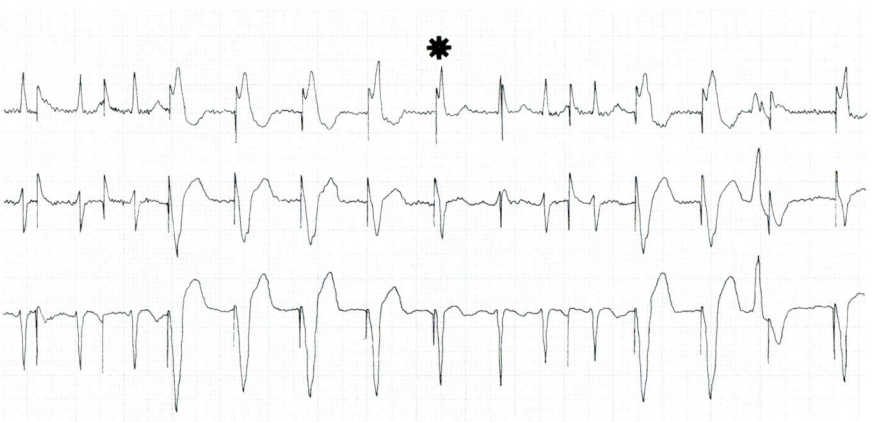

Testung des Schrittmacheraggregates durch Magnetauflage:

Starrfrequente Stimulation mit 100/min (Registrierung: 25 mm/s).
Die ersten 2 SM-Spikes fallen in die Refraktärperiode, deshalb keine Kammerantwort. Nach 4 SM-induzierten QRS-Komplexen folgt eine Kombinationssystole (✱). Effektive Schrittmacher-Funktion

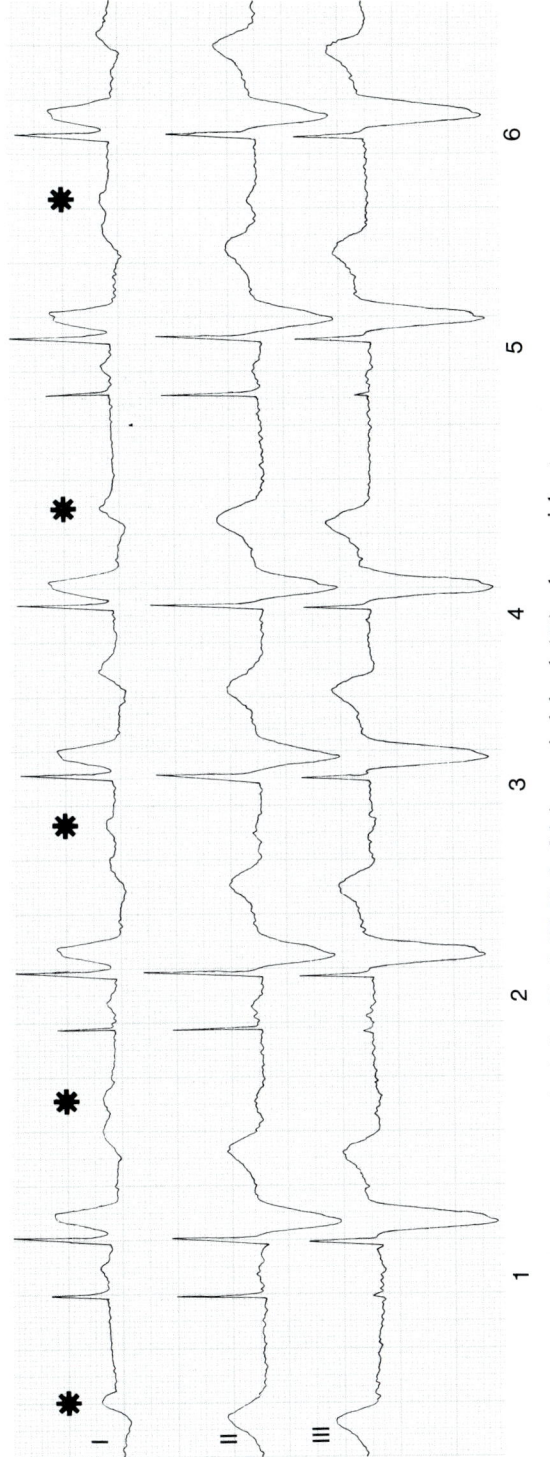

Sequentielle Stimulation im DDD-Modus bei av-Block III. Vorhofaktionen sind durch (✱) gekennzeichnet.
Bei der 1. und 2. Aktion folgt eine P-Welle dem vorausgehenden QRS-Komplex so früh, daß das Aggregat noch blockiert ist.
Vorhof und Kammer werden nacheinander stimuliert. Die 3. P-Welle wird vom Schrittmacher detektiert; nach einem av-Intervall von 220 ms wird die Kammer stimuliert

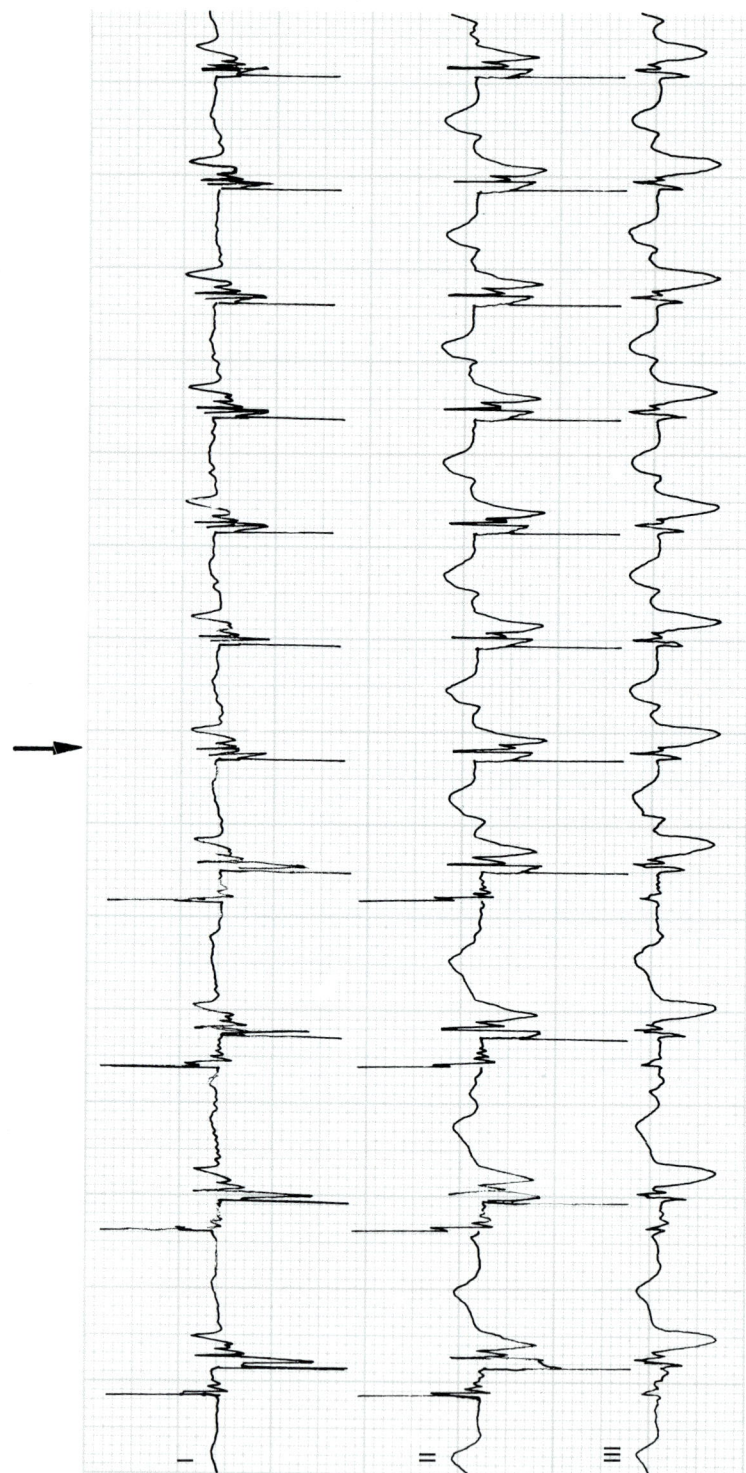

25mm/s

Re-entry-Tachykardie unter DDD-Stimulation. Zunächst Vorhof- und Kammerstimulation (av-Intervall 150 ms). Bei ↓ retrograde va-Leitung; durch Vorhofsensing vorzeitige Ventrikelstimulation, Beginn der Re-entry (endless loop). Vorprogrammierte obere Ventrikelfrequenz: 125/min

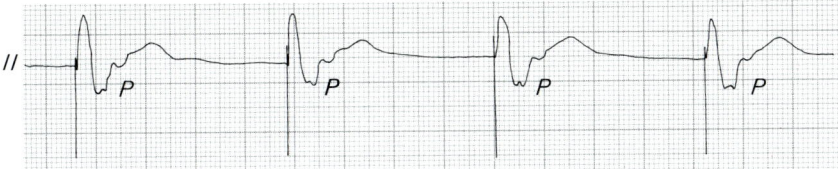

Retrograde Vorhoferregung. Jedem SM-induzierten QRS-Komplex folgt eine negative P-Welle

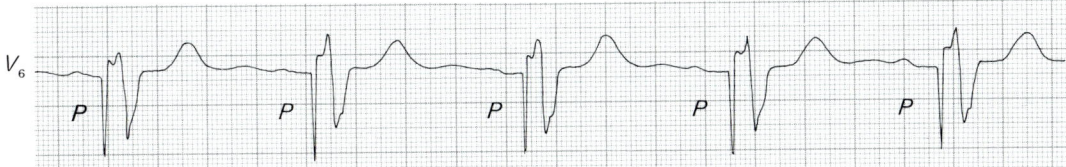

VAT-Schrittmacher: Auf jede P-Welle folgt nach einem festen Kopplungsintervall (av-Zeit) ein Ventrikelstimulus

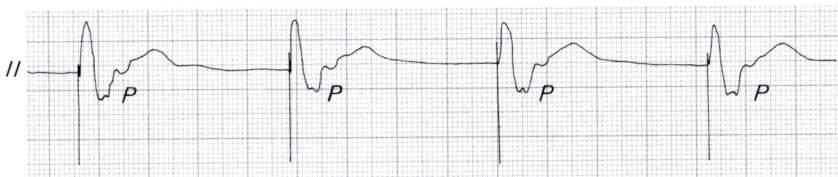

Fehlende Impulsbeantwortung (Exit-Block) eines VVI-Schrittmachers bei Versagen der Schrittmacherbatterie. Sowohl Sensing- als auch Stimulations-Funktion sind nicht intakt

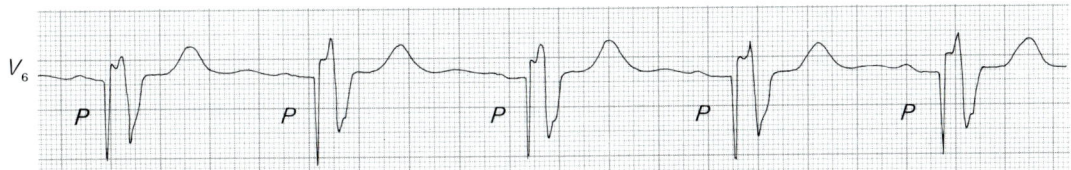

Fehlende Impulsbeantwortung (Exit-Block) infolge einer endokardialen Reizschwellenerhöhung an der Elektrodenspitze. Sowohl Sensing- als auch Stimulations-Funktion sind defekt

V. EKG-Technik und Artefakte

A. EKG-Registriergeräte

Die von der Körperoberfläche abgeleiteten elektrischen Potentiale sind zu schwach, um eine Schreibfeder oder den Elektrodenstrahl eines Oszillographen zu bewegen. Als Verstärkersystem benutzt man heute einen integrierten elektronischen Schaltkreis. Die verstärkten Potentiale werden einem Elektromagneten zugeleitet, welcher über ein Magnetfeld ein Schreibgerät bewegt.

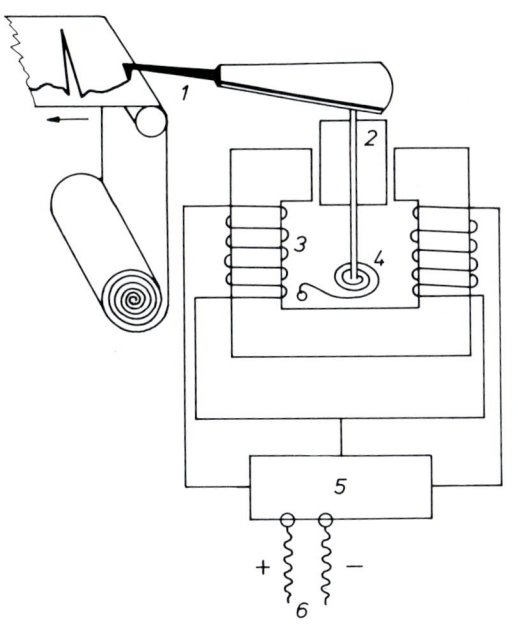

Hebelschreiber

1 Heizzeiger
2 Magnetisches Dreheisen
3 Feldspule
4 Rückstellfeder
5 Verstärker
6 Elektroden

1. Hebelschreiber

a) Mit geheizter Schreibspitze, die auf einem wärmeempfindlichen Papier eine Schreibspur hinterläßt
b) Mit mechanischem Druck auf ein Pigmentband
c) Mit tintenkuliartiger Spitze.

2. Flüssigkeitsstrahlschreiber

Der Farbstoff wird mit hohem Druck aus einer elektromechanisch auslenkbaren Glaskapillardüse auf das Registrierpapier gespritzt.

Die Papiertransportgeschwindigkeit beträgt im allgemeinen 50 mm/s, sie ist zwischen 25–250 mm/s variierbar.

B. Artefizielle EKG-Veränderungen

Wechselstrom

Merkmale: Regelmäßige sägezahnähnliche Zacken mit einer Frequenz von 50 Schwingungen/s, d.h. bei einer Aufzeichnungsgeschwindigkeit von 50 mm/s eine Zacke pro Millimeter-Kästchen.

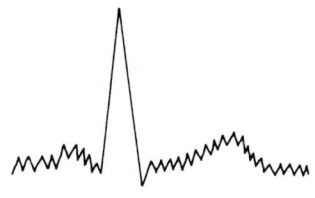

Ursachen:

- Mangelhafte Erdung
- Mangelhafte Elektrodenhaftung
- Wackeln der Stecker
- Störende Geräte (Röntgengenerator, Lifte, Staubsauger, Ventilatoren, Heizkissen, Neonleuchten, Kurzwellengeräte etc.)
- Ungünstige Führung der Elektrodenkabel.

Myotone Einflüsse

Merkmale: Kleine Schwingungen mit unterschiedlicher Amplitude und Frequenz.

Ursachen:

- Falsche Lagerung des Patienten
- Angst des Patienten
- Ungenügende Muskelentspannung
- Hyperthyreose
- Morbus Parkinson (Schwingungen mit hoher Amplitude).
- Niedrige Raumtemperatur.
- Naß-kaltes Elektrodenpapier.
- Zu stramme Elektroden.

Schwankungen der Null-Linie

Merkmale: Phasische oder sprunghafte Wanderung der Null-Linie.

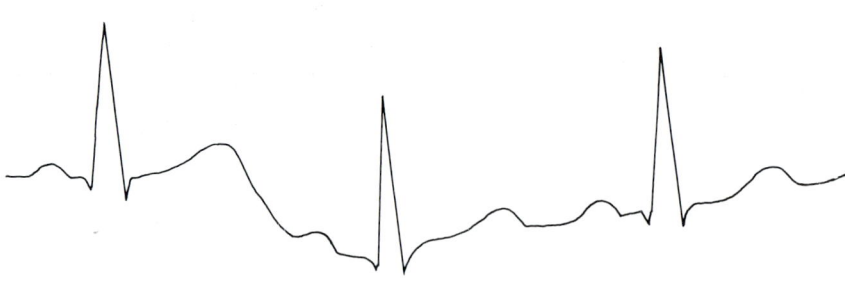

Ursachen: Lose Elektrodenkontakte, Elektrode unter Zug eines Patientenkabels. Atemexkursionen, Husten, Singultus. Extremitäten-Bewegungen. Kabelbruch. Kurzfristige Abhilfe: „Block"-Taste drücken!

Falsche Eichung

Die Eichzacke von 1 mV entspricht einer Ausschlaghöhe von 10 mm. Sie ermöglicht eine exakte Messung der EKG-Amplituden. Eine ungenügende Eichung führt zu Amplitudenverzerrungen.

Normale Dämpfung: Die Eichzacke steigt senkrecht an, bildet einen nahezu rechten Winkel und fällt im rechten Winkel glatt ab. Das EKG wird nicht verzerrt.

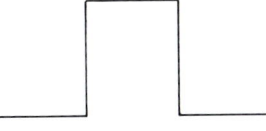

Zu starke Dämpfung: Die Eichzacke ist am Beginn oder Ende des Plateaus abgerundet. Infolgedessen werden die Q und S-Zacken gedämpft.

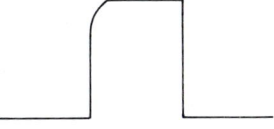

Zu geringe Dämpfung: Rascher Anstieg der Eichzacke mit überschießender Amplitude. Die Q-R-S-Zacke wird vergrößert.

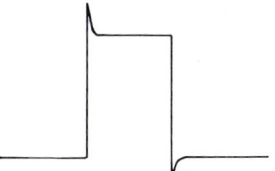

Falsch gepolte Ableitungen

Durch Vertauschen der Elektrode des rechten und linken Armes treten negative Kammerkomplexe in den Ableitungen I und aVF auf (Vortäuschung eines Anteroseptalinfarktes oder eines Situs inversus).

Durch Vertauschen des grünen mit dem gelben Kabel der Nehb-Ableitungen tritt in Ableitung Nehb J das Bild eines pathologischen Q und eine negative Kammerendschwankung auf, welche einen Infarkt vortäuschen können.

Durch Vertauschen des V_2-Kabels mit dem V_3-Kabel täuscht die R-Reduktion in V_3 einen umschriebenen anteroseptalen Infarkt vor.

Weiterführende Literatur

Monographien

Becker HJ, Kober G, Kaltenbach M (1984) EKG-Repetitorium. 3. Auflage, Deutscher Ärzte-Verlag, Köln

Chung CK (1985) Electrocardiography: practical applications with vectorial principles, 3rd ed. Appleton-Century-Crofts, Norwalk

Csapo G (1980) Konventionelle und intrakardiale Elektrokardiographie. Dokumenta Geigy, Wehr/ Baden

Franz IW (1984) Ergometrie bei Hochdruck- und Koronarkranken in der täglichen Praxis. Springer, Berlin Heidelberg New York

Heinecker R (1986) EKG in Praxis und Klinik, 12. Aufl. Thieme, Stuttgart

Holzmann M (1965) Klinische Elektrokardiographie, 5. Aufl. Thieme, Stuttgart

Höpp HW, Osterspey A (1984) Langzeit-Elektrokardiographie. Boehringer Mannheim, Mannheim

Josephson ME, Seides SF (1979) Clinical cardiac electrophysiology. Techniques and interpretations. Lea & Febinger, Philadelphia

Klinge R (1984) Das Elektrokardiogramm, 4. Aufl. Thieme, Stuttgart

Klinge R, Klinge S (1983) Praxis der EKG-Auswertung, 2. Aufl. Thieme, Stuttgart

Lang E (1984) Kleines EKG-Seminar, 8. Aufl. Perimed Fachbuch Verlag, Erlangen

Lüderitz B (Hrsg) (1983) Herzrhythmusstörungen. Handbuch der Inneren Medizin, Band IX: Herz und Kreislauf, 5. Aufl. Springer, Berlin Heidelberg New York

Mengden HJ v (Hrsg) (1983) Vom EKG zur Diagnose. Thieme, Stuttgart

Rowlands DJ (1982) Understanding the electrocardiogram. Section 1/Section 2. ICI Manchester

Sandoe E, Sigurd B (1984) Arrhythmia, diagnosis and management. Fachmed AG, St. Gallen

Schüller H, Fahraeus T (1984) Schrittmacher-Elektrokardiogramme. Eine Einführung in die praktische Analyse. Siemens AG, Berlin München

Seipel L (1978) His-Bündel-Elektrokardiographie und intrakardiale Stimulation. Thieme, Stuttgart

So CS (1984) Praktische Elektrokardiogarphie, 4. Aufl. Selecta Verlag, Planegg

So CS (1980) Elektrokardiographie. Atlas und Auswertung. 2. Aufl. Urban und Schwarzenberg, München

Thorspecken R, Hassenstein P (1975) Rhythmusstörungen des Herzens. Thieme Stuttgart (Neuauflage in Vorbereitung)

Wellens HJJ, Kulbertus HE (eds) (1981) What's new in electrocardiogarphy? Martinus Nijhoff Publishers. The Hague Boston London

Wirtzfeld A, Baedecker W (1976) Rhythmusstörungen des Herzens. 2. Aufl. Urban und Schwarzenberg München

Originalarbeiten

ACC/AHA Task Force (1984) Guidelines for permanent cardiac pacemaker implantation, May 1984. Circulation 70: 331A–339A

Aldinger KA, Samaan NA (1977) Hypokalemia with hypercalcemia. Prevalence and significance in treatment. Ann Int Med 87: 571–573

Barlow JB, Pocock WA (1979) Mitral valve prolapse, the specific billowing mitral leaflet syndrome, or an insignificant nonejection systolic click. Am Heart J 97: 277–285

Basu D, Scheinman M (1975) Sustained accelerated idioventricular rhythm. Am Heart J 89: 227–231

Bathen J, Gundersen T, Forfang K (1982) Tachycardias related to atrial synchronous ventricular pacing. Pace 5: 471–475

Bauernfeind RA, Wyndham CR, Swiryn SP et al (1981) Paroxysmal atrial fibrillation in the Wolff-Parkinson-White syndrome. Am J Cardiol 47: 562–569

Bayliss CE, Beanlands DS, Bairs RJ (1968) The pacemaker-twiddler's syndrome: a new complication of implantable transvenous pacemakers. Can Med Assoc J 99: 371–383

Bazett HC (1920) Analysis of the time relation of the ECG. Heart 7: 353–360

Belic N, Talano JV (1985) Current concepts in sick sinus syndrome. Arch Intern Med 145: 722–728

Berger R, Jacob W (1979) Myopotential inhibition of demand pacemakers: Etiologic, diagnostic, and therapeutic considerations. Pace 2: 596–602

Bleifeld W, Rupp, Fleischmann D, Effert S. (1974) Syndrom des kranken Sinusknotens („Sick-Sinus"-Syndrom). DMW 99: 795–802

Castellanos A, Zaman L, Moleiro F et al (1982) The Lown-Ganong-Levine syndrome. Pace 5: 715–740

Chatterjee K, Harris AM, Davies JG, Leatham A (1969) T-wave changes after artificial pacing. Lancet i: 759–762

Clarke M, Keith JD (1972) Atrioventricular conduction in acute rheumatic fever. Br Heart J 34: 472–479

Chung EK (1971) Appraisal of multifocal atrial tachycardia. Br Heart J 33: 500–504

Chou TC, Wenzke F (1978) The importance of R-on-T phenomenon. Am Heart J 96: 191–194

Corne RA, Beamish RE, Rollwagen RL (1978) Significance of left anterior hemiblock. Br Heart J 40: 552–557

Croft CH, Nicol P, Corbett JR et al (1982) Detection of acute right ventricular infarction by right precordial electrocardiography. Am Heart J 50: 421–427

Cumming GR, Dufresne C, Kich L, Samm J (1973) Exercise electrocardiogram patterns in normal women. Br Heart J 35: 1055–1061

De Leon AC, Perloff JK, Twigg H, Majd M (1965) The straight back syndrome. Clinical cardiovascular manifestations. Circulation 32: 193–203

Demers RG, Heninger GR (1971) Electrocardiographic T-wave changes during lithium carbonate treatment. JAMA 218: 381–386

Den Dulk K, Linemans FW, Bär FW, Wellens HJJ (1982) Pacemaker related tachycardis. Pace 5: 476–485

Devereux RB (1979) Mitral valve prolapse. Am J Med 67: 729–731

Dhingra RC, Amat-Y-Leon F, Wyndham C et al (1978) Significance of left axis deviation in patients with chronic left bundle branch block. Am J Cardiol 42: 551–556

Dighton DH (1974) Sinus bradycardia. Autonomic influences and clinical assessment. Br Heart J 36: 791–797

Edhag D, Swahn A (1976) Prognosis of patients with complete heart block or arrhythmia syncope who were not treated with artificial pacemakers. A long-term follow-up study of 101 patients. Acta med Scand 200: 457–463

Editorial (1983) U-waves: Unimportant undulations? Lancet ii: 776–777

Engler RL, Smith P, Le Winter M et al. (1979) The electrocardiogram in asymmetric septal hypertrophy. Chest 75: 167–173

Feldman T, Borow KM, Neumann A et al (1985) Relation of electrocardiographic R-wave amplitude to changes in left ventricular chamber size and position in normal subjects. Am J Cardiol 55: 1168–1174

Feneley MP, Gavaghan TP, Kuchar D et al (1984) New electrocardiographic criteria for inferior myocardial infarction. Eur Heart J 5: 806–813

Ferrer MJ, Bradley SE, Bull MB et al (1979) Nomenclature and criteria for diagnosis of diseases of the heart and great vessels. 8th edition. The Criteria Committee of the New York Heart Association. Little, Brown and Co, Boston

Fisch GR, Zipes DP, Fisch C (1980) Bundle branch block and sudden death. Cardiovasc Dis 23: 187–224

Fleg JL, Das DN, Lakatta EG (1983) Right bundle branch block: long-term prognosis in apparently healthy men. JACC 1: 887–892

Fontaine G, Frank R, Grosgogeat Y (1982) Torsades de pointes: definition and management. Mod Concepts Cardiovasc Dis 51: 103–108

Fröhlicher VF (1983) Exercise testing and training: Clinical applications. JACC 1: 114–125

Furman S (1981) Pacemaker codes. Editorial. Pace 4: 357

Furman S (1981) Pacemaker induced ventricular tachycardia. Int J Cardiol 1: 333–334

Goldberger AL (1981) Recognition of ECG pseudo-infarct patterns. Mod Concepts Cardiovasc Dis 49: 13–18

Gressard A (1983) Left bundle branch block with left-axis deviation. An electrophysiologic approach. Am J Cardiol 52: 1013–1016

Habibzadeh MA (1980) Multifocal atrial tachycardia: a 66 months follow-up of 50 patients. Heart and Lung 9: 328–335

Hamby RI, Weissman RH, Prakash MN, Hoffman I (1983) Left bundle branch block: a predictor of poor left ventricular function in coronary artery disease. Am Heart J 106: 471–475

Hammill ST, Pritchett LC (1981) Simplified esophageal electrocardiography using bipolar recording leads. Ann Int Med 95: 14–23

Harthorne JW (1981) Indications for pacemaker insertion. Types and modes of pacing. Progr Cardiovasc Dis 23: 393–400

Jerwell A, Lange-Nielsen F (1957) Congenital deaf-mutism, functional heart disease with prolongation of the Q-T interval and sudden death. Am Heart J 54: 59–68

Josephson ME, Kastor JA, Morganroth J (1977) Electrocardiographic left atrial enlargement. Electrophysiologic, echocardiographic and hemodynamic correlates. Am J Cardiol 39: 967–971

Josephson ME (1982) The origin of premature ventricular complexes – role and limitations of the 12-lead electrocardiogram. Int J Cardiol 2: 87–90

Kambara H, Phillips J (1976) Long-term evaluation of early repolarization syndrome (normal variant RS-T segment elevation). Am J Cardiol 38: 157–161

Kay GN, Plumb VJ, Arciniegas JG et al (1983) Torsade de pointes: The long-short initiating sequence and other clinical features: Observations in 32 patients. JACC 2: 806–817

Kley HK, Harmjanz D, Greven G (1973) Ursachen von „pathologischen" Q-Zacken in den rechtspräkordialen Brustwandableitungen des Elektrokardiogramms. Herz/Kreislauf 5: 111–115

Krikler DM, Curry PVL (1976) Torsade de pointes, an atypical ventricular tachycardia. Br Heart J 38: 117–120

Lahiri A, Subramanian B, Millar-Craig M et al (1980) Exercise induced ST-segment elevation in variant angina. Am J Cardiol 45: 887–894

Lange-Andresen K, Shephard RJ, Denolin H et al (1971) Fundamentals of exercise testing. WHO, Genf

Leatham A (1982) Carotid sinus syncope. Br Heart J 47: 409–410

Levy S, Hilaire J, Clementy J et al (1982) Bidirectional tachycardia. Mechanism derived from intracardiac recordings and programmed electrical stimulation. Pace 5: 633–638

Littleford PO, Curry RC, Schwartz KM, Pepine CJ (1983) Pacemaker-mediated tachycardias: a rapid bedside technique for induction and observation. Am J Cardiol 52: 287–291

Löllgen H, Ulmer HV (Hrsg) (1985) Ergometrie-Empfehlungen zur Durchführung und Bewertung ergometrischer Untersuchungen. Klin Wochenschr 63: 651–677

Lown B, Ganong WF, Levine SA (1952) Syndrome of short P-R interval, normal QRS complex, and paroxysmal rapid heart action. Circulation 5: 693–703

Lown B, Wolf M (1971) Approaches to sudden death from coronary heart disease. Circulation 54: 130–142

Malcolm AD, Bougher DR, Kostuk WJ, Ahuja SP (1976) Clinical features and investigative findings in presence of mitral leaflet prolapse. Br Heart J 38: 244–249

Mantakes ME, McCue CM, Miller WW (1978) Natural history of Wolff-Parkinson-White syndrome discovered in infancy. Am J Cardiol 41: 1097–1103

Marriott JL, Sandler IA (1966) Criteria, old and new, for differentiating between ectopic ventricular beats and aberrant ventricular conduction in the presence of atrial fibrillation. Progr Cardiovasc Dis 9: 18–28

Mazuz M, Friedman HS (1983) Significance of prolonged electrocardiographic pauses in sinoatrial disease; sick sinus syndrome. Am J Cardiol 52: 485–489

McAnulty JH, Rahimtoola SH, Murphy E et al (1982) Natural history of „high-risk" bundle-branch block. NEJM 307: 137–143

Miller DH, Eisenberg RR, Kligfield PD et al (1983) Electrocardiographic recognition of left atrial enlargement. J Electrocardiol 16: 15–22

Miller M, Fox S, Jenkins R et al (1981) Pacemaker syndrome: A noninvasive means to its diagnosis and treatment. Pace 4: 503–506

Milliken JA (1983) Isolated and complicated left anterior fascicular block: A review of suggested electrocardiographic criteria. Electrocardiol 16: 199–211

Mimbs JW, Demello V, Roberts R (1977) The effect of respiration on normal and abnormal Q waves. Am Heart J 94: 579–584

Mirowski M, Neill CA, Taussig HB (1963) Left atrial ectopic rhythm in mirror-image dextrocardia and in normally placed malformed hearts. Report on twelve cases with „dome and dart" P-waves. Circulation 27: 864–871

Mond H, Sloman JG (1981) The malfunctioning pacemaker system. Pace 4: 49–60, 168–231, 304–308

Mond HG (1981) The bradyarrhythmias: Current indications for permanent pacing. Pace 1: 432–442, 538–547

Moore EN, Boineau JP, Patterson DF (1971) Incomplete right bundle branch block. An electrocardiographic enigma and possible misnomer. Circulation 44: 678–687

Morady F, Scheinman MM (1982) Paroxysmal supraventricular tachycardia. Part I. Diagnosis. Mod Concepts Cardiovasc Dis 51: 107–112

Moss AJ, Schwartz PJ (1982) Delayed repolarization (QT and QTU prolongation) and malignant ventricular arrhythmias. Mod Concepts Cardiovasc Dis 51: 85–90

Nair C, Aronow WS, Sketch MH et al (1983) Diagnostic and prognostic significance of exercise-induced premature ventricular complexes in men and women: a four year follow-up. JACC 1: 1201–1206

Narula OS, Scherlag BJ, Samet P, Javier RP (1971) Atrioventricular block. Localization and classification by His bundle recordings. Amer J Med 50: 146–152

Narula OS (1973) Wolff-Parkinson-White syndrome, a review, Circulation 47: 872–875

Narula OS (1974) Sinus node re-entry. A mechanism for supraventricular tachycardia. Circulation 50: 1114–1120

Noble D, Cohen I (1978) The interpretation of the T wave of the electrocardiogram. Cardiovasc Res 12: 13–27

Norris RM, Mercer CJ (1974) Significance of idioventricular rhythms in acute myocardial infarction. Progr Cardiovasc Dis 16: 455–468

Olshausen Kv, Schäfer A, Mehmel HC et al (1984) Ventricular arrhythmias in idiopathic dilated cardiomyopathy. Br Heart J 51: 195–201

Olshausen Kv, Treese N, Pop T et al (1985) Plötzlicher Herztod im Langzeit-EKG. DMW 110: 1195–1201

Pardee HEB (1941) Clinical aspects of the electrocardiogram. Lewis, London

Perrins EJ, Morley CA, Chan SL, Sutton R (1983) Randomized controlled trial of physiological and ventricular pacing. Br Heart J 50: 112–117

Phibbs B (1983) „Transmural" versus „subendocardial" myocardial infarction. An electrocardiographic myth. JACC 1: 561–564

Prinzmetal M, Kennamer R, Merliss R et al (1959) Angina pectoris. I. A variant form of angina pectoris. Amer J Med 27: 375–380

Puech P, Wainwright RJ (1983) Clinical electrophysiology of atrioventricular block. Cardiol Clin 1: 209–224

Rasmussen K (1981) Chronic sinus node disease: Natural course and indications for pacing. Europ Heart J 2: 455–459

Reddy CP, Khorasanchian A (1980) Intraventricular re-entry with narrow QRS complex. Circulation 61: 641–647

Roberts WC, Gardin JM (1978) Location of myocardial infarcts: A confusion of terms and definitions. Am J Cardiol 42: 868–872

Rosen KM (1973) Junctional tachycardia. Mechanisms, diagnosis, differential diagnosis, and management. Circulation 47: 654–664

Rubin JW, Frank MJ, Boineau JP, Ellison RG (1983) Current physiologic pacemakers: A serious problem with a new device. Am J Cardiol 52: 88–91

Rude RE, Poole WK, Müller JE et al (1983) Electrocardiographic and clinical criteria for recognition of acute myocardial infarction based on analysis of 3,697 patients. Am J Cardiol 52: 936–942

Sami M, Chaitman B, Fisher L et al (1984) Significance of exercise-induced ventricular arrhythmia in stable coronary artery disease: a coronary artery surgery study project. Am J Cardiol 54: 1182–1188

Savage DD, Seides SF, Clark CE et al (1978) Electrocardiographic findings in patients with obstructive and nonobstructive hypertrophic cardiomyopathy. Circulation 58: 402–408

Savage RM, Wagner GS, Ideker RE et al (1977) Correlation of postmortem anatomic findings with electrocardiographic changes in patients with myocardial infarction. Retrospective study of patients with typical anterior and posterior infarcts. Circulation 55: 279–285

Schamroth L, Myburgh DP, Schamroth CL (1985) The early signs of right bundle branch block. Chest 87: 180–185

Scherlag BJ, Lau SH, Helfant RH et al (1969) Catheter technique for recording His bundle activity in man. Circulation 39: 13–18

Schlepper M (1978) Diagnose und Differentialdiagnose tachykarder Rhythmusstörungen. Internist 19: 215–224

Schüren KP, Behrens R, Schröder R (1978) Falsch-posivites Belastungs-EKG bei organisch gesunden Frauen. DMW 103: 816–821

Schweitzer P, Teichholz LE (1985) Carotid sinus massage. Its diagnostic and therapeutic value in arrhythmias. Am J Med 78: 645–654

Secemsky SI, Hauser RG, Denes P, Edwards LM (1982) Unipolar sensing abnormalities: Incidence and clinical significance of skeletal muscle interference and undersensing in 228 patients. Pace 5: 10–19

Simonson E, Cady LD, Woodbury M (1962) The normal Q-T interval. Am Heart J 63: 747–753

Sokolow M, Lyon TP (1949) Ventricular complex in left ventricular hypertrophy as obtained by unipolar precordial and limb leads. Am Heart J 37: 161–186

Specchia G, de Servi S, Falcone et al (1981) Significance of exercise-induced ST-elevation in patients without myocardial infarction. Circulation 63: 46–53

Stein PD, Dalen JE, McIntyre KM et al (1975) The electrocardiogram in acute pulmonary embolism. Progr Cardiovasc Dis 17: 247–257

Steinbeck G, Lüderitz B (1977) Störungen der Sinusknotenfunktion – Diagnostik und klinische Bedeutung. DMW 102: 35–42

Sullivan W, Vlodaver Z, Tuna N et al (1978) Correlation of electrocardiographic and pathologic findings in healed myocardial infarction. Am J Cardiol 42: 724–732

Surawicz B, Lasseter KC (1970) Electrocardiogram in pericarditis. Am J Cardiol 26: 471–474

Surawicz B, Uhley H, Borun R et al (1978) Task force I: Standardization of terminology and interpretation. Am J Cardiol 41: 130–145

Thormann J, Schwarz F (1975) Labile Endstreckenveränderungen im Elektrokardiogramm bei Patienten ohne nachweisbare Herzerkrankung. DMW 100: 755–759

Van Ganse W, Versee L, Eylenbosch W, Vuylsteeck K (1970) The electrocardiogram of athletes. Comparison with untrained subjects. Br Heart J 32: 160–164

Vera Z, Mason DT (1981) Re-entry versus automaticity: Role in tachyarrhythmia gensis and antiarrhythmic therapy. Am Heart J 101: 329–338

Wackers FJ (1983) Complete left bundle branch block: Is the diagnosis of myocardial infarction possible? Int J Cardiol 2: 521–529

Wang K, Goldfarb BL, Gobel FL, Richman HG (1977) Multifocal atrial tachycardia. A clinical analysis in 41 cases. Arch Intern Med 137: 161–164

Wassenburger RM, Alt WJ, Lloyd C (1961) The normal RS-T segment elevation variant. Am J Cardiol 8: 184–192

Waxman MB, Weld RW, Sharma AD et al (1980) Vagal techniques for termination of paroxysmal supraventricular tachycardia. Am J Cardiol 46: 655–664

Wayne V, Bishop RL, Cook L, Spodick DH (1983) Exercise-induced bundle branch block. Am J Cardiol 52: 283–286

Weaver WF, Burchell HB (1960) Serum potassium and the electrocardiogram in hypokalemia. Circulation 21: 505–521

Wellens HJJ (1976) The electrocardiogram in digitalis intoxication. In: Yu PN, Goodwin JF (eds) Progress in cardiology 5, 271–290. Lea & Febinger, Philadelphia

271

Wellens HJJ, Bär FWHM, Lie KI (1978) The value of the electrocardiogram in the differential diagnosis of a tachycardia with widened QRS complex. Am J Med 64: 27–33

Wennevold A, Olesen KH (1968) The effect of digitalis on the exercise electrocardiogram. Dis Chest 54: 81–82

Wirtzfeld A, Baedecker W (1972) T-Wellen Negativierung nach Schrittmacherimplantation. Z Kreisl-Forsch 61: 828–832

WHO/ISFC Task Force (1978) Definitions of terms related to cardiac rhythm. Am Heart J 95: 796–807

WHO/ISFC Task Force (1979) Classification of cardiac arrhythmias and conduction disturbances. Am Heart J 98: 263–267

Wolff L, Parkinson J, White PD (1930) Bundle-branch block with short P-R interval in healthy young people prone to paroxysmal tachycardia. Am Heart J 5: 685–695

Zipp C, Zipp H (1974) Tagesrhythmische Schwankungen der Ischämiereaktion im Belastungs-EKG und ihre Beziehungen zur Herzdiagnostik. Med Welt 25: 1288–1292

Sachverzeichnis

Fett gedruckte Seitenzahlen verweisen auf Stellen, an denen das Stichwort ausführlich beschrieben wird.

Grundlagen der Hämatologie

A. V. HOFFBRAND, London /
J. E. PETTIT, Dunedin/Neuseeland

1985. 286 Seiten. 135 Abbildungen. 66 Tabellen.
Broschiert DM 36,–. ISBN 3-7985-0666-3

Zum Buch: Die GRUNDLAGEN DER HÄMATO-LOGIE bieten auf hohem Niveau eine klar gegliederte Darstellung der vielfach schwer zugänglichen und in der Ausbildung oft vernachlässigten Hämatologie. Der Student der Medizin und der interessierte Arzt finden in diesem Lehr- und Arbeitsbuch eine geschlossene Abhandlung der gesamten Hämatologie, die alle Teilgebiete gleichwertig behandelt und dabei das Wesentliche hervorhebt.

Die jetzt vorliegende deutsche Übersetzung basiert auf der 2. Auflage der englischen Ausgabe in einer von den Autoren aktualisierten Fassung. Das Buch vermittelt kenntnisreich den aktuellen Stand der angewandten Hämatologie. Es berücksichtigt insbesondere jüngste Entwicklungen, die das Verständnis hämatologischer Krankheiten verbessern und neue Behandlungskonzepte erschließen.

Inhalt: Bildung der Blutzellen (Hämatopoese) – Eisenmangelanämie und andere hypochrome Anämien – Megaloblastäre Anämien und andere makrozytäre Anämien – Hämolytische Anämien – Panmyelopathie und Anämien bei systemischen Krankheiten – Leukozyten – Leukosen – Maligne Lymphome – Paraproteinämien – Myeloproliferative Erkrankungen – Thrombozyten, Blutgerinnung und Hämostase – Vaskulär und thrombozytär bedingte hämophragische Diathesen – Gerinnungsstörungen – Transfusionen.

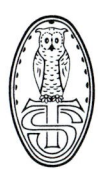

Erhältlich in jeder Buchhandlung.

Steinkopff
Dr. Dietrich Steinkopff Verlag
Postfach 11 1442, D-6100 Darmstadt

Herzerkrankungen
Prävention · Rehabilitation · Therapie

F. LOSKOT, Rotenburg/Fulda (Hrsg.)

1986. 498 Seiten. Geb. DM 120,−. ISBN 3-7985-0707-4

Dieses Buch stellt den derzeitig aktuellen Stand auf dem invasiven und nichtinvasiven diagnostischen Gebiet der ischämischen Herzerkrankung dar, es behandelt die häufigsten erworbenen Herzklappenfehler und legt Perspektiven einer umfassenden Rehabilitation sowie der medizinischen Begutachtung dar.

Es ist bekannt, daß die schweren Komplikationen der koronaren Herzkrankheit − Herzinfarkt und plötzlicher Herztod − in ihrer Häufigkeit heutzutage noch nicht absinken. Neuere pathophysiologische Erkenntnisse, parallel mit den entscheidenden Fortschritten der medikamentösen, invasiven und chirurgischen Therapie ermöglichen jedoch eine Minderung dieser tödlichen Erkrankungen; Daten dazu vermittelt das vorliegende Buch.

Die koronare Herzkrankheit der Frau

H. WEIDEMANN, Bad Krozingen

1987. 231 Seiten. Geb. DM 62,−. ISBN 3-7985-0727-9

Die koronare Herzkrankheit der Frau: Einfluß der Berufstätigkeit − somatische Risikofaktoren − Bedeutung hormonaler Kontrazeptiva . . . all das sind Probleme, mit denen Internisten und Allgemeinmediziner, aber auch Sozialmediziner heute zunehmend konfrontiert werden. Dieses Buch stellt die wesentlichen Elemente neuester wissenschaftlicher, klinischer und praktischer Erfahrungen zu dem Themenkreis erstmals geschlossen dar. Dabei werden besonders die Abweichungen oder Übereinstimmungen der koronaren Herzkrankheit der Frau im Vergleich zu der des Mannes erarbeitet. Die Autoren erörtern dann eingehend diagnostische und therapeutische Maßnahmen wie Koronarangiographie, koronare Angioplastik und Koronarchirurgie und die sich anschließende Rehabilitation.

Für alle, die mit den Problemen der herzkranken Frau befaßt sind, ein nützliches Nachschlagewerk, das umfassende Information vermittelt.

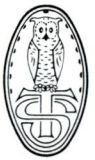

Erhältlich in jeder Buchhandlung.

Steinkopff
Dr. Dietrich Steinkopff Verlag
Postfach 11 14 42, D-6100 Darmstadt